Wenn Angst das Leben bestimmt

Hans Morschitzky

Wenn Angst das Leben bestimmt

Selbsthilfe bei Angststörungen

Patmos Verlag

Wichtiger Hinweis:
Die in diesem Buch enthaltenen Informationen, Hinweise und Übungen wurden nach bestem Wissen des Autors erstellt und sorgfältig geprüft. Sie ersetzen jedoch nicht den persönlich eingeholten (psycho-)therapeutischen oder medizinischen Rat. Verlag und Autor können für Irrtümer oder etwaige Schäden, die aus der Anwendung der dargestellten Informationen, Hinweise oder Übungen resultieren, keine Haftung übernehmen. Deren Nutzung bzw. Durchführung erfolgt auf eigene Verantwortung der Leserinnen und Leser.

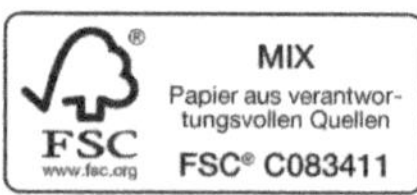

Für die Verlagsgruppe Patmos ist Nachhaltigkeit ein wichtiger Maßstab ihres Handelns. Wir achten daher auf den Einsatz umweltschonender Ressourcen und Materialien.

Bibliografische Information der Deutschen Nationalbibliothek
Die Deutsche Nationalbibliothek verzeichnet diese Publikation in der Deutschen Nationalbibliografie; detaillierte bibliografische Daten sind im Internet über http://dnb.d-nb.de abrufbar.

Verlagsgruppe Patmos in der Schwabenverlag AG, Ostfildern
www.patmos.de

Umschlaggestaltung: Finken & Bumiller, Stuttgart
Gestaltung, Satz und Repro: Schwabenverlag AG, Ostfildern
Druck: CPI books GmbH, Leck
Hergestellt in Deutschland
ISBN 978-3-8436-1189-3 (Print)
ISBN 978-3-8436-1204-3 (eBook)

Inhalt

Vorwort

Als Klinischer Psychologe und Psychotherapeut mit Ausbildung in Verhaltenstherapie und Systemischer Familientherapie habe ich mich in meiner Praxis in Linz, Österreich, auf die Behandlung von Menschen mit Angst- und Panikstörungen spezialisiert. Nach Selbsthilfebüchern zu allen fünf Angststörungen des internationalen Diagnoseschemas ICD-10, die größtenteils im Patmos Verlag erschienen sind, fasse ich die wichtigsten Strategien im Umgang mit krankhafter Angst und Furcht in diesem Ratgeber zusammen und stelle sie – und das ist eine neue Herangehensweise – in den Kontext neurobiologischer und bedürfnisorientierter Konzepte.

Neurobiologisch kommt es darauf an, dem sogenannten *Angstsystem* mit den Stresshormonen Adrenalin, Noradrenalin und Kortisol durch zwei andere Hormonsysteme, die positive Emotionen auslösen, die Macht zu nehmen: Das sogenannte *Belohnungssystem* mit Dopamin als zentralem Hormon entfacht Vorfreude und Leidenschaft, das sogenannte *Bindungssystem* mit Oxytocin und anderen Hormonen vermittelt Bindung und Geborgenheit. Wenn diese Systeme angeregt werden, wirkt dies angstdämpfend – ohne Psychopharmaka.

Nach *bedürfnisorientierten Konzepten* gelten Angststörungen – in Anlehnung an die Modelle des amerikanischen Psychologen Abraham Maslow und des deutschen Psychotherapieforschers Klaus Grawe – als Störungen im Umgang mit der Bedrohung von *fünf zentralen Grundbedürfnissen:* Gesundheit und körperliches Wohlbefinden, soziale und ökonomische Sicherheit, Bindung und Geborgenheit, Selbstwerterhöhung und Selbstwertschutz, Autonomie und Kontrolle. Die Befriedigung dieser Grundbedürfnisse erfolgt über personenspezifische *Annäherungsziele*, die Abwehr von Bedrohungen der Grundbedürfnisse durch »gesunde« *Vermeidungsziele.*

Menschen mit Angststörungen konzentrieren sich einseitig auf krankheitsverstärkende *Vermeidungsziele* (»keine Angst, Furcht und Panik mehr haben«, »keine Unlustgefühle mehr verspüren«) statt auf attraktive *Annäherungsziele* (»Was kann ich tun, damit ich trotz Angst, Furcht und Unwohlsein sowie trotz Angst vor Panikattacken meine zentralen Grundbedürfnisse befriedigen, meine wichtigsten Werte leben und meine vorrangigsten Ziele erreichen kann?«). Sie sind bestrebt, das Restrisiko von Bedrohungen zu minimieren, statt bedürfnisbasierte Lebenschancen zu maximieren.

Die Betroffenen müssen lernen, ihre zentralen *Grundbedürfnisse*, die hinter ihrer Angststörung stehen, wahrzunehmen und zu befriedigen, sodass in der Folge davon ihre Ängste das krankheitswertige Ausmaß verlieren. Nach bedürfnisorientierten Konzepten werden Menschen dann angstkrank, wenn sie sich nicht primär auf die gesund erhaltende Befriedigung ihrer Grundbedürfnisse konzentrieren, sondern einseitig und übermäßig auf die Abwehr aller möglichen Bedrohungsszenarien.

Drei *falsche Problemlösungsstrategien* machen Angst krankheitswertig: *Kontrollieren* der Angst mithilfe bestimmter Sicherheitsstrategien, permanentes *Vermeiden* gefürchteter Situationen ohne Erfolgserlebnisse und *Überfixierung* auf mögliche Bedrohungen. Diese Strategien führen in die Sackgasse von Angststörungen, die das Leben immer mehr bestimmen.

Dieses Buch möchte Ihnen Hoffnung machen und einen besseren Umgang mit Ihrer Angststörung vermitteln, sodass Sie sie erfolgreicher bewältigen können. Teil 1 bietet einen Überblick über gesunde und krankheitswertige Ängste. Es werden die fünf Angststörungen nach dem ICD-10 vorgestellt, danach auch deren multifaktorielle Ursachen. Teil 2 beschreibt bedürfnisorientierte und neurobiologische Modelle und stellt Zusammenhänge mit allen Angststörungen her. Dieser Teil kann auch zugunsten des praxisorientierten Teils 3 übersprungen werden. Teil 3 präsentiert zahlreiche Selbsthilfestrategien zur erfolgreichen Bewältigung von Angststörungen. Zur Vertiefung empfehle ich allen Interessierten auch meine Ratgeber zu den einzelnen Angststörungen.

Ich bedanke mich bei meiner Lektorin Dr. Christiane Neuen vom Patmos Verlag für die wunderbare langjährige Zusammenarbeit, für zahlreiche konstruktiv-kritische Rückmeldungen und viele Verbesserungen im Sinne einer leichteren Lesbarkeit und Verständlichkeit dieses Buches. Ich freue mich schon auf unser nächstes Buchprojekt über die Trennungsangststörung im Erwachsenenalter.

Für Rückmeldungen zu diesem Buch bin ich Ihnen dankbar. Alle Daten dazu finden Sie auf meiner Homepage https://panikattacken.at.

Hans Morschitzky

Teil I
Normale und krankhafte Ängste

Normale Ängste – wenn Angst das Leben schützt

Angst – eine überlebenswichtige Emotion

Angst ist ein biologisch festgelegtes *Alarmsignal* wie Fieber oder Schmerz. Es handelt sich dabei um eine starke emotionale und körperliche Reaktion auf Ereignisse, Situationen, Gedanken und Vorstellungen, die als bedrohlich, ungewiss oder unkontrollierbar beurteilt werden.

Angst alarmiert unseren Körper zur Vorbereitung auf *Kampf oder Flucht* und ermöglicht uns damit ein schnelles Handeln, wenn dieses ohne langes Nachdenken geboten erscheint. Wir sind durch Angst schon »auf dem Sprung«, um bei einer tatsächlichen Bedrohung von Leib und Leben rasch reagieren zu können.

Akute Angst (Furcht) als körperliche Notfallreaktion zur Sicherung des Überlebens tritt bereits auf, bevor eine äußere oder innere Bedrohung bewusst wahrgenommen wird. Nach der Abwehr einer Bedrohung kehrt der Organismus bald wieder in den Ruhezustand zurück. *Andauernde Angst* ohne reale Gefahr stellt eine permanente Fehlalarmierung des biologisch sinnvollen Kampf-Flucht-Systems dar. Eine derartige chronische Übererregung führt im Laufe der Zeit zu Erschöpfungszuständen und psychosomatischen Beschwerden.

Angst gilt – genauso wie Traurigkeit, Wut, Ekel, Verachtung, Freude oder Überraschung – als *Basisemotion*, die am Gesichtsausdruck von Menschen aller Kulturen gleichermaßen erkannt werden kann. Im Wort *Emotion* steckt das lateinische Wort *motio* – auf Deutsch *Bewegung*. Gesunde Angst möchte uns dazu bewegen, unser Leben zu schützen, unser Wohlbefinden sicherzustellen und alle möglichen Bedrohungen rasch abzuwehren.

Es ist kein sinnvolles Ziel, ohne Angst leben zu wollen. Es kommt vielmehr darauf an, die *Kraft der Angst* zu nutzen, um reale Gefahren für uns und unsere Umwelt zu beseitigen oder wenigstens zu vermindern, um unsere Lebensqualität auch für die Zukunft sicherzustellen oder sogar zu verbessern.

Betrachten Sie Ihre Angst nicht als bösen *Feind*, den Sie besiegen müssen, bevor Sie ein glückliches und erfülltes Leben führen können, sondern als liebe *Freundin* und gutmeinende *Mahnerin*, als Ihren *Schatten*, der Sie überallhin begleitet, den Sie nicht loswerden können – doch Sie bestimmen den Weg, im Vertrauen auf Ihre Fähigkeiten, Ihren Mut und Ihre Entschlossenheit, mit und trotz Angst das zu tun, was Ihnen aufgrund Ihrer Bedürfnisse, Werte und Ziele wichtig ist.

Drei Grundformen von Angst: Erwartungsangst – Furcht – Panik

»Angst« gilt als Überbegriff für drei unterschiedliche Ausdrucksformen: Furcht, Panik und Erwartungsangst (»antizipatorische Angst«).

Furcht ist die Reaktion auf eine akute Bedrohung in der Gegenwart, die mit einer Kampf-Flucht-Reaktion zur Sicherung des Lebens einhergeht. Eine krankheitswertige Ausprägung in Form einer *Phobie* entwickelt sich dann, wenn objektiv völlig ungefährliche Objekte, Orte und Situationen vorschnell als reale Bedrohungen wahrgenommen und entsprechende Flucht- und Vermeidungsstrategien eingesetzt werden – zum Nachteil (und nicht zum Schutz) von Leib und Leben.

Panik ist eine starke Furcht, die in einer massiven körperlichen und psychischen Aktivierung besteht. Bei krankheitswertiger Ausprägung werden einzelne, an sich normale und ungefährliche *Panikattacken* andauernd im Sinne eines falschen Alarmsignals als unmittelbare Bedrohung für Leib, Leben und Verstand bewertet.

Angst im Sinne einer *Erwartungsangst* ist die Befürchtung einer möglichen Bedrohung in der Zukunft, während gegenwärtig keine akute Gefahr besteht. Die ängstliche Erwartung einer unbestimmten Bedrohung zu einem ungewissen Zeitpunkt, die man im Hier und Jetzt nicht durch konkretes Handeln völlig abwehren, ja oft nicht einmal vermindern kann, bewirkt eine unangenehme geistige, psychische und körperliche Daueranspannung, die die Lebensqualität erheblich beeinträchtigt. Wenn derartige diffuse oder ständig wechselnde Bedrohungserwartungen ohne mentale Kontrolle und ohne zeitliche Begrenzung immer mehr ausufern, entsteht daraus das Krankheitsbild einer *Generalisierten Angststörung.*

Das Wichtigste noch einmal in aller Kürze: *Furcht* ist eine gerichtete Angst und subjektive Bedrohung durch äußere Gefahren im Hier und Jetzt, *Panik* ist eine extreme Furcht mit einer massiven körperlichen und/oder geistigen Überwältigung, *(Erwartungs-)Angst* ist ein Gefühl unbestimmter Bedrohung durch zukünftige Gefahren. Oder noch knapper zusammengefasst: Die subjektive Bedrohung geht bei *Furcht* von der aktuellen Umwelt, bei *Panikattacken* von der eigenen Person mit den jeweiligen Körpersymptomen, Gedanken und Gefühlen und bei *Erwartungsangst* von der Zukunft aus.

Diese drei Grundformen von Angst – Erwartungsangst, Furcht und Panik – sind normale psychische und körperliche Reaktionen angesichts von Unsicherheit und realer oder vermeintlicher Bedrohung; krankheitswertig werden sie erst durch die Unfähigkeit, damit erfolgreich umzugehen.

Jede dieser drei Angstformen kann in eine andere übergehen: Angst kann zu einer situationsspezifischen Furcht werden, Furcht kann bis zu einer heftigen Panikattacke ansteigen, aus objekt- und situationsspezifischer Furcht sowie erlebten Panikattacken können im Laufe der Zeit belastende Erwartungsängste werden.

Vier Ebenen von Angst: Körper – Gedanken – Gefühle – Verhalten

Angst und Furcht gehen mit bestimmten Gedanken, Vorstellungen, Erinnerungen, anderen Emotionen, körperlichen Symptomen und sichtbaren Verhaltensweisen einher. Angst umfasst *vier Komponenten,* die bei Angststörungen ein sehr belastendes Ausmaß annehmen und das Leben erheblich einschränken:[1]

1. *Emotionale Komponente.* Es gibt unterschiedliche Arten von Ängsten, die oft auch mit anderen Gefühlen zusammenhängen:
   - *Angst als angemessene (adaptive) primäre Emotion* angesichts einer unmittelbaren Bedrohung in der Gegenwart.
   - *Angst als unangemessene (maladaptive) primäre Emotion* angesichts einer relativ harmlosen Situation in der Gegenwart, die jedoch an frühere schlimme Erfahrungen und Gefühle in der Vergangenheit erinnert, z. B. an ein traumatisches Erlebnis, wie etwa körperliche oder sexuelle Gewalt.
   - *Angst als sekundäre Emotion in Form der »Angst vor der Angst« (Erwartungsangst),* z. B. Angst vor einer weiteren Panikattacke oder einer erneuten Traumatisierung.
   - *Angst als sekundäre Emotion in Bezug auf eine andere Emotion,* z. B. Angst vor Wut, Scham, Peinlichkeit, Traurigkeit, Enttäuschung, Hilflosigkeit, Schuldgefühle.

- *Angst als sekundäre Emotion in Bezug auf bestimmte Gedanken,* z. B. Angst vor unkontrollierbaren Katastrophen-Gedanken (»Was wäre, wenn ...?«-Horrorszenarien).

2. *Kognitive Komponente.* Ungünstige oder gar schädliche (dysfunktionale) Denkmuster wirken angstmachend oder zumindest angstverstärkend, z. B. Überaufmerksamkeit auf Gefahren, Überschätzung von Gefahren bei gleichzeitiger Unterschätzung der eigenen Bewältigungsmöglichkeiten, erhöhtes Kontrollbedürfnis, Intoleranz gegenüber jeder Form von Unsicherheit, Fixierung auf den Ausschluss eines Restrisikos, perfektionistischer Anspruch, Bewertung harmloser körperlicher Symptome als bedrohlich mit angstmachender Verstärkung der Beschwerden (»Teufelskreis der Angst«), falsche Schlussfolgerungen von Angstgefühlen und Körpersymptomen auf eine äußere Gefahr (»emotionaler Trugschluss«), vorschnelle Gleichsetzung (»Fusion«) von bestimmten Gedanken und Vorstellungen mit der Realität.
3. *Körperliche Komponente.* Angst und Furcht angesichts von Bedrohung oder Unsicherheit bewirken eine körperliche Aktivierung zur Sicherung von Leib und Leben. Je nach Angststörung und Persönlichkeit stehen unterschiedliche Symptome im Mittelpunkt des Erlebens. Typisch sind *zwei Arten von Fehlregulationen*:
   - *Störungen des vegetativen Nervensystems:* sogenannte »vegetative« Störungen, wie etwa Herz-Kreislauf-Symptome (z. B. Pulsbeschleunigung, Schwitzen, Ohnmachtsneigung), Magen-Darm-Beschwerden (z. B. Übelkeit, Magenschmerzen, Stuhldrang), Atembeschwerden (z. B. Atemnot, Hyperventilation), urogenitale Beschwerden (z. B. Harndrang), Schwindelzustände. Vegetative Symptome dominieren bei akuter Angst und Furcht sowie bei Panikattacken. Eine Herzratenbeschleunigung ist sowohl bei Panikattacken als auch bei vielen Phobien nachweisbar. Bei einer Generalisierten Angststörung besteht oft eine *verminderte »Vagus-Bremse«*: Das parasympathische Nervensystem, das für Entspannung und Regenerierung zuständig ist, kommt angesichts des übersteuerten sympathischen Nervensystems, das für Aktivität und Leistung zuständig ist, nicht ausreichend zum Zug, was sich in einer *verminderten Herzratenvariabilität* zeigt: Der Puls bleibt auch ohne Bewegung dauerhaft erhöht, statt in Abhängigkeit von Aktivität oder Ruhe zu schwanken.
   - *Störungen des Zentralnervensystems:* sogenannte »zentralnervöse« Störungen, wie etwa Aufmerksamkeits- und Konzentrationsstö-

rungen, rasche Ermüdbarkeit, Schlafstörungen, innere Unruhe, chronische Muskelverspannungen (Kopf-, Brust- und Rückenschmerzen). Derartige Symptome dominieren vor allem bei einer Generalisierten Angststörung, als Folge des ständigen Sich-Sorgen-Machens, wenngleich dabei auch vegetative Symptome von Bedeutung sind.

4. *Verhaltenskomponente.* Das beobachtbare Verhalten zeigt sich in ständigem Flucht- und Vermeidungsverhalten, »kopflosem« (panikartigem) Verhalten, motorischer Unruhe, Ruhelosigkeit, Starrwerden vor Schreck, Hektik und Nervosität, Reizbarkeit, Vermeidung von Blickkontakt, sichtbaren Aufmerksamkeits- und Konzentrationsstörungen, zahlreichen Sicherheitsstrategien zur Angstverminderung und Absicherung gegenüber jedem Restrisiko.

Wenn Angst krankhaft wird, spricht man von einer *Angststörung.* Angst wird dann krankhaft, wenn sie zu einer erheblichen Beeinträchtigung der Lebensqualität und der schulischen, beruflichen, familiären, sozialen und privaten Funktionsfähigkeit führt. *Krankhafte Ängste* sind dadurch charakterisiert, dass sie ohne reale Bedrohung auftreten, zu lange andauern, zu stark und zu häufig auftreten, mit unangenehmen körperlichen und psychischen Symptomen verbunden sind, mit ausgeprägten Erwartungsängsten einhergehen, nicht bewältigbar erscheinen, das Leben erheblich einschränken und starkes Leiden verursachen.

Angststörungen – wenn Angst krank macht

Angststörungen nach dem ICD-10

Bis zur Jahrtausendwende waren nur zwei Angststörungen bekannt: die Angstneurose und die Phobie. Diese Zweiteilung stammt von Sigmund Freud. Bereits 1895 beschrieb er die *Angstneurose* als eine Mischung aus Panikattacken, ängstlichen Erwartungen, allgemeiner Reizbarkeit und erhöhter Sensibilität und die Phobie als *Angsthysterie.*

Das internationale Diagnoseschema ICD-10, das seit der Jahrtausendwende verbindlich ist, listet fünf Angststörungen auf: drei Arten von *Phobien* (Agoraphobie, Soziale Phobie und Spezifische Phobien) und (anstelle der Angstneurose) zwei *Sonstige Angststörungen* (Panikstörung und Generalisierte Angststörung).

Das neue ICD-11, das im Mai 2019 von der Weltgesundheitsorganisation (WHO) verabschiedet wurde und in den kommenden Jahren in allen Mitgliedsländern eingeführt werden wird, beschreibt *sieben Angststörungen,* und zwar in folgender Reihenfolge: Generalisierte Angststörung, Panikstörung, Agoraphobie, Spezifische Phobie, Soziale Angststörung, Trennungsangststörung des Kindes- und Erwachsenenalters und Selektiver Mutismus (ein Verstummen in nicht vertrauten sozialen Situationen). Die Unterscheidung in Phobien und Sonstige Angststörungen wurde aufgegeben, ebenso die Differenzierung der Agoraphobie in »mit« bzw. »ohne Panikstörung«.

Die fünf Angststörungen des ICD-10 werden also durch zwei weitere ergänzt, die bisher in der Gruppe der psychischen Störungen des Kindes- und Jugendalters erfasst wurden – einer Kategorie, die im ICD-11 gestrichen wurde. *Krankheitsängste* werden im ICD-10 als *Hypochondrische Störung* (Code F45.2) noch zur Gruppe der Somatoformen Störungen gezählt. Nach der Auflösung dieser Kategorie im neuen ICD-11 werden sie nun den *Zwangsstörungen* zugeordnet.

Die genauen diagnostischen Kriterien der sieben Angststörungen waren im Frühjahr 2019, als dieses Buch verfasst wurde, noch nicht bekannt. Im Folgenden werden die Angststörungen daher nach dem ICD-10 in der dort getroffenen Reihenfolge beschrieben.

Agoraphobie – wenn in zahlreichen Situationen das Fehlen von Fluchtwegen, Vertrauenspersonen oder Hilfsmitteln gefürchtet wird

Eine *Agoraphobie* (Code: F40.0) besteht in der deutlichen und anhaltenden Angst und Furcht vor oder der Vermeidung von mindestens zwei von vier Situationen: Menschenmengen, öffentlichen Plätzen (inklusive Räumen), allein Reisen, Reisen mit weiter Entfernung von zu Hause. Das Fehlen von Fluchtwegen, bewährten Hilfsmitteln (Beruhigungsmitteln, Handy, Talisman) und Vertrauenspersonen bestimmt das Ausmaß einer Agoraphobie.

Der Begriff der Agoraphobie (griech: *agora* = Marktplatz) bedeutet zwar in wörtlicher deutscher Übersetzung »Marktplatz«, bezieht sich jedoch nicht nur auf Ängste vor großen, offenen Plätzen, sondern auch auf die Furcht vor allen möglichen öffentlichen Plätzen. Gefürchtet werden nicht nur große Plätze mit vielen oder wenigen Menschen, sondern auch alle anderen öffentlichen Orte, zu denen jeder Mensch Zugang hat: große Räume wie Geschäfte, Kirchen oder Kinos, kleine Räume wie Aufzüge oder eine Sauna, des Weiteren öffentliche Verkehrsmittel inklusive Flugzeuge. Bei ausschließlicher Angst vor *engen oder geschlossenen Räumen* besteht eine Spezifische Phobie, Situativer Typ (*Klaustrophobie* oder Raumangst).

Viele von Agoraphobie Betroffene haben große Angst davor, allein das Sicherheit gebende Haus zu verlassen, insbesondere davor, ohne Begleitperson Geschäfte zu betreten und dort vor der Kasse in der Schlange zu stehen, sich in Menschenmengen ohne Fluchtmöglichkeit aufzuhalten, allein in Zügen, Bussen oder Flugzeugen zu reisen oder in Situationen zu geraten, in denen sie kollabieren und hilflos in der Öffentlichkeit liegen bleiben könnten. Die Störung beginnt meist im frühen Erwachsenenalter und kommt mehrheitlich bei Frauen vor.

Die Betroffenen sind durch das Vermeidungsverhalten oder die Angstsymptome emotional stark belastet. Sie haben zwar die Einsicht, dass ihre agoraphobischen Ängste übertrieben oder unvernünftig sind, können sich aber dennoch nicht anders verhalten. Die Symptome von Angst und Furcht treten ausschließlich oder vornehmlich in agoraphobischen Situationen sowie beim Gedanken daran auf.

Eine Agoraphobie lässt sich differenzieren in: »ohne Panikattacken« (F40.00) und »mit Panikattacken« (F40.01). Das Auftreten von Panikattacken gilt als höherer Schweregrad einer Agoraphobie. *Agoraphobiker mit Panikattacken* fürchten und vermeiden alle agoraphobischen Situationen, in denen eine Panikattacke auftreten könnte. Bei einer Agoraphobie ohne Panikattacken fürchten die Betroffenen vor allem Symptome wie Schwindel beim Gehen, Ohnmachtsneigung beim Stehen, Harn- und/oder Stuhldrang, ohne eine Toilette in nächster Nähe zu haben, sowie Hitze, Schweißausbrüche, Atemnot und Beklemmungsgefühle in geschlossenen Räumen.

Bei einer Agoraphobie sind in den gefürchteten Situationen mindestens zwei von 14 Angstsymptomen mindestens einmal gleichzeitig aufgetreten, davon eines aus der Gruppe der vegetativen Symptome (Nr. 1 bis 4).[2]

Vegetative Symptome:

1. Herzstolpern (Palpitationen), Herzklopfen oder erhöhte Herzfrequenz,
2. Schweißausbrüche,
3. fein- oder grobmotorisches Zittern,
4. Mundtrockenheit.

Symptome im Brust- und Bauchbereich:

5. Atembeschwerden,
6. Beklemmungsgefühl,
7. Schmerzen oder Missempfindungen in der Brust,
8. Übelkeit oder Missempfindungen im Bauchbereich (z. B. Unruhegefühl im Magen).

Psychische Symptome:

9. Gefühl von Schwindel, Unsicherheit, Schwäche oder Benommenheit,
10. Gefühl, die Objekte sind unwirklich (Derealisation) oder man selbst ist weit entfernt oder »nicht wirklich hier« (Depersonalisation),
11. Angst vor Kontrollverlust, verrückt zu werden oder »auszuflippen«,
12. Angst zu sterben.

Allgemeine Symptome:

13. Hitzewallungen oder Kälteschauer,
14. Gefühllosigkeit oder Kribbelgefühle.

Menschen mit einer Agoraphobie erleben vier zentrale Grundbedürfnisse fundamental bedroht: *Gesundheit und körperliches/seelisches Wohlbefinden* (sie fürchten letztlich nicht verschiedene Situationen an sich, sondern dass sie sich dort körperlich und psychisch höchst unwohl fühlen könnten, bis hin zur Bedrohung von Leib, Leben und Verstand), *Bindung und Geborgenheit* (sie können die Abwesenheit von wichtigen Bezugspersonen in subjektiv bedrohlichen Situationen nicht tolerieren), *Selbstwerterhöhung und Selbstwertschutz* (sie haben Angst, wegen ihrer Symptome und ihres Verhaltens unangenehm aufzufallen, ohne dass sie deswegen schon eine Soziale Phobie aufweisen), *Autonomie und Kontrolle* (sie haben trotz ihres ständigen Vermeidungsverhaltens ein großes Bedürfnis nach Kontrolle, um alles »im Griff« zu haben). Sie befinden sich dabei in einem *Konflikt* zwischen verschiedenen Grundbedürfnissen (»Gesundheit und körperliches/seelisches Wohlbefinden« versus »Autonomie und Kontrolle«, »Bindung und Geborgenheit« versus »Selbstwerterhöhung und Selbstwertschutz«).

Die Unfähigkeit, reales oder befürchtetes Ausgeliefertsein in objektiv harmlosen Situationen ertragen zu können, hängt oft nicht nur mit der Persönlichkeitsstruktur und bestimmten Grundbedürfnissen der Betroffenen zusammen, sondern auch mit ihrer *Lebensgeschichte*, die dazu geführt hat, dass sie von nichts und niemandem abhängig sein wollen, obwohl sie es aufgrund ihres zunehmenden Vermeidungsverhaltens tatsächlich immer mehr werden – wenn nicht von Personen, dann von Psychopharmaka wie rasch wirksamen Tranquilizern oder dem rettenden Handy, mit dem sie sofort den Notarzt oder bestimmte Vertrauenspersonen herbeirufen können.

Die *dominierenden Gefühle* angesichts von bevorstehenden agoraphobischen Situationen sind Angst und Furcht, in den gefürchteten Situationen selbst dagegen absolute Hilflosigkeit, Schwäche und Ausgeliefertsein der jeweiligen Situation sowie anderen Menschen gegenüber. Hinter der *Angst vor der Angst* steht bei vielen Personen mit einer Agoraphobie somit die Angst vor anderen höchst unangenehmen oder peinlichen Gefühlen.

Soziale Phobie – wenn in sozialen Situationen Blamage, Kritik und Ablehnung gefürchtet werden

Eine *Soziale Phobie* (Code F40.1) ist eine deutliche Angst und Furcht vor oder Vermeidung von Situationen, in denen man im Zentrum der Aufmerksamkeit stehen, sich peinlich verhalten oder erniedrigt werden könnte. Es bestehen *krankhafte Mittelpunkts- und Beurteilungsängste.* Die Furcht vor der prüfenden Betrachtung durch andere Menschen tritt typischerweise in verhältnismäßig kleinen Gruppen auf, in denen man unangenehm auffallen könnte, und nicht in Menschenmengen wie sportlichen oder künstlerischen Großveranstaltungen, wo man als Individuum gar keine Beachtung findet. Soziale Phobien hängen mit der Furcht vor Kritik zusammen, oft auch mit einem geringen Selbstwertgefühl.

Eine Soziale Phobie umfasst *Beobachtungs-, Leistungs- und Beziehungsängste.* Gefürchtet werden folgende Situationen: von anderen beobachtet zu werden, Essen oder Sprechen in der Öffentlichkeit, Leistungen aller Art vor anderen Menschen, Begegnung mit Bekannten in der Öffentlichkeit, Unterhaltung mit unbekannten Personen, Kontakte mit Personen des anderen Geschlechts, Teilnahme an kleinen Gruppen, wie etwa Partys, familiären oder beruflichen Feiern, Teilnahme am Unterricht, an beruflichen oder privaten Fortbildungsveranstaltungen.

Bei einer Sozialen Phobie sind in den gefürchteten Situationen mindestens einmal zwei der oben bereits aufgeführten 14 Angstsymptome aufgetreten, zusätzlich noch mindestens eines von drei weiteren Symptomen, die die Angst vor peinlicher Auffälligkeit verstärkt haben: Erröten oder Zittern, Angst zu erbrechen, Harn- oder Stuhldrang bzw. die Angst davor (denn deswegen müsste man den Raum auffällig oft verlassen).[3]

Die Betroffenen haben ihre Symptome ausschließlich oder vornehmlich nur in den gefürchteten Situationen oder bei dem Gedanken daran. Sie sind durch ihre Angstsymptome oder ihr Vermeidungsverhalten emotional stark belastet, obwohl sie wissen, dass ihre Symptome oder ihr Vermeidungsverhalten übertrieben und unvernünftig sind. Die Symptome können das Ausmaß einer Panikattacke annehmen. Im Extremfall kann das Vermeidungsverhalten zu einem völligen sozialen Rückzug führen.

Soziale Ängste bestehen aus vier Arten von Ängsten: Beobachtungs-, Beurteilungs-, Selbstbehauptungs- und Kontaktängsten. *Beobachtungsängste* bestehen in der Angst vor den ablehnenden Blicken anderer Menschen, die etwas Schlechtes über einen denken könnten. *Beurteilungsängste* beruhen auf der Angst vor kritischer Beurteilung oder gar Versagen in Leistungssituationen. *Selbstbehauptungsängste* drehen sich um die Angst vor der eigenen Courage und deren sozialen Folgen. *Kontaktängste* beruhen auf der Angst vor Nähe und Zurückweisung. Diese bis zu einem gewissen Grad völlig normalen sozialen Ängste werden erst dann krankhaft, wenn die Betroffenen damit nicht erfolgreich umgehen können.

Menschen mit Sozialer Phobie erleben folgende Grundbedürfnisse bedroht: *Gesundheit und körperliches/seelisches Wohlbefinden* (wegen der starken Symptome), *Bindung und Geborgenheit* (wegen der Angst vor Ablehnung und sozialem Ausschluss), *Selbstwerterhöhung und Selbstwert-*

schutz (wegen der Angst vor Peinlichkeit und Blamage), *Autonomie und Kontrolle* (wegen des Gefühls von Ausgeliefertsein).

Eine Soziale Phobie beginnt meist schon im Jugendalter und tritt im Gegensatz zu anderen Angststörungen bei Männern und Frauen gleich häufig auf. Menschen mit einer *Sozialen Phobie* fürchten kleine Gruppen und Kontakte mit Einzelpersonen wegen möglicher Blamage, Kritik oder gar Ablehnung, Personen mit einer *Agoraphobie* fürchten dagegen anonyme Menschenmassen wegen fehlender Fluchtmöglichkeit – auch wenn beide Gruppen für Außenstehende ein ähnliches Vermeidungsverhalten aufweisen. Zahlreiche Agoraphobiker sind gleichzeitig auch etwas sozialphobisch geprägt.

Spezifische Phobien – wenn in bestimmten Situationen belastendes Unwohlsein oder körperliche Bedrohung gefürchtet werden

Eine *Spezifische Phobie* (Code: F40.2) ist eine deutliche Angst und Furcht vor einem bestimmten Objekt oder einer bestimmten Situation oder deren deutliche Vermeidung, und zwar jeweils außerhalb einer Agoraphobie oder einer Sozialen Phobie.

In den gefürchteten Situationen sind zu irgendeinem Zeitpunkt einige der oben aufgeführten 14 Angstsymptome aufgetreten; die genaue Art und Anzahl sind dabei unerheblich. Die Symptome von Angst und Furcht sind auf die gefürchteten Situationen oder auf die Gedanken daran beschränkt. Es besteht eine deutliche emotionale Belastung durch die Symptome und das Vermeidungsverhalten. Die Einsicht, dass die Symptome und das Vermeidungsverhalten übertrieben und unvernünftig sind, ist zwar vorhanden, kann jedoch nicht verhaltenswirksam umgesetzt werden. Das Ausmaß der eingetretenen Beeinträchtigung hängt davon ab, wie leicht bzw. schwer die Betroffenen die phobischen Objekte und Situationen vermeiden können.

Das ICD-10 unterscheidet fünf Arten von Spezifischen Phobien:[4]

- *Tier-Typ:* Furcht vor Spinnen, Schlangen, Hunden, Katzen oder anderen Tieren.
- *Naturgewalten-Typ:* Furcht vor Stürmen, Blitz, Donner, Wasser, Höhen oder Dunkelheit.
- *Blut-Injektions-Verletzungs-Typ:* Furcht vor Blut oder medizinischen Behandlungen (etwa Blutabnahme, Vorsorgeimpfung, Zahnbehandlung).

- *Situativer Typ* (»Klaustrophobie«): Furcht vor engen oder geschlossenen Räumen, z. B. Aufzug, Tunnel, Flugzeug, Verkehrsmittel. Angst vor mehreren dieser Situationen macht noch keine Agoraphobie aus!
- *Andere Typen:* Furcht vor Erbrechen, Ersticken, Stürzen, Urinieren oder Defäzieren auf öffentlichen Toiletten, vor Prüfungen (ohne dass gleichzeitig eine Soziale Phobie vorliegt) und vor vielen anderen Situationen.

Spezifische Phobien entstehen gewöhnlich schon in der Kindheit oder im frühen Erwachsenenalter und können unbehandelt über Jahrzehnte bestehen bleiben. Die Angst vor bestimmten Krankheiten, etwa eine Krebsangst (Carcinophobie), gilt nach dem ICD-10 als *Hypochondrische Störung*, weil es sich dabei nicht um externe, sondern um interne, vom eigenen Körper ausgehende Bedrohungen handelt. Krankheitsängste können jedoch dann als Spezifische Phobie bezeichnet werden, wenn eine Furcht vor speziellen Situationen besteht, etwa vor Krankenhäusern oder fremden Toiletten, in denen man sich mit einer Krankheit anstecken könnte.

Spezifische Phobien drücken meist die Bedrohung von zwei zentralen Grundbedürfnissen aus: *Gesundheit und körperliches/psychisches Wohlbefinden* (wegen der starken körperlichen Symptome), *Autonomie und Kontrolle* (wegen der Gefühle von Ohnmacht und Ausgeliefertsein). Es kann aber auch das Grundbedürfnis nach *Selbstwerterhöhung und Selbstwertschutz* bedroht sein durch die Angst vor sozialer Auffälligkeit durch das ängstliche Verhalten.

Panikstörung – wenn in harmlosen Situationen spontan auftretende Panikattacken gefürchtet werden

Eine *Panikstörung* (F41.0) besteht im wiederholten Auftreten von spontanen, unerwarteten Panikattacken, mit der Folge von Erwartungsängsten, sodass die *Angst vor der Angst* im Laufe der Zeit zum Hauptproblem wird, auch wenn die Attacken selbst seltener werden.

Eine *Panikattacke* weist folgende Merkmale auf:[5]

- Sie tritt spontan und abrupt auf, das heißt, sie ist nicht vorhersagbar.
- Sie ist nicht auf spezifische Objekte oder Situationen bezogen.
- Sie besteht aus einer einzelnen Episode von intensiver Angst oder Unbehagen.

- Sie erreicht innerhalb von einigen Minuten ein Maximum und dauert mindestens einige Minuten an.
- Sie tritt nicht in besonders anstrengenden, gefährlichen oder gar lebensbedrohlichen Situationen auf.
- Sie ist nicht die Folge einer körperlichen oder anderen psychischen Störung.
- Sie weist mindestens vier von 14 der oben bereits angeführten Symptome auf, davon muss ein Symptom aus der Gruppe der vegetativen Symptome 1 bis 4 stammen.

Typisch und am meisten belastend sind jene Symptome, die als Bedrohung von Leib, Leben oder Verstand bewertet werden:

- *Herzklopfen, Herzstolpern, beschleunigter Puls und Blutdruckanstieg* in Verbindung mit der Fehlinterpretation, einen tödlichen Herzinfarkt zu bekommen.
- *Beklemmungsgefühle, Enge oder Schmerzen in der Brust* in Verbindung mit der Fehlinterpretation, hilflos ersticken zu müssen oder einen Herzinfarkt zu bekommen.
- *Schwindelgefühle, Stand- und Gangunsicherheit* aufgrund einer chronischen muskulären Verspannung in Verbindung mit der Fehlinterpretation, einen Schlaganfall zu bekommen oder ohnmächtig umzufallen und hilflos auf dem Boden liegen zu bleiben. Wegen der verspannungsbedingten Stand- und Gangunsicherheit, die oft als heftiges Schwindelgefühl erlebt wird, entwickeln viele Betroffene eine Agoraphobie.
- *Entfremdungsgefühle* sich selbst gegenüber (*Depersonalisation*) oder der Umwelt gegenüber (*Derealisation*) in Verbindung mit der Fehlinterpretation, verrückt zu werden, das heißt, eine Schizophrenie zu bekommen und dann in der geschlossenen Psychiatrie zu landen.
- *Starke emotionale und körperliche Anspannung* mit der Fehlinterpretation, gleich zu »explodieren« und die Kontrolle über sich zu verlieren und sich selbst oder jemand anderem etwas Schlimmes anzutun.

Das ausschließliche Auftreten von Panikattacken in *phobischen Situationen* rechtfertigt nicht die Diagnose einer Panikstörung, sondern drückt das starke Ausmaß einer Agoraphobie, einer Sozialen Phobie oder einer Spezifischen Phobie aus.

Die Symptome variieren von Person zu Person. Häufigkeit und Verlauf von Panikattacken sind ebenfalls völlig unterschiedlich.

Bei einem Teil der Menschen mit einer Panikstörung entsteht aufgrund des bevorzugten Auftretens der Panikattacken in bestimmten Situationen – etwa auf der Autobahn, in einem Supermarkt, im Kino, in der Kirche, in einem öffentlichen Verkehrsmittel, in einer Menschenmenge bei einer sportlichen oder künstlerischen Großveranstaltung oder im Flugzeug – eine ausgeprägte *Agoraphobie:* Die Betroffenen entwickeln ein Vermeidungsverhalten, um den erwarteten Panikattacken, die bereits lange vor der tatsächlichen Konfrontation mit der Angst machenden Situation gefürchtet werden, zu entkommen, allerdings um den Preis einer immer größeren Einengung des Lebens, bis hin zu einer erheblichen Beeinträchtigung der schulischen, beruflichen, familiären, sozialen und privaten Funktionsfähigkeit, mit der Folge von Langzeitkrankenständen, dauerhafter Arbeitsunfähigkeit, Depressionen und Missbrauch bzw. Abhängigkeit von Alkohol oder Beruhigungsmitteln. Im schlimmsten Fall fürchten die Betroffenen aufgrund ihrer Todesangst nicht nur das Alleinsein außer Haus, sondern sogar in der eigenen Wohnung, weil nicht jederzeit eine Soforthilfe zur Verfügung stehen könnte.

Panikattacken entstehen aus völlig unterschiedlichen Gründen:

- in der Ruhephase nach länger dauerndem Stress,
- in akuten Stressphasen als Ausdruck der Überlastung,
- durch Fehlinterpretation von an sich harmlosen körperlichen Symptomen als bedrohlich (Angst vor Herzinfarkt, Schlaganfall, Ersticken u.a.),
- durch starke Emotionen wie Verlustängste oder Krankheitsängste als Folge von schweren Erkrankungen im sozialen Umfeld,
- bei emotionalen Zwiespältigkeiten, die einen hohen inneren Anspannungszustand bewirken (Wut und Ärger bei gleichzeitiger Ohnmacht und Hilflosigkeit, Liebe bei gleichzeitigem Hass),
- nach dem Konsum von Alkohol, illegalen Drogen, bestimmten Medikamenten oder in den ersten Wochen der Einnahme von Antidepressiva,
- in Zusammenhang mit zahlreichen körperlichen Erkrankungen.

Panikattacken können mit der Bedrohung aller fünf zentralen Grundbedürfnisse zusammenhängen: »Panisch« macht die Bedrohung der *Gesundheit,* der *Sicherheit,* der *Geborgenheit,* des *Selbstwerts* sowie der *Autonomie und Kontrolle.*

Generalisierte Angststörung – wenn angesichts einer ungewissen Zukunft alles Mögliche gefürchtet wird

Eine *Generalisierte Angststörung* (F41.1) ist ein mindestens sechs Monate lang andauernder Zustand mit vorherrschender Anspannung, Besorgnis und Befürchtungen in Bezug auf alltägliche Ereignisse und Probleme. Es besteht eine generalisierte und anhaltende Angst, die nicht auf bestimmte Situationen in der Umgebung beschränkt ist, das heißt, sie ist »frei flottierend«. Das erinnert an ein Merkmal der von Sigmund Freud definierten Angstneurose: »ein Quantum Angst frei flottierend«.

Die häufigsten Sorgen beziehen sich auf das *Wohlergehen von Familienmitgliedern*. Die Befürchtungen und das ständige *Sich-Sorgen-Machen* dreht sich bei Frauen, die mehrheitlich davon betroffen sind, oft um folgende Themen: Eine wichtige Bezugsperson könnte erkranken, man könnte als Mutter von kleinen Kindern selbst schwer erkranken und dann die Fürsorgeverpflichtungen nicht mehr wahrnehmen können, der Partner, zugleich Vater von noch minderjährigen Kindern, könnte tödlich verunglücken, wodurch die Familie unversorgt wäre, die geliebten Eltern könnten bald sterben. Doch auch Männer leiden unter einer Generalisierten Angststörung, mit durchaus ähnlichen »Was wäre, wenn ...?«-Katastrophenvorstellungen.

Bei einer Generalisierten Angststörung treten in der Regel drei Arten körperlicher und psychischer Symptome auf:[6]

- *Befürchtungen:* zahlreiche, häufig wechselnde Angstvorstellungen und -gedanken, Sorgen über zukünftiges Unglück, Nervosität, Konzentrationsschwierigkeiten,
- *motorische Spannung:* körperliche Unruhe, Spannungskopfschmerz, Zittern, Unfähigkeit, sich zu entspannen,
- *vegetative Übererregbarkeit:* Benommenheit, Schwitzen, Herzrasen, Atembeschleunigung, Oberbauchbeschwerden, Schwindelgefühle, Mundtrockenheit.

Im Gegensatz zu Panikattacken besteht ein ständig erhöhtes Angstniveau mit motorischer Anspannung und vegetativer Symptomatik. Bei einer Generalisierten Angststörung müssen von 22 möglichen Symptomen mindestens vier, davon eines aus der Gruppe der vegetativen Symptome 1 bis 4, vorliegen. Zu den oben bereits aufgeführten 14 Symptomen von Angst kommen noch die folgenden acht weiteren typischen Symptome hinzu:[7]

Symptome der Anspannung:

15. Muskelverspannung, akute und chronische Schmerzen,
16. Ruhelosigkeit und Unfähigkeit zum Entspannen,
17. Gefühle von Aufgedrehtsein, Nervosität und psychischer Anspannung,
18. Kloßgefühl im Hals oder Schluckbeschwerden.

Andere unspezifische Symptome:

19. übertriebene emotionale Reaktionen auf kleine Überraschungen oder Erschrecktwerden,
20. Konzentrationsschwierigkeiten, Leeregefühl im Kopf wegen Sorgen oder Angst,
21. anhaltende Reizbarkeit,
22. Einschlafstörung aufgrund von Besorgnissen.

Hinter den Ängsten, Sorgen und Befürchtungen der Betroffenen kann die subjektive Bedrohung aller fünf zentralen Grundbedürfnisse stehen: *Gesundheit und körperliches/psychisches Wohlbefinden* aller Familienmitglieder, *soziale und ökonomische Sicherheit, Bindung und Geborgenheit, Selbstwerterhöhung und Selbstwertschutz* durch Erfolg bei allen Leistungen und damit verbundener sozialer Anerkennung (ohne dass eine Soziale Phobie vorliegt), *Autonomie und Kontrolle,* um der Unwägbarkeit des Lebens und der Unsicherheit der Zukunft nicht ausgeliefert zu sein.

Häufigkeit und Verlauf von Angststörungen

Angststörungen sind bei Frauen die häufigste, bei Männern (nach Alkoholmissbrauch) die zweithäufigste psychische Störung. Je nach Angststörung sind Frauen zwei- bis dreimal häufiger davon betroffen als Männer. Nach einer großen deutschen Studie litten 15,3 Prozent der 18- bis 79-Jährigen innerhalb der letzten zwölf Monate unter einer Angststörung.[8] Im Detail ergibt sich folgende *Häufigkeitsverteilung*: Panikstörung: 2,0 Prozent, Generalisierte Angststörung: 2,2 Prozent, Agoraphobie: 4,0 Prozent, Soziale Phobie: 2,7 Prozent, Spezifische Phobien: 10,3 Prozent.

Spezifische Phobien beginnen meist schon im Kindesalter, Soziale Phobien in der Pubertät, Panikstörungen und Agoraphobie im jungen Erwachsenenalter, Generalisierte Angststörungen oft erst in den 30er- und 40er-Jahren des Lebens.

Die *gesundheitspolitische Relevanz* von Angststörungen zeigt sich vor allem auch in folgenden Zahlen und Fakten:[9]

- Nach einer großen Studie in den USA hatten 18,1 Prozent der Bevölkerung innerhalb der letzten 12 Monate und 28,8 Prozent im Laufe ihres Lebens eine Angststörung.
- Nur 20 Prozent aller Angststörungen bleiben unverändert als einzige krankhafte Angst bestehen. Mehr als die Hälfte der Menschen mit einer Angststörung entwickelt im Laufe ihres Lebens mindestens eine weitere. Angststörungen führen häufig zu Depressionen, Substanzmissbrauch und Somatoformen Störungen (körperlichen Funktionsstörungen).
- Mehr als zwei Drittel aller Depressionen in Kombination mit Angststörungen entstehen erst mehr als ein Jahr nach dem Erstauftreten von Angststörungen. Vor allem bei jüngeren Personen trat zuerst die Angststörung auf. Menschen, die zuerst unter einer Depression litten, waren bereits älter (über 40 Jahre).
- Angststörungen erhöhen das Risiko für eine Depression um das Drei- bis Fünffache, vor allem auch für wiederholt auftretende depressive Episoden, sogar bereits bei Minderjährigen.
- Aus langjährigen Angsterkrankungen können – vermittelt über einen dauerhaft erhöhten Kortisolspiegel – auch körperliche Erkrankungen entstehen, vor allem Herz-Kreislauf-Erkrankungen und Magen-Darm-Erkrankungen, aber auch Schmerzstörungen.

Ursachen von Angststörungen

Angststörungen sind durch zahlreiche biologische, soziale und psychologische Faktoren und deren Wechselwirkungen bedingt:

Vererbung

Angststörungen hängen zu 40 bis 60 Prozent mit genetischen Faktoren zusammen. Man vertritt heutzutage ein *biopsychosoziales Krankheitsmodell,* das die Entstehung, Aufrechterhaltung und Verstärkung von Angststörungen am besten erklärt. *Erbanlagen* sind kein unentrinnbares Schicksal, sondern werden durch Umwelteinflüsse in Kindheit, Jugend- und Erwachsenenalter sowie durch konsequente Selbsterziehung und den persönlichen Umgang mit dem genetischen Erbe und der Lebensgeschichte mitgestaltet.

Je nach Angststörung besteht ein unterschiedliches Ausmaß an erhöhter *Angstsensitivität* seit der Kindheit, die in späteren Jahren unter bestimmten Umständen zu einer leichteren Anfälligkeit für eine Angststörung führen kann. Eine bleibende Ängstlichkeit von klein auf macht noch keine Angststörung aus, solange die Betroffenen nicht in belastender Weise darunter leiden und in ihrem Leben nicht erheblich eingeschränkt sind. Eine charakterbedingte *Eigenschaftsangst* (engl. *trait anxiety*) ist ohne große Einschränkungen und Belastungen ebenso wenig krankheitswertig wie eine situationsspezifische *Zustandsangst* (engl. *state anxiety*), die ohne einen erheblichen Leidensdruck auftritt.

Angststörungen als übersteuerte körperliche Stressreaktion

Viele Menschen mit Angststörungen zeigen eine vorschnelle und übermäßige Aktivierung des *vegetativen Nervensystems* mit der Folge von Symptomen wie beschleunigtem Herzschlag, Atembeschwerden, Harn- oder Stuhldrang sowie gleichzeitig auch eine übermäßige Aktivierung des *zentralen Nervensystems* mit der Folge von Symptomen wie chronischer Muskelverspannung, Konzentrationsstörungen oder Schlafstörungen.

Angst ist aus biologischer Sicht eine *Stressreaktion*, die über den Mechanismus der *Kampf-Flucht-Reaktion* abläuft. Furcht führt zu einer raschen Fluchtreaktion, da Kampf als Bewältigungsstrategie ausfällt. Jede akute körperliche oder seelische Belastung bewirkt eine kurzfristige maximale Aktivierung des vegetativen Nervensystems, die als *Alarmreaktion* bezeichnet wird. Bei Furcht vor Bedrohung bewirken tiefer liegende, evolutionsgeschichtlich sehr alte Teile unseres Gehirns, die wir mit den Säugetieren gemeinsam haben (diese werden daher oft auch »Säugetierhirn« genannt), nämlich das *limbische System mit dem Mandelkern*, eine extrem schnelle, jedoch nur kurzfristig wirksame Höchstleistung zur Sicherung unseres Überlebens. Das limbische System besteht aus mehreren, größtenteils im Zwischenhirn liegenden Hirnarealen, die eine funktionale Einheit bilden.

Etwas vereinfacht ausgedrückt, kann man sagen, dass der *Mandelkern* (Fachausdruck: *Amygdala*) mit seinen beiden Kernen im rechten und linken Schläfenlappen das *Angst- und Furchtzentrum* im Gehirn darstellt (in Wirklichkeit ist alles viel komplizierter aufgrund von starken Vernetzungen mit anderen Arealen des Gehirns). Der Mandelkern reagiert innerhalb von Millisekunden bei realer, vermeintlicher oder auch nur vorgestellter Gefahr und löst im Zwischenhirn über den *Hypothalamus*, der obersten Steuerungsinstanz des vegetativen Nervensystems, blitzschnell eine neuronale und etwas zeitverzögert auch eine hormonelle Aktivierung des sympathischen Nervensystems aus, das für Aktivität und Leistung zuständig ist. Phobien und Panikattacken sind demnach die Folge der Übererregbarkeit des Furchtsystems rund um die Amygdala.

Der *präfrontale Kortex* (das vordere Stirnhirn) kann unter großem emotionalen Stress seine Kontroll- und Steuerungsfunktion gegenüber dem limbischen System mit dem Mandelkern, der oft vorschnell Angst und Furcht auslöst, nicht ausreichend ausüben. Diese Erfahrung hat jeder von uns schon gemacht: Bei starker Angst, Furcht und Panik kann man weder klar denken noch handeln.

Heutzutage ist oft gar keine physische Bedrohung gegeben. Unsere Ängste spielen sich häufig nur mehr im Kopf ab und bewirken mangels Bewegung eine permanente körperliche Überaktivierung, die auf lange Sicht zu psychosomatischen Störungen führen kann.

Stressbedingte, reversible Störungen im Bereich der Botenstoffe im Gehirn (Neurotransmitter)

Das *angsthemmende Neurotransmittersystem GABA* (Gamma-Aminobuttersäure) funktioniert unter innerem oder äußerem Stress nicht mehr richtig. Beruhigungsmittel (Tranquilizer aus der Gruppe der Benzodiazepine) unterstützen zwar die Angsthemmung durch das GABA-System, sind aber nur kurzfristig wirksam und machen langfristig abhängig, ähnlich wie der Konsum von Alkohol.

Bei Dauerstress wird darüber hinaus der Botenstoff *Serotonin*, der wesentlichen Anteil an der emotionalen Stabilität von Menschen hat, stärker abgebaut als sonst und gleichzeitig durch Kortisol in seiner Wirksamkeit gehemmt. Das Dauerstresshormon *Kortisol* gilt als Gegenspieler des Wohlfühlhormons Serotonin, und zwar in ähnlicher Weise, wie Kortisol auch der Gegenspieler von Insulin ist.

Panikattacken als Fehlalarm des Gehirns

Bei einer Panikattacke erhält der Körper vom Gehirn folgende Botschaft, die sich hinterher als *Fehlalarm* herausstellt: »Es besteht höchste Gefahr; ein Kampf ist jedoch aussichtslos und eine Flucht nicht mehr möglich.« Das sympathische Nervensystem bewirkt eine massive Aktivierung des Körpers im Sinne einer Kampf-Flucht-Reaktion, das parasympathische Nervensystem bewirkt über den Vagusnerv gleichzeitig eine Art Totstellreflex wie in der Tierwelt, eine *Bewegungsstarre* (Fachausdruck: *tonische Immobilität*), das heißt ein »Einfrieren« der Bewegung, daher auch *Freeze-Effekt* (engl. *to freeze* = einfrieren) genannt. Bei einem Auto würde dies der gleichzeitigen Betätigung von Gaspedal und Bremspedal entsprechen.

Negative oder sogar traumatisierende Erfahrungen in der Kindheit und Jugend

Viele Menschen mit Angststörungen haben von klein auf in der familiären und/oder außerfamiliären Sozialisation (in der Schule und unter Gleichaltrigen) die Erfahrung gemacht: Es gibt keine echte Geborgenheit, man kann oder darf niemandem vertrauen, das Leben ist unsicher, die Welt ist gefährlich und unkontrollierbar. Die Betroffenen haben aus den tiefgreifenden, emotional schädlichen Lebenserfahrungen sogenannte *negative Schemata* entwickelt, die ihren späteren Umgang mit der sozialen Umwelt steuern.

Von großer Bedeutung sind *fehlende stabile Bindungen,* die keine Sicherheit und Geborgenheit bei anderen Menschen und kein Vertrauen zu sich selbst, in die Welt und die Zukunft vermitteln konnten, nicht selten aber auch ein überbehütend-kontrollierendes Elternhaus, das jede Autonomieentwicklung verhindert hat.

Sogenannte *kritische Lebensereignisse* (etwa eine schwere Erkrankung als Kind oder der Tod einer wichtigen Bezugsperson), die sich auf das ganze weitere Leben prägend auswirken können, sind – wie auch bei vielen anderen psychischen Störungen – ebenfalls häufig die Ursache von späteren Angststörungen.

Schädlich wirkt sich auch eine *problematische Familienatmosphäre* aus, die charakterisiert ist durch permanente Konflikte oder gar körperliche Gewalt zwischen den Eltern, unverarbeitete Erfahrungen der Trennung oder des Verlusts von Familienmitgliedern und anderen nahestehenden Personen, psychische Erkrankung oder Alkoholabhängigkeit eines Elternteils, ständige Überängstlichkeit eines Elternteils, sexuelle und/oder körperliche Gewalterfahrungen, häufigen Umzug mit Geborgenheitsverlust, soziales Außenseitertum oder materielle Not in der Herkunftsfamilie.

Belastungen in der aktuellen Lebenssituation

Massive *Probleme in der Partnerschaft bzw. Familie sowie im Beruf* bewirken oder verstärken oft den Ausbruch bzw. das Wiederauftreten einer Angststörung, vor allem wenn diese Erlebnisse schmerzhafte Wiederholungen früherer Lebenserfahrungen sind.

Angststörungen treten häufig in *Übergangsphasen des Lebens* auf, die naturgemäß mit einer gewissen Unsicherheit sowie mit neuen Lebensbedingungen verbunden sind. Alles, was großen Stress bereitet, kann angstkrank machen. *Unerträglicher Stress* besteht nicht im objektiven Ausmaß an psychosozialen Belastungen, sondern im subjektiven Gefühl des Kontrollverlusts aufgrund mangelnder realer oder vermeintlicher Fähigkeiten, damit erfolgreich zurechtzukommen.

Persönlichkeitsspezifische Faktoren

Menschen mit Angststörungen haben bestimmte Einstellungen, Denkmuster und Verhaltensweisen, die ihre Ängste auslösen, verstärken und aufrechterhalten:

- Sie haben eine *selektive Aufmerksamkeit* auf potenzielle Gefahren, überschätzen die Wahrscheinlichkeit von Bedrohungen und vernachlässigen alle Zeichen von Sicherheit.
- Sie sehen einerseits überall Gefahren und fühlen sich andererseits diesen nicht gewachsen. Sie unterschätzen aufgrund ihres *geringen Selbstwirksamkeitsglaubens* ihre eigenen Einflussmöglichkeiten, das heißt, sie haben zu wenig Vertrauen in die eigenen Fähigkeiten zur Bewältigung potenzieller Bedrohungen.
- Sie leben geistig ständig in der *Zukunft,* beschäftigt mit dem, was sein könnte, statt in der Gegenwart, beschäftigt mit dem, was gerade ist. Sie können eine gewisse *Unsicherheit* in Bezug auf die Zukunft und ein geringfügiges *Restrisiko* von Bedrohung nicht tolerieren und entwickeln daher kompensatorische Strategien wie Perfektionismus, maximale Kontrolle oder totale Vermeidung von sie ängstigenden Situationen, um potenzielle Gefahren für Körper und Psyche, den Selbstwert oder das Sozialprestige möglichst auszuschließen.
- Sie können nicht auf *Distanz* zu ihren angstmachenden Bildern und Horrorvorstellungen gehen und entwickeln aufgrund der *Gleichsetzung (Fusion) von Vorstellung und Realität* vorschnell eine Kampf-Flucht-Reaktion, mit der Folge einer körperlichen Verspannung, aus der sie – mangels tatsächlicher Gefahr, die sie in Bewegung bringen könnte – nicht herauskommen.
- Sie bewerten harmlose körperliche Symptome als *bedrohlich* (»Herzrasen und Brustschmerzen kündigen einen Herzinfarkt an«, »Der starke Schwindel führt gleich zu einer Ohnmacht«, »Beklemmungsgefühle bewirken eine bedrohliche Atemnot«) oder zumindest als peinlich (»Schwitzen, Zittern und Erröten könnte mich als nervenschwach outen«), sodass sie leicht zu Panikattacken oder sozialen Beurteilungsängsten neigen.

- Sie schließen fälschlich von ihren körperlichen und psychischen Symptomen auf eine äußere Gefahr (Fachausdruck: *emotionale Beweisführung*), nach dem Motto: »Es muss ja eine äußere Bedrohung bestehen, sonst wäre ich ja nicht so furchtsam, panisch bzw. aufgeregt.«
- Sie schließen zu Unrecht aus ihren belastenden körperlichen und psychischen Symptomen darauf, dass diese auch äußerlich sichtbar sein könnten, was sehr peinlich wäre und von anderen als »psychisch angeschlagen« interpretiert werden könnte.
- Sie sind von *negativen Schemata* aus der Kindheit und Jugendzeit geprägt, die dann im Sinne von Erwartungsängsten (z. B. Befürchtung von Kritik oder Ablehnung) oder vor dem Hintergrund eines negativen Selbstbilds (z. B. unfähig oder nicht liebenswert zu sein) auf die aktuelle Lebenssituation übertragen werden.
- Sie vergegenwärtigen sich tatsächlich erfahrene oder potenzielle Bedrohungen in stärkerem Ausmaß als erlebte oder mögliche Erfolge. Anders formuliert: Ihr *Angst- und Misserfolgsgedächtnis* ist stärker als ihr *Erfolgsgedächtnis* bzw. ihre Hoffnung auf Erfolg.
- Sie fürchten sich trotz der damit einhergehenden Belastungen lieber einmal zu viel als zu wenig, um von negativen Ereignissen oder Katastrophen nicht überrascht zu werden.

Störungen in der Wahrnehmung und Verarbeitung von Emotionen

Viele Menschen mit Angststörungen müssen lernen, ihre ganz normalen und gesunden Gefühle wahrzunehmen, um sie zur Befriedigung ihrer Grundbedürfnisse nutzen zu können. Sie weisen oft folgende *Störungen in der Wahrnehmung, Verarbeitung und Verbalisierung von Emotionen* auf:

- Sie sind emotional leicht erregbar, vor allem im negativen Bereich. Sie können leicht gereizt sein, ohne zu wissen, warum.
- Sie können die Fülle ihrer Emotionen schwer wahrnehmen, in treffende Worte fassen und anderen gegenüber ausdrücken. Sie nennen vieles gleich »Angst«, »Panik« oder gar »Panikattacke«, was mit völlig anderen Emotionen zu tun hat, wie etwa Ärger, Traurigkeit, Enttäuschung, Hilflosigkeit, Scham oder Peinlichkeit.
- Sie möchten ihre unangenehmen Emotionen am liebsten gar nicht haben und sind geprägt vom Wunschbild eines Daseins ohne jede Angst, Furcht und emotionale Störbarkeit – ganz im Sinne der heute weit verbreiteten Wohlfühlideologie. Sie gehen davon aus, dass sie glücklich bzw. lebenszufrieden sein könnten, wenn alle störenden Emotionen weg wären. Oft fragen sie in der Therapie hilflos ihre Psy-

chotherapeutin: »Wann hört das alles auf? Wann ist die Angst endlich weg?«

- Sie setzen unangemessene Strategien der Emotionsbewältigung ein, wie etwa die Verdrängung oder das »Wegstecken« aversiver Emotionen.

In Teil 2 dieses Buches stelle ich Ihnen die bereits mehrfach erwähnten *fünf zentralen Grundbedürfnisse* von Menschen in Hinblick auf ihre Bedeutung bei Angststörungen ausführlich vor, ebenso das Konzept von *drei neurobiologischen Motivationssystemen*.

Teil 2
Was Angst mit bedrohten Grundbedürfnissen und Motivation zu tun hat

Angststörungen aufgrund von bedrohten Grundbedürfnissen

Angst – wenn zentrale Grundbedürfnisse bedroht sind

Ängste hängen mit *bedrohten menschlichen Grundbedürfnissen* zusammen. Daraus folgt: Es kann nicht das ausschließliche Ziel einer Psychotherapie oder Selbstbehandlung bei Angststörungen sein, Angst, Furcht und Panik zu reduzieren, es gilt vielmehr, die *Befriedigung der zentralen Grundbedürfnisse* anzustreben und zu erreichen, was in weiterer Folge mit der *Reduktion der Angst* einhergeht. Allein Werte und Ziele zu haben, wirkt nachweislich bereits angstreduzierend.

Die *Emotionsfokussierte Psychotherapie (EFT)* nach Leslie Greenberg[10] – eine integrative Psychotherapie auf der Basis der Humanistischen Psychotherapie – bringt es auf den Punkt: Hinter unseren basalen Gefühlen wie Freude, Angst, Ärger oder Traurigkeit stehen unsere *Grundbedürfnisse,* die gerade befriedigt oder frustriert werden. Gefühle zeigen uns und anderen, was uns im Moment am wichtigsten ist, und lenken unsere Aufmerksamkeit anhaltend darauf. Auf diese Weise gewinnen wir einen direkten Zugang zu unseren Grundbedürfnissen und den daraus folgenden Handlungsimpulsen.

Gefühle wie Angst und Furcht sind emotionale Reaktionen auf momentane oder zukünftige Bedrohungen von wichtigen Grundbedürfnissen. Gefühle wie Traurigkeit, Enttäuschung oder Wut sind dagegen emotionale Reaktionen auf bereits erlebte Bedrohungen von zentralen Grundbedürfnissen, die angemessene Vorgangsweisen erfordern, um damit besser zurechtzukommen.

Greenberg unterscheidet zwischen primären und sekundären Emotionen, somit auch zwischen primären und sekundären Ängsten. *Primäre Emotionen* können adaptiv (hilfreich) oder maladaptiv (nicht hilfreich) sein. Emotionen sind zunächst einmal grundsätzlich *adaptiv*, weil sie der Befriedigung unserer Grundbedürfnisse dienen, aber auch der Abwehr von schweren Bedrohungen unserer Grundbedürfnisse; sie können jedoch durch bestimmte negative Lernerfahrungen in der Vergangenheit zum gegenwärtigen Zeitpunkt auch *maladaptiv* wirken.

Primäre adaptive Emotionen wie Angst, Furcht, Ärger, Wut, Traurigkeit, Enttäuschung, Freude, Begeisterung oder Neugierde sind unsere ersten, unmittelbaren und zugleich sehr tiefgehenden Reaktionen auf bestimmte Situationen. Bei Angst und Furcht nehmen wir reale oder mögliche Bedrohungen intensiv wahr und unternehmen als Folge davon alles nur Erdenkliche zu unserem Schutz und weiteren Wohlbefinden. Auf die tatsächliche Verletzung unserer Grundbedürfnisse reagieren wir mit berechtigtem Ärger und konstruktiver Wut, um uns auf diese Weise energisch für die Verwirklichung unserer Wünsche und Bedürfnisse einzusetzen und erfolgreich gegen grenzüberschreitende Eingriffe anderer in unser Leben zu wehren, oder wir zeigen eine angemessene Traurigkeit und Enttäuschung über die mangelnde Wertschätzung unserer Anliegen und Bedürfnisse. Hoffnung und Zuversicht geben uns Kraft und Energie trotz mancher Krisen und Versagenserlebnisse. Neugierde und Interesse an Neuem spornen uns an, wenn wir mit dem Alten unzufrieden sind, uns jedoch aufgrund unserer Ängste vor dem Neuen und Unbekannten fürchten.

Primäre maladaptive Emotionen sind vergangenheitsbezogene Emotionen in der Gegenwart. In bestimmten Situationen des aktuellen Lebens können *schmerzvolle Erfahrungen* wieder hochkommen, die mitunter so belastend sind, dass sie *psychisch krank* machen, wenn die Betroffenen damit nicht umgehen können, beispielsweise wenn sich aufgrund von alltäglichen Beziehungskonflikten bestimmte traumatische Verlassenheitserfahrungen aus der Vergangenheit schmerzvoll aktualisieren und im Hier und Jetzt neuerliche Verlust- und Verlassenheitsängste wecken, die aber gegenwärtig völlig unangemessen sind. Derartige primäre maladaptive Emotionen müssen in der Psychotherapie aktiviert und in adaptive Emotionen umgewandelt (transformiert) werden. *Gesund* macht und erhält der Zugang zu jenen primären adaptiven Emotionen, die die Verwirklichung der Grundbedürfnisse ermöglichen.

Sekundäre Emotionen sind nachträgliche emotionale Reaktionen auf primäre (adaptive und maladaptive) Emotionen, wie etwa die sekundäre Angst vor dem Wiedererleben der primären adaptiven Emotion von Todesangst im Rahmen der ersten Panikattacke, die damals durchaus verständlich war. Eine sekundäre Emotion liegt auch vor, wenn anlässlich einer erneuten, jedoch harmlosen Erkrankung des Partners die Angst vor dem nochmaligen Erleben von Verlustangst aufkommt, die damals, als der – mittlerweile wieder voll genesende – Partner schwer krank war, berechtigt war.

Primäre maladaptive Emotionen spiegeln die real erlebte Bedrohung zentraler Grundbedürfnisse in der Vergangenheit wider, vor allem in Bezug auf Gesundheit, Sicherheit, Geborgenheit, Selbstwertbestätigung und Kontrolle. *Sekundäre Emotionen* drehen sich um die zukünftig mögliche Bedrohung zentraler Grundbedürfnisse.

Primäre maladaptive Emotionen und sekundäre Emotionen können in der Gegenwart übermäßig ausgeprägt sein, sodass sie die Entwicklung einer Angststörung begünstigen, sie weisen jedoch vor allem auch darauf hin, wie wichtig es für das Wohlergehen des Menschen ist, dass seine Grundbedürfnisse befriedigt werden.

Krankhafte Ängste können nach Greenberg nicht durch die Änderung der Denkmuster, sondern nur durch die Aktivierung der ganz normalen, *gesunden (adaptiven) Emotionen* überwunden werden, die in engem Zusammenhang mit den Grundbedürfnissen stehen.

Für die Verhaltenstherapie ist dies eine relativ neue Sichtweise: *Emotionen* und nicht primär *Kognitionen* steuern das Erleben und Verhalten von Menschen. Für eine Heilung emotionaler Störungen – eine Bezeichnung, die auf die meisten psychischen Erkrankungen zutrifft, vor allem auch auf Angststörungen und Depressionen – gelten nach Greenberg zwei Grundsätze: »Gefühle muss man fühlen, um sie verändern zu können« und »Gefühle kann man nur durch Gefühle bewältigen.«

Menschen mit Angststörungen müssen ihre Ängste zuerst wahrnehmen, zulassen und annehmen, bevor sie sie ändern können, und zwar mithilfe jener Emotionen, die mit ihren zentralen Grundbedürfnissen, Werten und Zielen in Zusammenhang stehen, wie etwa Freude, Neugierde oder Sehnsucht. Positive Gefühle sind stärker als Angst!

Vielfältige Konzepte menschlicher Grundbedürfnisse

Was sind die *Triebfedern* und *Motive* des menschlichen Handelns? Was macht uns zufrieden und glücklich? Was erhält uns gesund und was macht uns krank? Jeder von uns hat diesbezüglich bestimmte Antworten parat. Was fällt Ihnen ganz spontan dazu ein? Als zentralster Wert gilt heute das »Glück« – aber: »Zufriedenheit« reicht schon! Glück ist zudem ein sehr flüchtiger Zustand; ein *sinnerfülltes Leben* auf der Basis von bestimmten Werten ist dagegen dauerhaft möglich.

Seit den Anfängen der Psychotherapie zu Beginn des 20. Jahrhunderts wurden zahlreiche *Modelle von psychischer Gesundheit* bzw. Krankheit entwickelt. Die Auseinandersetzung zwischen Sigmund Freud, der als Gründungsvater der Psychotherapie bezeichnet werden kann, und seinen Schülern Alfred Adler und Carl Gustav Jung in den ersten zwei Jahrzehnten des letzten Jahrhunderts kann man nur verstehen, wenn man ihre unterschiedlichen Konzepte bezüglich zentraler Handlungsmotive und Grundbedürfnisse (damals »Triebe« genannt) und die damit verbundenen unterschiedlichen Modelle psychischer Gesundheit in den Blick nimmt.

Für *Sigmund Freud* ging die zentrale Motivationskraft des Menschen vom Sexualtrieb aus, den er als *Libido* bezeichnete, die auch in allen anderen Lebensbereichen wirksam sei, weil nichtsexuelle Handlungen wie Arbeit, Sport und Kultur als Sublimation sexueller Energie zu verstehen seien. Für *Alfred Adler* waren der Gemeinschaftssinn und der Selbstwert von zentraler Bedeutung. *Carl Gustav Jung*, ein Pastorensohn in kritischer Distanz zur traditionellen kirchlichen Religion, wies auf die Bedeutung von sinnstiftenden spirituellen Aspekten für die psychische Gesundheit des Menschen hin.

Die Vertreter der *Humanistischen Psychologie* kritisierten in den USA seit den 1950er-Jahren einerseits das aus ihrer Sicht relativ pessimistische Grundkonzept der Psychoanalyse, dass frühe Prägungen nur schwer veränderbar seien, und andererseits auch die sehr reduktionistischen und mechanistischen Vorstellungen des Behaviorismus, aus dem die Verhaltenstherapie hervorgegangen ist. Diese Position ist nur verstehbar auf dem Hintergrund des neuen Menschenbildes, das durch Psychologen wie Abraham Maslow und Carl Rogers und Psychiater wie Fritz Perls vertreten wurde, die die Entwicklung der menschlichen Potenziale und nicht den Abbau von Defiziten in den Mittelpunkt der Behandlung stellten.

Trotz ihrer im Detail völlig unterschiedlichen Auffassungen, auch in Bezug auf die Art und Anzahl der Grundbedürfnisse des Menschen, sind sich die verschiedenen Psychotherapiekonzepte in ihren Kernaussagen in einem Punkt einig: *Die fehlende oder unzureichende Befriedigung zentraler Grundbedürfnisse macht psychisch krank, deren bestmögliche Befriedigung erhält dagegen gesund.*

Die Beschreibung von fünf zentralen Grundbedürfnissen – körperlichen, existenziellen, sozialen, Selbstwert stabilisierenden und spirituell-wachstumsorientierten Bedürfnissen – durch den amerikanischen Psychologen *Abraham Maslow* sowie von vier psychischen Grundbedürfnissen durch den deutschen Psychotherapieforscher *Klaus Grawe* zählen nicht nur zu den bedeutsamsten und bekanntesten, sondern in Bezug auf Angststörungen auch zu den hilfreichsten psychotherapeutischen Konzepten.

In Anlehnung an diese beiden Experten möchte ich in diesem Ratgeber die *Entstehung von Angststörungen in Zusammenhang mit der Bedrohung von fünf zentralen Grundbedürfnissen* darstellen. Hinter den Ängsten meiner Patientinnen und Patienten habe ich immer wieder die Sorge um die Bedrohung jener Grundbedürfnisse erkannt, die von Maslow und Grawe beschrieben wurden.

Auf das in der Fachwelt vielzitierte psychologische Modell von Klaus Grawe beziehe ich mich vor allem deswegen, weil es eine gute neurobiologische Fundierung aufweist. Zur weiteren Absicherung einer neurobiologisch fundierten Psychotherapie stelle ich außerdem das im Detail noch etwas spekulative Modell der drei neurobiologischen Motivationssysteme vor, wie es vom deutschen Gesundheitswissenschaftler Tobias Esch präsentiert wurde.

Fünf zentrale Grundbedürfnisse des Menschen: die Bedürfnispyramide nach Abraham Maslow

Der amerikanische Psychologe *Abraham Maslow*[11] entwickelte in den 1940er- und 1950er-Jahren seine bekannte *Bedürfnispyramide* mit den »klassischen« fünf Ebenen, die er kurz vor seinem Tod im Jahr 1970 auf insgesamt acht erweiterte, indem er die kognitiven und ästhetischen Bedürfnisse sowie das Bedürfnis nach Transzendenz mit einbezog. Maslow hat die von ihm beschriebenen Grundbedürfnisse in hierarchischer Anordnung von »niedrigeren« zu »höheren« Grundbedürfnissen dargestellt, jedoch niemals in der bekannten *fünfstufigen Pyramidenform,* die erst von anderen Fachleuten erstellt wurde. Maslow war davon überzeugt, dass die Nichterfüllung der menschlichen Grundbedürfnisse körperlich und seelisch krank macht, während die Befriedigung der Grundbedürfnisse für die körperliche und seelische Gesundheit des Menschen von entscheidender Bedeutung ist.

Maslow listet in seinem Buch »Motivation und Persönlichkeit« fünf zentrale Grundbedürfnisse auf:[12]

1. *Das Grundbedürfnis nach physischem Überleben und körperlichem Wohlbefinden.* Es handelt sich dabei um die Befriedigung jener physiologischen Grundbedürfnisse, die das nackte Überleben sichern und das Weiterleben in körperlicher Unversehrtheit ermöglichen, wie etwa die elementaren Bedürfnisse nach Wasser, Nahrung, bestimmten Nährstoffen, Schlaf, Sexualität und Fortpflanzung, Bewegung,

Erregung, Ruhe, Wärme, Schutz vor dem Wetter, Schmerzfreiheit bzw. Linderung von Schmerzen.

2. *Das Grundbedürfnis nach Sicherheit.* Wenn das physische Überleben garantiert erscheint, das heißt die biologischen Bedürfnisse befriedigt sind, treten existenzielle Bedürfnisse, vor allem nach Schutz und Sicherheit im Rahmen der jeweiligen Gesellschaft, in den Vordergrund. Alle Menschen benötigen ein gewisses Ausmaß an Stabilität bezüglich staatlicher Ordnung, Regeln des sozialen Zusammenlebens, Erhaltung des Lebens, des Arbeitsplatzes und des Eigentums sowie bezüglich sozialer Vorsorge für den Krankheitsfall und das Alter. Alle Menschen haben ein Bedürfnis nach Struktur, Stabilität, Ordnung und Gesetz und in Zusammenhang damit auch das Bedürfnis nach Kontrolle im Sinne einer vorhersagbaren Welt, um Chaos und Ungerechtigkeiten zu verhindern. In den Worten von Maslow: »So wie ein satter Mensch nicht länger Hunger fühlt, fühlt sich ein sicherer Mensch nicht länger bedroht.«[13]
3. *Das Grundbedürfnis nach Zugehörigkeit und Liebe.* Nach der bestmöglichen Befriedigung der körperlichen und existenziellen Grundbedürfnisse entwickeln alle Menschen einen starken Drang nach der Befriedigung ihrer Bedürfnisse nach Liebe, Freundschaft, Fürsorge und Gemeinschaft. Im Mittelpunkt steht dabei das Grundbedürfnis nach stabilen Beziehungen im Sinne von sicheren Bindungen, nach familiärer und partnerschaftlicher Geborgenheit, nach Freunden und Eingebundensein in bedeutsame soziale Bezugsgruppen. Das Bedürfnis nach intensiven sozialen Kontakten und innigem sozialen Austausch zeigt sich sowohl im Empfangen als auch im Geben von liebevoller Zuwendung. Die Erfüllung des Bedürfnisses nach Beziehung, Bindung, Verbundenheit und Zugehörigkeit, wenigstens in einem gewissen Maß, ist für das Überleben des Menschen als sozialem Wesen ebenso wichtig wie die Befriedigung der biologischen und existenziellen Grundbedürfnisse.
4. *Das Grundbedürfnis nach Achtung.* Es geht dabei um das fundamentale Bedürfnis nach Selbstachtung sowie nach Achtung vonseiten anderer Menschen. Das Grundbedürfnis nach einem starken Selbstwert umfasst nach Maslow zwei Unterkategorien: einerseits das Bedürfnis nach körperlicher und mentaler Stärke, nach Wissen und Kompetenz, nach Leistung und Erfolg, nach Freiheit und Unabhängigkeit, andererseits das Bedürfnis nach Ansehen, Prestige, Status, Ruhm und Macht, nach Bedeutung für andere Menschen sowie nach Respekt, Anerkennung und Wertschätzung vonseiten der sozia-

len Umwelt. Die Selbstwertbestätigung erfolgt also einerseits durch eigene Leistungen und andererseits durch positive Rückmeldungen vonseiten anderer, persönlich bedeutsamer Personen. Die Frustrierung dieser Bedürfnisse bewirkt Gefühle von Minderwertigkeit, Schwäche und Hilflosigkeit, die das Selbstwertgefühl, das Selbstvertrauen und den Selbstwirksamkeitsglauben schwächen.

5. *Das Grundbedürfnis nach Selbstverwirklichung.* Jeder Mensch muss nach Maslow zu dem werden, der er aufgrund seiner Anlagen und Ressourcen im optimalen Fall sein kann. Es geht dabei um das Grundbedürfnis nach bestmöglicher Entwicklung der eigenen Persönlichkeit, um das sinnstiftende Bedürfnis nach persönlichem Wachstum sowie nach Selbstaktualisierung im Sinne der Verwirklichung der eigenen Potenziale. Das sind die zentralen Anliegen der Humanistischen Psychologie und Psychotherapie. Das Grundbedürfnis nach voller Ausschöpfung und Entfaltung aller angelegten Fähigkeiten sowie nach bestmöglichem Ausleben der persönlichen Einzigartigkeit haben nach Maslow für das Wohlbefinden des Menschen in der modernen Welt höchste Priorität. Die »niedrigeren« physiologischen und existenziellen Grundbedürfnisse seien in der westlichen Welt weitgehend erfüllt, sodass man sich auf dieser Basis mehr der Verwirklichung der »höheren« Grundbedürfnisse nach Entwicklung der eigenen Persönlichkeit widmen könne. Heutzutage wissen wir: Maslow hat sich in seiner Einschätzung der Wirklichkeit leider getäuscht! Mittlerweile gibt es auch in den USA und in Europa, nicht nur in der sogenannten »Dritten Welt«, eine immer stärkere Bedrohung der physiologischen und existenziellen Grundbedürfnisse vieler Menschen.

Grundbedürfnisse und Motivationssysteme – Schlüssel zum Erleben

Vier psychische Grundbedürfnisse und zwei Motivationssysteme: das neuropsychologische Modell von Klaus Grawe

Der Psychotherapieforscher *Klaus Grawe* legte in seinem Fachbuch »Neuropsychotherapie«[14] – in Anlehnung an den amerikanischen Psychologen Seymour Epstein – ein Konzept mit *vier psychischen Grundbedürfnissen* vor. Als psychische Grundbedürfnisse gelten »Bedürfnisse, die bei allen Menschen vorhanden sind und deren Verletzung oder dauerhafte Nichtbefriedigung zu Schädigungen der psychischen Gesundheit und des Wohlbefindens führen«[15].

Grawe ging davon aus, dass jene Grundbedürfnisse für den Menschen am wichtigsten sind, die am engsten mit der Beschaffenheit des menschlichen Nervensystems zusammenhängen:

1. das Grundbedürfnis nach Bindung,
2. das Grundbedürfnis nach Kontrolle und Orientierung,
3. das Grundbedürfnis nach Selbstwerterhöhung und Selbstwertschutz,
4. das Grundbedürfnis nach Lustgewinn und Unlustvermeidung.

Wir können nicht wählen, ob wir diese vier Grundbedürfnisse haben wollen oder nicht, denn sie gehören zum Menschsein ganz wesentlich dazu. Wir können nur wählen, auf welche Art und Weise wir diese Grundbedürfnisse befriedigen möchten.

Das Grundbedürfnis nach Bindung

Wir streben danach, *tiefgehende emotionale Beziehungen* zu nicht auswechselbaren Bezugspersonen zu entwickeln. Als soziale Wesen können wir von klein auf körperlich und psychisch nur im Rahmen enger sozialer Beziehungen zu bestimmten Fürsorgepersonen überleben. Im Erwachsenenalter ist das Gefühl von *Zugehörigkeit* – die Integration in eine soziale Bezugsgruppe sowie die *Geborgenheit* im Zusammensein mit ausgewählten Menschen – von entscheidender Bedeutung für unser Leben und unsere Lebensqualität.

Das *Bindungsbedürfnis* ist aus wissenschaftlicher (psychologischer und neurobiologischer) Sicht das am besten abgesicherte Grundbedürfnis des Menschen. Die fehlende Befriedigung des Grundbedürfnisses nach Bindung führt laut vielen Studien bei Mensch und Tier zu schwerwiegenden Schäden, vor allem auch zu Angststörungen. Die akute Angst von Kleinkindern vor dem Verlust der zentralen Bezugsperson entspricht den Panikattacken von Erwachsenen, weil Kinder vollständig auf Schutz und Unterstützung vonseiten erwachsener Vertrauenspersonen angewiesen sind.

Der britische Kinderpsychiater und Psychoanalytiker *John Bowlby* postulierte im Rahmen der von ihm entwickelten Bindungstheorie, die er vor allem in den 1960er- und 1970er-Jahren immer mehr ausbaute, als erster Experte ein angeborenes Bedürfnis nach enger körperlicher und emotionaler Nähe zu einer primären Bezugsperson (meistens der Mutter) als Grundlage für die gesunde Entwicklung des Menschen. Das Vertrauen auf eine Sicherheit gebende Bindungsfigur schützt nach Bowlby Menschen von klein auf vor intensiver oder chronischer Furcht, während fehlendes Vertrauen in eine verlässliche Bezugsperson die Entwicklung von krankheitswertiger Angst und Furcht begünstigt.

Mary Ainsworth, die zeitweise mit Bowlby zusammenarbeitete, fand durch umfangreiche Verhaltensbeobachtungen bei Kindern vier Bindungsstile heraus, von denen zwei die Entwicklung von Angststörungen begünstigen. *Kinder mit unsicherer Bindung und vermeidendem Beziehungsverhalten* neigen im späteren Leben zur Vermeidung von engen sozialen Kontakten statt zur Suche nach engen Beziehungen und Geborgenheit, mit der Folge einer unzureichenden Befriedigung des Bindungsbedürfnisses, was den Boden für Angststörungen vorbereitet. Aufgrund unsicherer, instabiler Bindungserfahrungen vermeiden sie soziale Nähe, um keine weitere Ablehnung zu riskieren. *Kinder mit unsicherer Bindung und ambivalentem Beziehungsverhalten* haben konflikthafte motivationale Schemata: Die nur vorübergehend erlebte Nähe zu engen Bezugspersonen nährt Befürchtungen, diese bald wieder zu verlieren, die fehlende Nähe fördert dagegen die Angst vor dem Alleinsein.

Kinder mit sicheren Bindungen entwickeln dagegen ein sicheres Beziehungsverhalten, getragen vom Urvertrauen zur sozialen Umwelt, weil sie von klein auf die Erfahrung gemacht haben, dass sie sich bei Problemen und Ängsten auf die Bindungspersonen verlassen können.

Ein *unsicherer Bindungsstil* gilt als das größte Risiko für die Entwicklung einer psychischen Störung, vor allem auch einer Angststörung. Die große Bedeutung der frühen Beziehungserfahrungen für das weitere

Leben ist mittlerweile auch in der Verhaltenstherapie allgemein anerkannt, am deutlichsten formuliert vom amerikanischen Psychiater und Verhaltenstherapeuten Jeffrey Young[16], der frühe *maladaptive (schädliche) Schemata* beschreibt, die letztlich auf Beziehungsstörungen zu den primären Bezugspersonen in der frühen Kindheit zurückgehen.

Auf *neurobiologischer Ebene* zeigt sich die Bedrohung des Bindungsbedürfnisses in einer vermehrten Ausschüttung der Stresshormone Adrenalin und Kortisol. Die Befriedigung des Bindungsbedürfnisses zeigt sich in einer vermehrten Ausschüttung der Neuropeptide Oxytocin und Prolactin, aber auch der körpereigenen Opiate (Endorphine) – alles Botenstoffe, die auf Ängste und andere unangenehme Emotionen wie Aggressionen dämpfend wirken.

Das Grundbedürfnis nach Kontrolle und Orientierung

Wir streben danach, die Welt, in der wir leben, besser verstehen, in gewissem Maß vorhersagen und in für uns wichtigen Bereichen auch bestimmen zu können, um nicht Opfer unkontrollierbarer Umstände zu werden. Es vermittelt uns ein Gefühl der Sicherheit, wenn wir in unserer Umwelt Orientierung und Kontrolle haben. Wir fühlen uns selbstbestimmt, wenn wir möglichst viele Handlungsmöglichkeiten zur Auswahl haben. Die besseren Überlebenschancen des Menschen gegenüber den Tieren sowie der Aufbau und Fortschritt der westlich-industriellen Gesellschaft beruhen auf den zunehmenden Möglichkeiten der Kontrolle der jeweiligen Umweltbedingungen.

Das *Grundbedürfnis nach Kontrolle* hängt ganz eng mit dem Bedürfnis des Menschen zusammen, auf seine Lebenssituation Einfluss nehmen und im Sinne der Verwirklichung seiner Ziele tätig sein zu können. »Orientierung« bezeichnet den kognitiven Aspekt von Kontrolle. Mit dem *Grundbedürfnis nach Orientierung* wird der Umstand bezeichnet, dass man sich im Sinne der besseren Kontrollmöglichkeiten zuerst einmal einen guten Überblick über die Situation verschaffen möchte.

Positive Erfahrungen von Kontrolle, die sich aus der erfolgreichen Umsetzung der angestrebten Ziele ergeben, führen zu einem Selbstbild, das in Bezug auf gegenwärtige und zukünftige Aufgabenstellungen durch positive *Kontrollüberzeugungen* bzw. positive *Selbstwirksamkeitserwartungen* charakterisiert ist.

Viele positive Kontrollerfahrungen bereits in der Kindheit stärken die Grundüberzeugung, bestimmte Situationen bewältigen zu können. Entsprechende Erfahrungen im Erwachsenenalter befriedigen in wohltuender Weise das Grundbedürfnis nach Kontrolle und fördern die Bereitschaft, weitere Ziele mit der Hoffnung auf Erfolg anzustreben.

Wenn dagegen seit dem Kindes- und Jugendalter häufig die Erfahrung mangelnder Kontrollmöglichkeit von bestimmten Situationen und Umständen gemacht wurde, schwächt dies den Glauben an die Wirksamkeit des eigenen Verhaltens. Als *belastende Stressoren* bezeichnet man gewöhnlich jene äußeren Umstände und inneren Befindlichkeiten, die man mit seinen Möglichkeiten nicht so leicht beeinflussen kann wie andere.

Zum Kontrollbedürfnis und dem damit zusammenhängenden Aspekt der *Kontrollüberzeugungen* gibt es seit Jahrzehnten eine Unmenge an Forschungsliteratur, die eindeutig belegt: Die andauernde Einschätzung von Situationen als nur unzureichend kontrollierbar begünstigt eine Angststörung, und die oftmalige Erfahrung des Kontrollverlusts angesichts bestimmter Umstände führt im Laufe der Zeit nach dem *Modell der erlernten Hilflosigkeit* zu Depressionen.

Es besteht ein fataler *Teufelskreis:* Die Bemühungen von Menschen mit Angststörungen, ihre Ängste durch Strategien wie Unterdrücken, Vermeiden, ständige Überaufmerksamkeit oder Hilfsmittel (Alkohol, Beruhigungsmittel) unter Kontrolle zu bekommen, machen aus normalen Ängsten krankheitswertige Zustände. Psychische Störungen als Folge mangelnder Kontrollerfahrungen stellen dann selbst wieder erhebliche Beeinträchtigungen des Grundbedürfnisses nach Kontrolle dar.

Menschen mit *Panikattacken* fürchten den Kontrollverlust durch Ohnmacht, Tod oder »Verrücktwerden« und möchten daher Körper und Geist unter ihre totale Kontrolle bekommen. Das ständige Sich-Sorgen-Machen von Menschen mit einer *Generalisierten Angststörung* und die stets aufs Neue wiederholten Kontrollen von Menschen mit einer *Zwangsstörung* stellen nichts anderes dar als das verzweifelte Bemühen, etwas unter Kontrolle zu bekommen, das außer Kontrolle geraten ist, auf diesem Weg jedoch nicht kontrollierbar ist.

Menschen mit Angststörungen haben ein unangemessen starkes *Bedürfnis nach Kontrolle.* Sie möchten durch maximale Kontrolle alles »in den Griff« bekommen, inklusive der eigenen körperlichen und psychischen Angstreaktionen, um keine Angst und Furcht mehr haben zu müssen. Auch wenn dies zu den Zielvorstellungen der Betroffenen gehören mag, muss bei einer Bewältigung von Angststörungen das unangenehme Angstgefühl nicht völlig verschwinden; für erfolgreiches Handeln reicht vielmehr der Entschluss aus, bestimmte emotional bedeutsame Ziele mit und trotz Angst engagiert zu verfolgen.

Auf *neurobiologischer Ebene* zeigt sich eine starke Verletzung bzw. unzureichende Befriedigung des Grundbedürfnisses nach Orientierung und Kontrolle durch eine massive hormonelle Stressreaktion über den Weg der *Hypothalamus-Hypophysen-Nebennierenrinden-Achse:* Der *Hypothalamus* als oberste Steuerungszentrale des vegetativen Nervensystems im Zwischenhirn bewirkt eine vermehrte Ausschüttung des Corticotropin Releasing Hormone (CRH), das in der *Hypophyse* zur Freisetzung des adrenokortikotropen Hormons (ACTH) führt, wodurch schließlich in der *Nebennierenrinde* das Dauerstresshormon Kortisol ausgeschüttet wird.

Das Grundbedürfnis nach Selbstwerterhöhung und Selbstwertschutz

Jeder von uns möchte »gut« sein, was immer das auch heißen mag, oder sogar etwas Besonderes darstellen, stolz auf sich sein, kompetent und wertvoll sein, von den anderen beachtet, bestätigt und anerkannt und soweit wie möglich geliebt werden. Wir streben nach positiver Rückmeldung, sowohl hinsichtlich unserer ganzen Person als auch hinsichtlich unserer Leistungen. Psychisch gesunde Menschen neigen dazu, sich besser zu bewerten, als sie tatsächlich sind, was durchaus normal ist, solange dies nicht in überzogener Form erfolgt. Für psychisch kranke Personen trifft das Gegenteil zu.

Das *Grundbedürfnis nach Erhöhung und Schutz des Selbstwerts* ist – im Gegensatz zu den drei anderen Grundbedürfnissen, die auch bei Tieren nachweisbar sind – ein spezifisch menschliches Bedürfnis, weil es ein Bewusstsein von sich selbst als Individuum, die Fähigkeit zum reflexiven Denken und die sprachliche Kommunikationsfähigkeit in Interaktion mit anderen Menschen voraussetzt.

Das Selbstwertgefühl wird gestärkt durch alle positiven Erfahrungen im Umgang mit sich selbst, mit den anderen sowie mit den jeweiligen Anforderungen im Leben. Man spricht von einem Gefühl der *Selbstwirksamkeit*, wenn ein hohes Vertrauen in die erfolgreiche Handlungsfähigkeit angesichts bevorstehender Situationen besteht.

Das fünfte Grundbedürfnis nach Abraham Maslow, nämlich der Wunsch nach *Selbstverwirklichung*, nach innerem Wachstum und Reifung der Persönlichkeit, kann als Teilaspekt des Grundbedürfnisses nach Selbstwerterhöhung verstanden werden.

Vor dem Hintergrund der weiter unten beschriebenen motivationalen Schemata von Annäherung und Vermeidung kann man die *Tendenz zur Selbstwerterhöhung* als Teil des sogenannten Annäherungssystems und die *Tendenz zum Selbstwertschutz* als Teil des sogenannten Vermeidungssystems betrachten. Sozialer Rückzug lässt sich in diesem Sinne als Schutz des Selbstwertgefühls verstehen, motiviert durch das Ziel, gefürchtete Ablehnung oder erwartete Enttäuschung zu vermeiden.

Menschen streben von Natur aus nach Selbstwerterhöhung, wenn dies von der Lebensgeschichte und den sozialen Rahmenbedingungen her möglich ist. Viele Menschen mit einer Sozialen Phobie haben ein geringes Selbstwertgefühl und vermeiden aufgrund ihres mangelnden Selbstwirksamkeitsglaubens viele Dinge, die ihnen eigentlich guttun würden.

Unser *Selbstwertgefühl* entwickelt sich in Interaktion mit unserer sozialen Umwelt sowie auf der Basis unserer Leistungen und Erfolgserlebnisse. Ein gutes Selbstwertgefühl wird erleichtert durch eine wertschätzende soziale Umwelt, die unterstützend und ermutigend wirkt.

Studien haben die neurobiologisch bedeutsamen, gesundheitsfördernden Aspekte eines guten Selbstwertgefühls aufgezeigt. *Hohe Selbstaufwerter,* das heißt Menschen, die sich selbst besser einschätzen als sie tatsächlich sind, haben ein nachweisbar geringeres biologisches Stressniveau als Menschen, die sich sehr realistisch oder weit unter ihren Fähigkeiten beurteilen. Dies zeigt sich anhand von Messergebnissen verschiedener biologischer Abläufe, die mit der Hypothalamus-Hypophysen-Nebennierenrinden-Achse zusammenhängen. Hohe Selbstaufwerter haben ein viel gesünderes Stresshormonachsen-Profil und schaffen es besser als andere Menschen, ihr Alarm- und Stresssystem, ihr »heißes System«, das von der Amygdala ausgeht, angesichts von Bedrohungen bald wieder herunterzufahren. Bei Selbstaufwertern zeigt sich eine erhöhte Aktivität des parasympathischen Nervensystems, das beruhigend, entspannend, stressabbauend, regenerierend und erholungsfördernd wirkt, ohne dass vorschnell eine Aktivierung des sympathischen Nervensystems als Vorbereitung für den nächsten Kampf erfolgt. Der amerikanische Psychologe Walter Mischel bestätigt: »Tatsächlich verbessern positive, biologische selbstbestätigende mentale Zustände samt positiver Illusionen (solange sie keine extremen Verzerrungen der Wirklichkeit sind) physiologische und neuroendokrinologische Funktionsmechanismen, die die Gesundheit fördern und den Stresspegel senken.«[17]

Das Grundbedürfnis nach Lustgewinn und Unlustvermeidung

Wir streben von Geburt an danach, angenehme, erfreuliche und lustvolle Zustände zu erleben (Grundbedürfnis nach *Lustgewinn*) und unangenehme, aversive und schmerzhafte Zustände zu vermeiden (Grundbedürfnis nach *Unlustvermeidung*). Das Grundbedürfnis nach Lustgewinn und Unlustvermeidung drückt den Wunsch der Menschen aus, positive körperliche und emotionale Befindlichkeiten zu erleben und negative körperliche und emotionale Zustände zu vermeiden. Es handelt sich dabei teilweise um jene körperlichen Bedürfnisse, die von Maslow als biologische Grundbedürfnisse beschrieben wurden.

Die basale Bewertung aller Wahrnehmungen, Erfahrungen und Tätigkeiten nach den *polaren Dimensionen* »angenehm – unangenehm«, »gut – schlecht«, »positiv – negativ«, »lustvoll – schmerzvoll« beruhen auf neurobiologischen Wirkmechanismen, die dazu dienen, das Wohlbefinden zu fördern und das Unwohlsein zu vermindern bzw. zu beseitigen. Derartige emotionale Bewertungen von Reizen und Situationen laufen automatisch und unbewusst ab, in Abhängigkeit von früheren Erfahrungen und der momentanen Befindlichkeit. Daraus folgt: Lustvoll bzw. positiv erlebte Erfahrungen und Erwartungen fördern das unten näher beschriebene *Annäherungsverhalten*, unlustvoll bzw. negativ bewertete Erfahrungen und Erwartungen lösen ein *Vermeidungsverhalten* aus, mit dem Ziel, den Organismus vor Schmerzen, Schaden und anderen Beeinträchtigungen zu schützen.

Das Verlangen nach angenehmen und lustvollen Erlebnissen und die Vermeidung von unangenehmen und schmerzvollen Erfahrungen stehen oft im Widerspruch mit anderen Grundbedürfnissen, vor allem mit dem Bedürfnis nach Selbstwertbestätigung durch bestimmte Erfolgserlebnisse, die anfangs oft nur über den Weg von unangenehmen, unlustvollen Erfahrungen möglich sind, wie alle Spitzenmusikerinnen und Leistungssportler wissen. Das Grundbedürfnis nach Lustgewinn und Unlustvermeidung kann und darf daher auch bei Menschen mit Angststörungen in Hinblick auf die anderen Grundbedürfnisse nicht immer die oberste Maxime des Handelns sein.

Zwei motivationale Schemata: Annäherungsverhalten und Vermeidungsverhalten im Widerstreit

Wir streben im Rahmen unserer konkreten Lebenswirklichkeit nach Befriedigung und Schutz unserer Grundbedürfnisse. Wir lassen uns dabei von *zwei motivationalen Zielen* leiten: Wir möchten entweder etwas Gewünschtes erreichen (*Annäherungsziele* genannt) oder etwas Gefürchtetes vermeiden (*Vermeidungsziele* genannt). Diese beiden voneinander unabhängigen motivationalen Schemata sichern die Erfüllung unserer Grundbedürfnisse. Das *Annäherungsverhalten* dient der Befriedigung unserer

Grundbedürfnisse, das *Vermeidungsverhalten* verhindert oder vermindert deren Bedrohung.

Die Wahrscheinlichkeit einer Angststörung wird erhöht durch zwei schädliche Bewältigungsstrategien: eine anhaltende *Dominanz des Vermeidungsverhaltens* mit entsprechenden Vermeidungszielen, das jegliche Erfolgserlebnisse im Umgang mit Bedrohungsszenarien verhindert, und ein *falsches Annäherungsverhalten*, das durch zu viel Kontrolle in Bezug auf die Zielerreichung charakterisiert ist. Was dies konkret bedeutet, wird in Teil 3 dieses Buches bei der Darstellung der einzelnen Angststörungen und deren Bewältigung noch ausführlich erläutert.

Diese Auffassungen passen gut zur *Akzeptanz- und Commitmenttherapie (ACT)*, einer neueren achtsamkeitsbasierten Methode aus der sogenannten »Dritten Welle« der Verhaltenstherapie. Danach sind Angst und Furcht ganz normale und gesunde Emotionen, die man nicht vermeiden, kontrollieren oder gar bekämpfen soll. Der Kampf gegen Ängste sei sinnlos und ein nicht zu gewinnendes Spiel. Die *Akzeptanz- und Commitmenttherapie* erweitert das lerntheoretische Konzept der *negativen Verstärkung*, wonach unerwünschte psychische Zustände durch Flucht oder Vermeidung langfristig zunehmen, hin zur Theorie von einer schädlichen *Erlebnisvermeidung*. Kontrolle wirkt nicht wie erhofft als Mittel der Angstbewältigung, sie verschlimmert vielmehr das Problem.

Beide motivationalen Schemata weisen nach Klaus Grawe – ebenso wie die von ihm postulierten vier Grundbedürfnisse – eine feste neurobiologische Grundlage auf, die von amerikanischen Experten[18] bereits in den 1980er-Jahren detailliert beschrieben wurde.

Das Annäherungsverhalten und das Vermeidungsverhalten sind stark von der emotionalen Bewertung abhängig: *Positive Bewertungen* fördern das Annäherungsverhalten, *negative Bewertungen* verstärken das Vermeidungsverhalten. Der Erfolg einer Selbstbehandlung bzw. Psychotherapie bei Angststörungen tritt umso schneller und dauerhafter auf, je mehr das Annäherungsverhalten gestärkt wird, das heißt, je attraktiver bestimmte *Annäherungsziele* gestaltet werden. Aus neurobiologischer Sicht erfolgt dadurch eine verstärkte Ausschüttung des Neurotransmitters *Dopamin*, der die Wirksamkeit der Stresshormone, wie sie bei Flucht- und Vermeidungsreaktionen freigesetzt werden, positiv überlagert.

Krank machende Inkonsistenz im Bereich der Grundbedürfnisse

Grawe beschreibt mithilfe der Begriffe *Diskordanz* und *Inkongruenz* zwei Grundkonzepte, wie sich psychische Störungen, vor allem auch Angststörungen, im Zusammenhang mit den vier zentralen Grundbedürfnissen entwickeln können. Die folgenden Darstellungen klingen vielleicht etwas theoretisch und akademisch, sie sind aber zum Verständnis psychischer Störungen, vor allem auch von Angststörungen, sehr wichtig.

Diskordanz bezeichnet Konflikte zwischen verschiedenen gleichzeitig aktivierten Grundbedürfnissen, die nicht gleichzeitig zu befriedigen sind, sowie auch Konflikte zwischen Annäherungs- und Vermeidungszielen, bei denen man einerseits etwas erreichen und andererseits etwas vermeiden möchte. Die Betroffenen erleben sich dabei als innerlich völlig zerrissen und sind unfähig, eine Entscheidung zu treffen, was ihnen wichtiger ist: das eine oder das andere Grundbedürfnis bzw. Annäherung oder Vermeidung. Typisch sind folgende *Konflikte*:

- Das übermäßig ausgeprägte Bindungsbedürfnis eines jungen Mannes mit Verlustängsten in Bezug auf seine Partnerin steht in großem Widerspruch zu seinem Grundbedürfnis nach Autonomie und Kontrolle, sodass dadurch auch sein Grundbedürfnis nach Selbstwerterhöhung nicht befriedigt werden kann.
- Das Bemühen einer Agoraphobikerin mit Panikattacken, ihre Ängste zu reduzieren, hat durch ihr übermäßiges Bindungsverhalten, bei allen Aktivitäten eine permanente Nähe zum Partner zu suchen, zu einer starken Abhängigkeit von ihm geführt. Dadurch sind zukünftig zwei andere Grundbedürfnisse bedroht: das Bedürfnis nach Selbstwerterhöhung durch eigenständige Erfolgserlebnisse sowie das Bedürfnis nach Autonomie und eigenständiger Kontrolle.
- Die Ehefrau eines gewalttätigen Alkoholikers und notorischen Spielers möchte weiterhin bei ihm Geborgenheit finden und die Ehe schon allein wegen der Kinder aufrechterhalten, sie will aber auch ihren Grundbedürfnissen nach körperlicher und existenzieller Sicherheit nachkommen, weshalb sie an Scheidung denkt, sich aber dann doch nicht dazu entscheiden kann.
- Ein Mann, der mit seiner Ehe unzufrieden ist, möchte einerseits seine Grundbedürfnisse nach Autonomie sowie nach männlicher Selbstbestätigung in einer außerehelichen Beziehung ausleben, andererseits aber sein Grundbedürfnis nach Bindung und Sicherheit im Rahmen seiner Ehe nicht gefährden.
- Eine Frau mit Panikattacken bei erheblicher Hypochondrie möchte ihr Grundbedürfnis nach körperlicher Gesundheit bestmöglich befriedigen, indem sie ständig zu teuren Privatärzten geht, die auf ihren Wunsch hin jede unnötige, aber kostspielige medizinische Ausschlussdiagnostik betreiben, sodass angesichts ihres Einkommens das Grundbedürfnis der existenziellen (finanziellen) Sicherheit bedroht

ist, aber auch ihr Grundbedürfnis nach Autonomie aufgrund der Abhängigkeit vom Medizinsystem.

Der zweite Begriff *Inkongruenz* bezeichnet den Umstand, dass die angestrebte Bedürfnisbefriedigung nicht erreicht wird. Es besteht ein *Ist-Soll-Konflikt,* eine Diskrepanz zwischen Wunsch und Wirklichkeit, zwischen aktuellen motivationalen Zielen und der faktischen Realität. Eine derartige Inkongruenz ist dann belastend, wenn sie nicht kontrollierbar bzw. auflösbar ist. Daraus folgt nach Grawe: »Angst ist die natürliche Reaktion auf eine bedrohliche unkontrollierbare Inkongruenzsituation, also eine Situation, in der wichtigste Ziele schwer bedroht oder verletzt werden, ohne dass man etwas dagegen tun kann.«[19] Unkontrollierbare Inkongruenz bewirkt eine übermäßige Ausschüttung von Stresshormonen.

Inkonsistenz – die Summe von Diskordanz und Inkongruenz – stellt einen erhöhten Risikofaktor für psychische Störungen dar, *Konsistenz* als Summe von Konkordanz und Kongruenz hält dagegen psychisch gesund. Jede Selbstbehandlung und jede Psychotherapie verfolgt nach Grawe das Ziel der Konsistenz.

Das *Bedürfnis nach Konsistenz* kann man nach Grawe als übergeordnetes Grundbedürfnis des Menschen ansehen. In ähnlicher Weise stellt nach dem Stressforscher *Aaron Antonovsky* das *Kohärenzgefühl* die Basis für die körperliche und seelische Gesundheit dar, das heißt das Grundbedürfnis nach Verstehbarkeit, Bewältigbarkeit und Sinnhaftigkeit von Situationen im Leben.

Drei neurobiologische Motivationssysteme: Alarmsystem, Belohnungssystem und Bindungssystem nach Tobias Esch

Aus neurobiologischer Sicht gibt es laut dem deutschen Mediziner und Gesundheitswissenschaftler *Tobias Esch*[20], der den aktuellen Wissensstand fundiert zusammenfasst, beim Menschen und auch bereits in der Tierwelt *drei zentrale Motivationssysteme*, die dazu dienen, das Bestmögliche aus dem eigenen Leben zu machen: das Alarmsystem, das Belohnungssystem und das Bindungssystem.

Das Alarmsystem – Kampf-Flucht-Reaktion zur Sicherung des Überlebens

Das *Alarmsystem* – auch Kampf-Flucht-System, Sicherheitssystem, Furchtsystem, Verteidigungssystem oder *Stresssystem* genannt – folgt dem Grundprinzip »aversive Motivation«. *Vermeiden* ist in bestimmten Situationen die einzig mögliche Strategie, wenn Kämpfen nicht aussichtsreich erscheint, um einem drohenden Unheil, einer körperlichen Verletzung oder gar dem Tod zu entkommen.

Angst, Furcht und Panik aktivieren unser *Stresssystem*, um zur Überwindung von realer oder vermeintlicher Bedrohung mit Kampf, Flucht oder Erstarren zu reagieren. Bei erfolgreichen Tätigkeiten bzw. bereits bei der Erwartung von Erfolg lassen Angst und Furcht rasch nach. Bei subjektiver Aussichtslosigkeit, das heißt, wenn man sich bestimmten Situationen nicht gewachsen fühlt, steigen Angst und Furcht so stark an, dass es zur gezielten Vermeidung oder panischen Flucht aus der Situation kommt. Es geht in Bedrohungssituationen vorrangig um das Überleben, um das »Davonkommen« und Absichern. Erst nach der Sicherung des Lebens ist die Befriedigung der anderen Grundbedürfnisse sinnvoll und möglich.

Unsere Aufmerksamkeit ist bei akuter Angst und Furcht im Sinne eines »Tunnelblicks« ganz auf die reale oder mögliche Bedrohung ausgerichtet. Das *Bewegungsziel* ist: »weg aus dem unmittelbaren Gefahrenbereich«. Es dominieren unlustvolle Anspannung und erhöhte Alarmierung. Wir suchen im Moment der größten Gefahr nach Schutz und Sicherheit. Wenn wir nicht im Vertrauen auf unsere eigenen Stärken und Fähigkeiten handeln können, bedürfen wir der Hilfe und Unterstützung vonseiten bestimmter Vertrauenspersonen.

Angst und Furcht haben eine überlebenswichtige Funktion. Die Aktivierung der größtmöglichen Angst führt ohne langes Nachdenken zur Abwehr jeder Bedrohung für Leib und Leben. Die erfolgreiche Bedrohungsabwehr bewirkt eine Verminderung bzw. vollständige Beseitigung von Angst und Furcht. Das ist der geringstmögliche Belohnungswert: Es geht uns schon gut, wenn es uns nicht mehr schlecht geht. Das vorrangige Ziel in Gefahrensituationen ist nicht, etwas Positives zu erreichen, wie dies vom Belohnungssystem angestrebt wird, sondern unbedingt *etwas Schlimmes zu vermeiden*, das für unseren Organismus schädlich ist.

Der *Konflikt* zwischen dem *Alarmsystem,* das etwas Schlimmes verhindern möchte, und dem *Belohnungssystem,* das etwas Positives erreichen möchte, lässt sich sehr anschaulich am Beispiel von Phobien jeder Art aufzeigen. *Phobien* sind unbegründete bzw. übertriebene Befürchtungen, die stärker sind als der Wunsch, etwas Schönes erleben zu wollen, nach dem Motto: »Lieber auf etwas Gutes verzichten, wenn alles schlimm enden könnte.« Das Absichern und Vermeiden angesichts eines unkalkulierbaren Restrisikos wird bei Phobien als wichtiger erachtet als das Bedürfnis, endlich einmal etwas seit langem Gewünschtes oder Vermisstes zu erleben.

Sobald Sie aufgrund bestimmter äußerer Umstände (z. B. Schlangestehen im Supermarkt) oder innerer Befindlichkeiten (z. B. beginnende Panikattacke) aus freien Stücken auf Flucht und Vermeidung verzichten, weil keine objektive Gefahr besteht, haben Angst, Furcht und Panik ihren Sinn verloren. Auf diesem Grundsatz beruht die *Konfrontationstherapie* bei phobischen Störungen und Panikattacken. Ihr Verteidigungssystem kommt schnell zur Ruhe, sobald Sie die gefürchtete Situation *akzeptieren*, und wird sofort aktiviert, sobald Sie in der *Flucht* den ersehnten Ausweg sehen.

Die zentralen *Botenstoffe* des Alarmsystems, die eine rasche Flucht auslösen, sind die Akutstresshormone *Adrenalin* und *Noradrenalin* und das Dauerstresshormon *Kortisol*, zusätzlich auch noch andere Botenstoffe, und zwar die Opioidpeptide, gegebenenfalls auch Orexin und Vasopressin. Adrenalin, das extrem schnell und nur für einen kurzen Zeitraum wirkt, mobilisiert Körper und Geist bei akuter Gefahr oder vermeintlicher Bedrohung. Kortisol, das nicht so schnell, jedoch über einen langen Zeitraum wirkt, ermöglicht das Überleben bei anhaltender Gefahr oder lang andauerndem Stress. Haben Sie Folgendes gewusst? In der richtigen Dosis können die Stresshormone Adrenalin und Kortisol nicht nur aktivierend und leistungssteigernd, sondern sogar auch stimmungsaufhellend und wohltuend wirken, ähnlich wie Dopamin. Darauf beruht die *Angstlust*.

Das Belohnungssystem – Aussicht auf Bedürfnisbefriedigung als Handlungsmotivation

Das *Belohnungssystem* – auch Motivations- und Leistungssystem oder nach den Hirnstrukturen »meso-kortiko-limbisches« Belohnungssystem genannt – wurde 1954 in den USA durch Zufall im Rahmen einer Studie zum Lernverhalten von Laborratten entdeckt. Es folgt dem Grundprinzip »appetitive Motivation« (»Appetenz-Motivation«): *Wollen* und *Verlangen*, Antrieb, Aufbruch zu neuen Ufern, Abenteuerlust, zielgerichtete Aufmerksamkeit und Aktivität dominieren das Verhalten. Lust, Leidenschaft, Begeisterung und Freude am Tun sowie Interesse und Neugier an neuen Dingen und Erlebnissen begleiten das ganze Verhalten.

Die *Motivation* folgt einer ganz bestimmten Richtung: »hin zu einem als positiv erlebten Ziel«. Es geht darum, etwas ganz Bestimmtes zu erreichen, zu sein und zu tun, das für einen erstrebenswert ist, was allein schon *Belohnungscharakter* hat, ohne dass das Ziel bereits erreicht ist. Die

Motivationskraft ist umso stärker, je größer der Wert der erwarteten persönlichen Belohnung ist, und zwar sowohl der inneren als auch der äußeren Belohnung. Sogar anstrengende Arbeiten und anspruchsvolle körperliche und geistige Aktivitäten können als selbstgestellte Aufgaben bereits während der Betätigung hohen Belohnungscharakter haben. Es macht Freude, wenn alles gut läuft, was man gerade anpackt. Das Belohnungssystem stimuliert uns auch, eine erlebte Glückseligkeit sowie große Erfolgserlebnisse noch einmal erleben zu wollen, in gleicher oder ähnlicher Weise, in Erwartung einer neuerlichen Belohnung, oft in der Hoffnung auf eine Optimierung des erwarteten Gewinns und Erfolgs.

Begehren und Verlangen sind der Gegenpol zum ängstlichen Vermeiden. Es besteht ein hohes Bedürfnis, etwas ganz Bestimmtes bewirken und erreichen zu wollen. *Das Belohnungssystem ist der Gegenspieler des Alarmsystems* bzw. ein starker Motivator, auch wenn eine gewisse Angst und Furcht vorhanden sind. Bei Angststörungen stehen diese beiden Motivationssysteme miteinander im Widerstreit. Das Dilemma zwischen Wollen und Vermeiden, Anziehung und Abstoßung, Appetit und Aversion, Autonomie und Einschränkung, wie es für Menschen mit Angststörungen typisch ist, lässt sich nur auflösen, wenn der *Wunsch,* etwas Schönes oder Neues erleben zu wollen, größer ist als die *Angst* vor Gefahr, Enttäuschung, Misserfolg, Scheitern und Blamage.

Das Belohnungssystem gilt als Motivationstyp nach dem Motto »Wollen«. Zielorientierte Handlungsbereitschaft und lustvolle Aktivität auf der Grundlage von Spaß und Freude am Tun und Lernen von Neuem sind der Inbegriff von *intrinsischer Motivation.* Es geht darum, etwas aus einem inneren Verlangen heraus mit Interesse und Begeisterung zu tun und dabei ein bestimmtes Ziel anzustreben, nach dem Motto: »Der Weg ist das Ziel.« Die Aufmerksamkeit ist ganz auf das Erreichen eines *attraktiven Ziels* gerichtet, getragen von der Hoffnung auf Erfolg, im Vertrauen auf die eigenen Fähigkeiten, Erfahrungen, Kreativitätspotenziale und Problemlösungsstrategien, und nicht gerichtet auf die Abwehr einer Bedrohung oder eines möglichen Versagens bei einer bestimmten Aufgabenstellung. Eine gewisse Nervosität im Sinne einer emotionalen und körperlichen Erregung wird von erfolgsorientierten Personen als durchaus positiv und normal und nicht als Ausdruck von Unfähigkeit gesehen, wie dies Menschen mit Angststörungen bewerten.

Belohnungscharakter haben nicht erst das Erreichen des Ziels und die Befriedigung eines Grundbedürfnisses, sondern bereits der Nervenkitzel, die Herausforderung durch neue Aufgaben, der Spaß an der momentanen Aktivität, die *Vorfreude* auf die Zielerreichung, die *Belohnungserwartung* und die Hoffnung auf die Bedürfnisbefriedigung.

Positive Erwartungen, Zutrauen und Glaube an unsere Fähigkeiten, auf die wir uns bei auftretenden Problemen verlassen können, vermindern die Gefühle von Angst und Furcht, die auf dem Weg zum Ziel bzw. zur Bedürfnisbefriedigung durchaus auftreten können. Im Modus des Belohnungssystems handeln wir leistungs- und erfolgsorientiert und nicht angst- und misserfolgsvermeidend.

Solange das Verlangen nicht suchtartig ausufert und die Neugierde nicht in Leichtsinn, Waghalsigkeit und Tollkühnheit umschlägt, machen Lust, Genuss, Begierde und Erregung die Würze des Lebens aus. Während Angst vor dem Neuen zum Festhalten am Alten führt, bewirken Neugierde und Abenteuerlust den Aufbruch zu neuen Ufern, nach dem Motto: »Wer wagt, gewinnt!«

Der zentrale *Botenstoff* des Belohnungssystems ist *Dopamin*, ergänzt durch andere Botenstoffe: Orexin, (Nor-)Adrenalin, Opioidpeptide (speziell Endorphine) und Endocannabinoide. Dopamin ist das Hormon, das das Verlangen stimuliert, die Begierde weckt, die Leidenschaft entfacht, den Antrieb erhöht, den Abenteuergeist weckt. Es bewirkt positive Gefühle und hält sie aufrecht, verstärkt die Motivation zum Handeln, fördert das Lernen, richtet die Aufmerksamkeit auf ein Ziel, weckt die Hoffnung auf Erfolg trotz möglicher Probleme, erleichert den engagierten Einsatz bei allen Aufgabenstellungen, garantiert die Aussicht auf Belohnung und Befriedigung, stimuliert das Flow-Erleben. Es ist nicht das Hormon, das die spätere Befriedigung nach der Zielerreichung auslöst – dies wird von anderen Hormonen wie Oxytocin und körpereigenen Opiaten bewirkt. Dopamin ist das Hormon, das den Wunsch des Menschen stimuliert, etwas Neues zu lernen, zu bewirken, zu gestalten und zu erreichen, das zu Höchstleistungen motiviert, es ist nicht das Hormon, das den lustvollen Genuss bewirkt und aufrechterhält. Wenn das Ziel erreicht ist, fällt die Dopamin-Ausschüttung rasch ab. Je nach Ergebnis der Dopamin-gesteuerten Aktivitäten wird Dopamin auf unterschiedliche Art und Weise abgebaut.[21]

Bei *Erfolgserlebnissen* wird Dopamin durch körpereigenes Morphium und wirkungsähnliche Endorphine ersetzt, das heißt, Dopamin wird in Morphium umgewandelt – eine sensationelle Entdeckung, die erst 2004 in Deutschland gemacht wurde. Das motivationsfördernde Dopamin wird nach der Zielerreichung nicht mehr benötigt, ebenso wenig wie die weitere Ausschüttung von Stresshormonen zur Aufrechterhaltung der Kampf-Flucht-Reaktion. Das körpereigene Morphium und die Endorphine sind die neurobiologische Grundlage für die wohltuende Entspannung und die innere Befriedigung nach der Zielerreichung, ergänzt durch das vermehrt ausgeschüttete Bindungshormon Oxytocin, das durch die Nähe einer engen Vertrauensperson zusätzlich noch Sicherheit und Geborgenheit vermittelt. Bei *Misserfolgserlebnissen* wird Dopamin dagegen in die Akutstresshormone Adrenalin und Noradrenalin umgewandelt, und zwar mit dem Ziel, durch neuerlichen, durchaus sinnvollen und gesunden Stress doch noch ein besseres Ergebnis zu erreichen. Wenn dies nicht gelingt, entwickelt sich daraus langfristig ein krank machender Stresszustand.

Dopamin verheißt Action, Sturm und Drang – und erst später Belohnung und Erfolgserleben. Dopamin wird oft fälschlich als *Glückshormon* bezeichnet, unterstützt aber primär das leidenschaftliche Wollen und den lustvollen Weg dahin und ist wirksam, unabhängig davon, ob das erhoffte Glück und die ersehnte Bedürfnisbefriedigung später auch tatsächlich eintreten werden. Dopamin gilt heute als der *zentrale Neurotransmitter des Verlangens, der Abenteuerlust, der Vorfreude und der Belohnungserwartung.*

Ein *Dopamin-Kick* entsteht nicht beim Genuss einer Lieblingsspeise, auch nicht bei der Ausübung einer Lieblingsaktivität oder der Befriedigung eines anderen Bedürfnisses, sondern vielmehr beim Anblick einer Lieblingsspeise, bei der Vorfreude auf eine Lieblingsaktivität und bei der mentalen Vorwegnahme (Antizipation) der Befriedigung eines wichtigen Bedürfnisses. Eine derartige Vorfreude auf etwas benötigen auch Menschen mit Angststörungen!

Dopamin wird bereits bei der *Belohnungserwartung* ausgeschüttet. Das ist eine relativ neue Erkenntnis in Bezug auf die Funktion des Belohnungssystems. Nicht die Belohnung selbst, sondern die *Vorfreude* auf die Belohnung löst einen Dopaminstoß aus. Bis 1996 wurde irrtümlich angenommen, dass Dopamin für unser Hochgefühl verantwortlich sei, wenn wir das bekommen, wonach wir uns sehnen. Bei der tatsächlichen Befriedigung von Bedürfnissen sind aber vielmehr die körpereigenen Opiate, die Endorphine sowie auch andere Botenstoffe, wie etwa das Bindungshormon Oxytocin, wirksam. Diese Botenstoffe sind beim Bindungssystem von zentraler Bedeutung.

Was ist nun die neurobiologische Grundlage des *Flow-Erlebnisses*? Bei diesem handelt es sich bekanntlich um das Aufgehen mit allen Sinnen im begeisterten Tun und nicht primär um das Genießen eines Erlebnisses, wie dies erst nach der Zielerreichung möglich ist. Es geht um den intensiven Augenblick eines Hochgefühls, eines Glücksgefühls, in das sich ein anderer Mensch nicht hineinfühlen kann, der von dieser Begeisterung und Leidenschaft nicht mitgerissen wird. Man kann das Phänomen des Flow zu Beginn einer zutiefst erfüllenden Tätigkeit als Dopamin-gesteuertes Verhalten verstehen, das zunehmend in ein Morphium-gesteuertes Erleben übergeht, je mehr im Laufe der Zeit der Erfolg bereits erlebt und innerlich gefeiert wird, obwohl er äußerlich noch gar nicht voll und ganz erreicht ist.

Beim Flow-Erleben besteht auch ein leicht erhöhter Kortisolspiegel im Blut, der nicht nur den Körper in positiver Anspannung hält, sondern auch den Geist, und zwar in Form einer besseren Aufmerksamkeits- und Gedächtnisleistung. Es handelt sich dabei um einen angenehmen Stress, weil die gestellten, oft durchaus anspruchsvollen Aufgaben als zu bewältigen erlebt werden. Es besteht das optimale Gleichgewicht zwischen Tun und Können, ohne krank machende Überforderung und auch ohne eine Langeweile produzierende Unterforderung.

Dopamin als körpereigene Droge ist die neurobiologische Basis dafür, dass wir uns mit *hoher Motivation* um die Befriedigung unserer Grundbedürfnisse bemühen, mit überschwänglicher Begeisterung und unbändiger Leidenschaft, voll Feuer und Flamme, in hoffnungsvoller Erwartung des Erfolgs unserer Bemühungen.

Ist Ihnen bekannt, dass auch der sogenannte *Placeboeffekt* von Medikamenten sowie von anderen Mitteln und Strategien keine unwirksame Einbildung ist? Er führt nachweisbar im Gehirn zu einer erhöhten Freisetzung von *Dopamin*, aber auch von *körpereigenen Opiaten*, wodurch die Gesundung und der Heilungsprozess tatsächlich gefördert werden. Ihr Vertrauen zum Arzt und zur Psychotherapeutin stärkt den Glauben an Ihre eigenen Fähigkeiten und stimuliert die Selbstheilungskräfte Ihres Körpers.

Die neurobiologischen Befunde zur Wirkungsweise von Dopamin sind von größter Bedeutung für eine erfolgreiche Angstbewältigung: Attraktive Ziele jenseits von Angst, Furcht und Panik bewirken eine vermehrte Dopamin-Ausschüttung, die in Angst- und Stresssituationen ein wirksames Gegengewicht zu der vermehrten Ausschüttung der Stresshormone Adrenalin, Noradrenalin und Kortisol darstellt. Mein Ratschlag an Menschen mit Angststörungen »Kämpfen Sie nicht ständig *gegen* etwas, sondern *für* etwas« führt zur vermehrten Ausschüttung von Dopamin als hormonellem Motivationskick, was ein Gegengewicht zum Angst- und Stresssystem darstellt.

Eine vermehrte Dopamin-Ausschüttung kann auch künstlich bewirkt werden: durch den *Konsum von Alkohol und Drogen*. Fast alle Drogen haben – neben anderen Effekten – eine erhöhte Dopamin-Freisetzung im Gehirn zur Folge, mit langfristig katastrophalen Auswirkungen, wie etwa verminderte geistige und körperliche Leistungsfähigkeit bis hin zu erheblichen schulischen und beruflichen Problemen, zunehmender Verzicht auf Freizeitaktivitäten und soziale Kontakte bis hin zu völliger Apathie und sozialem Rückzug, zunehmende Toleranzentwicklung, das heißt Gewöhnung an die Substanz, bis hin zur völligen Abhängigkeit von der jeweiligen Droge und schwere Persönlichkeitsveränderungen bis hin zu Wahnvorstellungen.

Psychisch hilfreich ist ausschließlich das vom Körper selbst erzeugte Dopamin. Eine moderate Dopamin-Dosis erhöht einerseits das subjektive Wohlbefinden und vermindert andererseits vorhandene Angstgefühle. Bei jeder Form einer *substanzgebundenen Sucht* (Abhängigkeit von legalen oder illegalen Drogen) oder *substanzungebundenen Sucht* (z. B. Spiel- oder Computersucht) hat sich das Belohnungssystem verselbstständigt und von allen Bemühungen um Leistung und Erfolg in der realen Welt abgekoppelt. Angst als sinnvolles Warnzeichen bei realer oder möglicher Bedrohung wird dabei ausgeschaltet. Das ganze Denken und Verhalten sind auf permanenten Lustgewinn ausgerichtet, das heißt, es fehlt jegliche Bereitschaft, sich anzustrengen.

Eine exzessive Stimulierung des Dopaminsystems durch aufputschende Drogen wie Amphetamine kann zu ausgeprägten paranoiden Zuständen führen. Eine völlige Blockade des Dopaminsystems durch bestimmte Medikamente führt dagegen zu Passivität, Antriebslosigkeit und Gedankenstillstand, wie man aus der Verabreichung von Neuroleptika bei Menschen mit Schizophrenie weiß. Diese Medikamente wirken hemmend auf das Dopaminsystem ein. Wissen Sie, warum im Rahmen einer Raucherentwöhnung oft Zustände von Gereiztheit, Unlust oder sogar vorübergehender Depression auftreten? Nikotin stimuliert die Ausschüttung von Dopamin, das nun in der Entzugsphase plötzlich wegfällt.

Die *Komplexität des Gehirns* wird in der Populärliteratur oft vernachlässigt, um allgemeinverständliche Erklärungsmodelle liefern zu können. Die Zuordnung bestimmter Botenstoffe zu bestimmten Motivationssystemen ist zwar berechtigt, stellt jedoch eine sehr starke Vereinfachung der tatsächlichen Verhältnisse dar. Die *Stresshormone* Adrenalin, Noradrenalin und Kortisol sind – ebenso wie andere Botenstoffe, vor allem die Endorphine – nicht nur beim Alarmsystem, sondern auch beim Belohnungssystem als positiv erlebter Kick von Bedeutung. Adrenalin und Kortisol in der richtigen Dosis können eine leistungssteigernde und stimmungsaufhellende Wirkung haben, die das Wohlbefinden verbessern. Das gilt auch für die Funktion von Dopamin, das schon allein deshalb kein reines »Glückshormon« ist, weil es auch bei Stress und negativen Erlebnissen und Gefühlen wie Ärger ausgeschüttet wird, um etwas Positives zu bewirken. Ein reiner Dopamin-Kick bereitet nicht automatisch ein erhöhtes Wohlbefinden. Um dieses zu erreichen, kann es manchmal sogar wirkungsvoller sein, einen unnötigen, selbstgemachten Stress und die damit verbundene vermehrte Ausschüttung von Stresshormonen zu vermindern, anstatt die Ausschüttung von Dopamin durch attraktive Ziele anzuregen.

Die Warnung vor falschen Vereinfachungen bezieht sich auch auf die Beschreibung der Funktion der *Amygdala,* die in der Populärliteratur als das Zentrum von Angst und Furcht dargestellt wird. Tatsächlich sind bei Angst viele weitere Gehirnareale beteiligt, nicht nur im limbischen System, sondern vor allem auch in der Großhirnrinde (Kortex), namentlich im präfrontalen Kortex, der keineswegs nur als »Sitz der Vernunft« tätig wird. Die Amygdala ist nicht nur bei unangenehmen Gefühlen wie Angst, Furcht, Wut und Ekel aktiv, sondern auch bei angenehmen Emotionen wie Freude und Glücksgefühlen. In ähnlicher Weise können *Botenstoffe,* die als hemmend bzw. aktivierend gelten, auch eine gegenteilige Wirkung zeigen, und zwar in Abhängigkeit von ihrem jeweiligen Einwirkungsbereich im Gehirn.

Das *Belohnungssystem* umfasst viele Gehirnareale, auf deren genauere Darstellung hier verzichtet werden muss. Entscheidend ist die Feststellung, dass das Belohnungssystem in seiner Gesamtheit jene Ziele und Verhaltensweisen unterstützt bzw. fördert, die in der Zukunft liegen und entschlossen angestrebt werden sollen. Am Ziel angekommen, ist dagegen keine weitere Dopamin-Ausschüttung mehr nötig.

Das Wissen um die beflügelnde Wirksamkeit von Dopamin kann Menschen mit Angststörungen hoffnungsvoll stimmen. Aus eigener Kraft oder mithilfe einer Psychotherapie angestrebte Erfolgserlebnisse, die man aufgrund bestimmter attraktiver Ziele verfolgt, führen bereits vor dem Erreichen des Erfolgs zur vermehrten Freisetzung von Dopamin, weil die Erfolgserwartung die Erwartungsangst abschwächt. Psychotherapie wirkt auf dieselben Gehirnregionen, insbesondere auf das Belohnungssystem, ähnlich heilsam ein wie die bekannten Antidepressiva; sie zeigt sogar eine nachhaltigere Wirkung als Medikamente, wenn die Betroffenen lernen, über den präfrontalen Kortex die subkortikalen Strukturen wie die Amygdala zu beeinflussen. Die *Stresshormon-gesteuerte Angst* vor dem Neuen, Unbekannten und Unsicheren, die zu übermäßiger Vorsicht oder Vermeidung drängt, lässt sich überwinden durch die *Dopamin-gesteuerte Neugierde und Lust* auf etwas Neues, wodurch bislang unbekannte Lebensmöglichkeiten mit mehr Erfüllung und Befriedigung der Grundbedürfnisse eröffnet werden.

Das Bindungssystem – Geborgenheit garantiert Wohlbefinden

Das *Bindungssystem* – auch Geborgenheitssystem, Wohlfühlsystem oder Fürsorgesystem genannt – folgt dem Grundprinzip »assertive Motivation«; es geht dabei um ein Leben auf der Basis von Sich-bestätigt-Fühlen. *Haben* und *Sein* im Modus des Bindungssystems sind geprägt vom Genießen dessen, was man ist und was man erreicht hat, es wird möglich, loszulassen und sich fallen zu lassen, nichts zu tun, zu vertrauen, statt immer wieder etwas vermeiden oder anstreben zu müssen. Das zentrale Ziel ist »Bleiben«, ohne Bewegung auf etwas zu und ohne Entfernung von etwas weg. Weil alles passt, ist ein erfülltes Leben im Hier und Jetzt möglich. Es geht um »Mögen«, Wohlfühlen, Genießen, Zufriedenheit.

Bindung, Verbundenheit und Zugehörigkeit garantieren Geborgenheit und Angenommensein in einer emotional bedeutsamen Bezugsgruppe. Stabile Bindungen bieten ein Gefühl von Sicherheit, ohne dass man durch Bedrohungsabwehr ständig darum kämpfen muss und auch ohne dass man immer etwas tun muss, um anerkannt und bestätigt zu werden. Geborgenheit ermöglicht innere Ruhe, wohltuende Entspannung, Zuversicht und Gelassenheit und vermindert Angst und Stress.

Im Gegensatz zum nur vorübergehenden Hochgefühl, das auf der Basis des Belohnungssystems entsteht, und der wohltuenden, aber ebenfalls flüchtigen Erleichterung nach einer Bedrohungsabwehr, die durch das Alarmsystem vermittelt wird, kann das Bindungssystem ein dauerhaftes Vertrauen auf wichtige soziale Bezugspersonen und damit auch auf eine sichere Zukunft ermöglichen.

Beim Bindungssystem handelt es sich um eine *Annäherungsmotivation*, jedoch ohne immer nach etwas streben oder verlangen zu müssen, weil das Gewünschte – Sicherheit, Zufriedenheit, enge Verbundenheit mit anderen sowie Liebe und Wertschätzung vonseiten wichtiger Bezugspersonen – in der Gegenwart bereits vorhanden ist. Die Aufmerksamkeit ist nicht auf eine Belohnung in der Zukunft gerichtet, sondern auf das Leben im Hier und Jetzt, auf die Erfüllung im Augenblick, auf das genussvolle Verweilen und erfüllte Leben in der Gegenwart.

Das Bindungssystem garantiert ein allgemeines Wohlbefinden und vermittelt Sicherheit angesichts einer Bedrohung durch die enge Verbundenheit mit Vertrauenspersonen. Das Bindungssystem in Form stabiler

Bindungen in Kindheit und Jugend sowie in der Gegenwart ist das beste Gegenmittel und der natürliche Gegenspieler eines übersteigerten Alarmsystems mit seinen vermehrt ausgeschütteten Stresshormonen, wie dieses bei krankheitswertigen Angstzuständen dominiert. Das Bindungssystem – in der Psychologie seit Jahrzehnten von großer Bedeutung – gewinnt in der Neurobiologie, verglichen mit den beiden anderen Motivationssystemen, erst in neuerer Zeit einen immer größeren Stellenwert.

Der zentrale *Botenstoff* des Bindungssystems ist das *Oxytocin*, das oft auch als Bindungs-, Kuschel- oder Liebeshormon bezeichnet wird. Oxytocin bewirkt bei Schwangeren die Geburtswehen, bei Stillenden das Einschießen der Milch, bei Müttern den Aufbau einer guten Bindung zum Kind, bei Paaren eine Festigung und Intensivierung der Partnerschaft sowie eine vermehrte Lust auf Sex und allgemein die Ausprägung sozialer Verhaltensweisen wie Selbstlosigkeit, Empathie und Vertrauen.

Oxytocin hat viele positive Auswirkungen auf Menschen mit Angststörungen. Es vermindert Angst und Stress, fördert das Vertrauen zu anderen Menschen, erhöht die Bereitschaft, sich auf andere einzulassen, verstärkt das Bindungsbedürfnis und das Wohlbefinden in sozialen Beziehungen. Oxytocin und sichere Bindungen stellen wirksame Schutzfaktoren gegenüber ungesundem Stress und krank machender Angst dar. Oxytocin ist der natürliche Gegenspieler des Dauerstresshormons Kortisol, das im Bedarfsfall überlebensnotwendig ist, bei übermäßig hoher und langanhaltender Ausschüttung jedoch zu erheblichen körperlichen und psychischen Beeinträchtigungen führt.

Oxytocin wirkt genau dort, wo die Angst entsteht, nämlich im limbischen System; es wirkt hemmend auf die *Amygdala*, die als das zentrale Angst- und Alarmzentrum im Gehirn gilt. Bei Angst suchen Kinder und Erwachsene die beruhigende Nähe bestimmter Vertrauenspersonen. Das beginnt schon beim Säugling, der ohne die Mutter oder eine andere enge Bezugsperson gar nicht überleben kann. Im Jahr 2012 wurde nachgewiesen, dass Oxytocin bei Gefahr vermehrt ausgeschüttet wird. Dadurch wird auch bei Erwachsenen eine Suche nach Nähe bei engen Vertrauenspersonen ausgelöst.

Mit den Worten des Psychiaters und Psychoanalytikers Hans-Otto Thomashoff kann man zusammenfassend feststellen: »Wer mehr Bindung erlebt hat und dadurch über mehr Oxytocinrezeptoren verfügt, hat weniger Angst und damit weniger Stress. Die Balance von Kortisol- und Oxytocinrezeptoren bestimmt damit unseren Stresshaushalt.«[22]

Die Wirksamkeit von Oxytocin wird ergänzt durch andere Botenstoffe wie Vasopressin, Serotonin, Acetylcholin, endogene Opiate und

Endocannabinoide. Oxytocin, Serotonin, Endorphine (das Morphin des Gehirns) und Endocannabinoide (das Marihuana des Gehirns) garantieren eine anhaltend gute Stimmung und ein tiefes Glücksgefühl. *Serotonin* vermindert die Empfindlichkeit der Nervenzellen gegenüber Kortisol und wirkt dadurch stressmindernd.

Oxytocin ist bei der Behandlung von Menschen mit psychischen Störungen, insbesondere mit Angststörungen, von großer, bislang unterschätzter Bedeutung. Man forscht derzeit intensiv nach Möglichkeiten, Oxytocin in Form eines Medikaments bei Menschen mit Angststörungen einsetzen zu können. Die derzeit verschriebenen Antidepressiva wirken selbst bei Depressionen laut Studien nur bei einem Drittel und inklusive von Placeboeffekten nur bei der Hälfte der Betroffenen und weisen zudem oft sehr problematische Nebenwirkungen auf.

Die Psychotherapieforschung hat überzeugend nachgewiesen, dass der entscheidende Wirksamkeitsfaktor der Psychotherapie die *therapeutische Beziehung* ist und nicht primär eine bestimmte Methode. Das gilt auch für spezielle Techniken wie die massierte Konfrontationstherapie. Auf der *therapeutischen Beziehung* und nicht auf der *Habituation*, das heißt der automatischen Erschöpfung von Angst, Furcht und Panik, beruht letztlich auch die Hauptwirkung der *massierten Konfrontationstherapie* bei einer ausgeprägten Agoraphobie mit Panikstörung, wenn die Aufgabenstellungen anfangs in Begleitung einer Psychotherapeutin durchgeführt werden. Das gilt selbst für eigenständige Übungen, wenn man sich vom Psychotherapeuten emotional positiv unterstützt und fachlich gut supervidiert weiß.

Bereits die Nähe und Zuwendung einer *Vertrauensperson,* vor allem jedoch die Berührung und Umarmung einer nahestehenden Person, wirkt wohltuend, entspannend, schmerz- und angstlösend. Körperliche Nähe setzt in Angstsituationen nicht nur Oxytocin, sondern auch Morphium frei. In Verbindung mit attraktiven Zielen kommt es auch zur vermehrten Ausschüttung von Dopamin, sodass Adrenalin, Noradrenalin und Kortisol – die zentralen Hormone der Angst- und Stressreaktion – in ihrer Wirksamkeit gehemmt werden.

Gesund erhaltendes Zusammenwirken aller Motivationssysteme

Alle drei Motivationssysteme – Alarmsystem, Belohnungssystem und Bindungssystem – sind für die körperliche und seelische Gesundheit von zentraler Bedeutung. Die Über- bzw. Unterstimulierung eines Motivationssystems sowie verschiedene ungünstige Interaktionen können sich krank machend auswirken. Im Folgenden werden die wichtigsten Aspekte noch einmal kurz zusammengefasst und ihre Relevanz für Menschen mit Angststörungen hervorgehoben.

Das *Alarmsystem* dient der raschen Wahrnehmung und Bewältigung einer *Bedrohung.* Es ist für das Überleben, Absichern und »Entkommen« zuständig. Im Mittelpunkt steht das Bedürfnis nach Sicherheit, weshalb es auch als *Sicherheitssystem* bezeichnet wird.

Das *Belohnungssystem* schafft die Motivation, etwas leisten zu wollen und dabei einen angenehmen Zustand zu erleben. Es ist auf *Wachstum, Autonomie und Freiheit* ausgerichtet. Im Mittelpunkt steht der Wunsch nach Neuem und die Neugierde auf das Unbekannte, weshalb es auch *Neugiersystem* genannt wird.

Das *Bindungssystem* bewirkt eine innere Beruhigung durch die enge Verbundenheit mit Vertrauenspersonen. Es ermöglicht *Zugehörigkeit, Verbundenheit und Geborgenheit.* Im Mittelpunkt steht das Genießen des jeweiligen Augenblicks, weshalb es auch als *Wohlfühlsystem* bezeichnet wird.

Diese drei Motivationssysteme ergänzen sich gegenseitig und befinden sich oft in einem ganz normalen Widerstreit miteinander, der jedoch nicht immer leicht auflösbar ist, sodass es bei den Betroffenen zu verständlichen inneren Konflikten kommen kann.

Das Alarm- bzw. Sicherheitssystem und das Belohnungs- bzw. Neugiersystem, also *Vermeiden* und *Wollen,* können ein lebensbeeinträchtigendes Ungleichgewicht bewirken. Die Vermeidungstendenz, also die Angst vor einer potenziellen Bedrohung des Ist-Zustands, kann so stark sein, dass jede Chance auf etwas Neues, auf Innovation und Fortschritt, zu kurz kommt. Das ist der klassische Konflikt bei ängstlichen und furchtgeplagten Menschen: »Was wäre, wenn bei etwas mehr Mut und Zuversicht doch etwas Schlimmes passieren würde?« Der Drang nach Nervenkitzel und Abenteuer kann aber auch so stark werden, dass dadurch das Grundbedürfnis nach Gesundheit und Wohlbefinden ernsthaft bedroht wird und ein schwerer Schaden für den Organismus entstehen kann.

Jeder Mensch ist zeitlebens auf der Suche nach einem ganz bestimmten Verhältnis der Bedürfnisse von Freiheit, Abenteuer, Neuem, Fortschritt und Entwicklung einerseits und von Nähe, Verbundenheit, Geborgenheit, Sicherheit und Stabilität andererseits, das heißt nach einer *persönlichkeitsspezifischen Mischung des Belohnungs- bzw. Neugiersystems und des Bindungs- bzw. Geborgenheitssystems.* Menschen mit Angststörungen stellen aufgrund ihres oft vorschnell und übermäßig reagierenden Alarmsystems die Bedürfnisse des Bindungssystems in den Vordergrund und können damit nicht optimal von den Chancen des Belohnungs- bzw. Neugiersystems profitieren. Die Angst vor Veränderung, die vom Alarmsystem gesteuert wird, vermindert die Chancen auf Reifung und Entwicklung der Persönlichkeit, die durch das Belohnungs- bzw. Neugiersystem ermöglicht werden könnten.

Zusammenfassend formuliert, kann man in der *Sprache der Neurobiologie* eine erfolgreiche Selbstbehandlung und eine wirksame Psychotherapie bei Angststörungen so erklären: Es ist gelungen, die Stresshormone *Adrenalin, Noradrenalin und Kortisol,* die bei Angst, Furcht und Panik dominieren, durch das Belohnungshormon *Dopamin* und durch das Bindungshormon *Oxytocin* in Schach zu halten und in der Folge davon viele neue Erfahrungen mit sich und der Umwelt zu machen; die alten Angstreaktionen und die typischen Vermeidungsmuster werden durch Neulernen, das heißt durch die vielfache Erfahrung von erfolgreichem Handeln, überlagert, sodass in der Folge eine zunehmende Lebenserfüllung eintritt. Durch die *Aktivierung körpereigener Botenstoffe* sind im Idealfall Psychopharmaka überflüssig oder nur vorübergehende Hilfsmittel, um die Selbstheilungskräfte wieder in Gang zu setzen.

In der *Sprache der Psychologie* lässt sich dasselbe Ergebnis folgendermaßen darstellen: Die Gefühle von Angst, Furcht und Panik werden einerseits durch emotionale Befindlichkeiten wie Interesse, Neugier, Freude, Lust, Leidenschaft, Begeisterung und Erfolgserwartung und andererseits durch die Erfahrung zahlreicher Erfolgserlebnisse sowie tiefgehender Bindungen und sicherer Geborgenheit bei engen Vertrauenspersonen überlagert und dadurch gehemmt.

Angststörungen in Zusammenhang mit fünf zentralen Grundbedürfnissen

Die *Grundthese* dieses Ratgebers, auf der alles Weitere aufbaut, lautet: *Unsere Ängste sind nur verstehbar vor dem Hintergrund unserer Grundbedürfnisse und zentralen Werte.* Unter Bezug auf Abraham Maslow und Klaus Grawe gehe ich von *fünf zentralen Grundbedürfnissen* aus:

1. Gesundheit und körperliches Wohlbefinden,
2. soziale und ökonomische Sicherheit,
3. Bindung und Geborgenheit,
4. Selbstwerterhöhung und Selbstwertsicherung,
5. Autonomie und Kontrolle.

Kurzgefasst, dreht sich bei Menschen mit Angststörungen alles um die Bedrohung von *Gesundheit, Sicherheit, Bindung, Selbstwert und Kontrolle.* Dies soll im Folgenden näher ausgeführt werden.

Bedrohung des körperlichen Wohlbefindens, der Gesundheit und des Lebens

Unter dem *Grundbedürfnis nach körperlichem Wohlbefinden* fasse ich die *physiologischen Grundbedürfnisse* nach Abraham Maslow und das Grundbedürfnis nach *Lustgewinn und Unlustvermeidung* nach Klaus Grawe zusammen. Die bestmögliche Befriedigung der körperlichen Grundbedürfnisse ist zwar keine absolut notwendige Voraussetzung für die Befriedigung der anderen Grundbedürfnisse, wie das erfüllte Leben zahlreicher schwerkranker oder behinderter Menschen beweist, verbessert aber dennoch die allgemeine Lebensqualität und erleichtert ungemein die Verwirklichung aller anderen Wünsche im Leben.

Gesundheitssorgen und *Krankheitsängste* bringen den Stellenwert der Gesundheit zum Ausdruck – und dies in einer Zeit, in der die Menschen noch niemals so gesund waren wie heute. »Anhaltende Gesundheit« ist einer der häufigsten Wünsche, der anlässlich eines Geburtstags oder zum Jahresbeginn sowie nach einer schweren Erkrankung einem Menschen gegenüber ausgesprochen wird.

Hinter der *Angst vor der Bedrohung unserer körperlichen Gesundheit und unseres körperlichen Wohlbefindens* verbergen sich oft völlig unterschiedliche Ängste: die Angst vor schlimmen Krankheiten, vor einem zu frühen Tod, vor schwierigen Operationen und langen Krankenhausaufenthalten, unerträglichen Schmerzen, bleibender Behinderung, langsamem Siechtum, völliger Abhängigkeit von Maschinen, starken Medikamenten und Pflegepersonen, vor totaler Leistungsunfähigkeit, vollständigem Verlust des Selbstwerts und der Selbsterhaltungsfähigkeit sowie vor deprimierendem sozialen Abstieg.

Schwere Erkrankungen stellen eine Bedrohung der beruflichen Integration, der sozialen Funktionstüchtigkeit und der Autonomie dar und beeinträchtigen im Fall eines chronischen Verlaufs das Selbstwertgefühl. Krankheitsängste drehen sich oft auch darum, die Fürsorgepflichten für die eigenen Kinder oder die alternden Eltern nicht mehr wahrnehmen und alle Träume für das eigene Leben nicht mehr verwirklichen zu können.

Das *Bedürfnis nach körperlichem Wohlbefinden* ist auch dann eine starke Triebfeder menschlichen Handelns, wenn es gar nicht darum geht, den Tod oder einen körperlichen Schaden zu verhindern, sondern

»nur« darum, körperliches Unwohlsein zu vermeiden, entsprechend dem Grundbedürfnis nach Lustgewinn und Unlustvermeidung.

Menschen mit einer Angststörung möchten körperliche Symptome auch dann vermeiden, wenn sie wissen, dass diese nicht wirklich gefährlich sind. Panik- und Angstsymptome sind sehr intensiv und kraftraubend und in sozialer Hinsicht oft recht peinlich. Unangenehme Emotionen wie Angst, Wut oder Ekel zeichnen sich dadurch aus, dass sie mit starken körperlichen Begleiterscheinungen einhergehen, die als sehr belastend erlebt werden, anders als bei angenehmen Emotionen wie großer Freude oder starker Verliebtheit, die zwar ebenfalls körperlich sehr intensiv, jedoch durchwegs positiv empfunden werden.

Die krankheitswertige Angst um Leib oder Leben äußert sich akut in Form einer *Panikattacke*, phasenweise im Rahmen einer *Generalisierten Angststörung*, situationsspezifisch im Rahmen einer *Agoraphobie* oder *Spezifischen Phobie*, etwa einer Hundephobie, Aufzugsphobie, Brückenphobie, Dunkelangst, Höhenangst oder Flugangst.

Bedrohung der sozialen und wirtschaftlichen Sicherheit

Anhaltende *existenzielle Sorgen* (z. B. durchaus realistische, aber auch völlig unbegründete Ängste vor dem Verlust des Arbeitsplatzes, vor sozialem Abstieg, vor dem Zusammenbruch der gesellschaftlichen Ordnung, vor Verarmung und Unterversorgung im Alter) äußern sich krankheitswertig typischerweise in Form einer *Generalisierten Angststörung*, können akut aber auch hinter einer *Panikattacke* stehen.

Sorgen um die *soziale Sicherheit* zeigen sich in vielen Ländern Europas gegenwärtig im Trend zu den sogenannten »Rechts-Parteien«, deren Wähler große Angst haben vor Überfremdung, steigenden Gewaltdelikten, zunehmender Destabilisierung der sozialen Ordnung und des Sozialsystems. Das Vertrauen in die soziale und ökonomische Sicherheit innerhalb der Grenzen der EU ist aufgrund der bekannten Ereignisse stark geschwunden. Immer mehr gilt das Motto: »Die Grenzen dichtmachen.«

Materielle Sorgen spiegeln sich treffend in dem bekannten Spruch wider: »Geld ist nicht alles, aber ohne Geld ist alles nichts.« Sie sind auch im Gesundheitsbereich zu finden, etwa in Form der Angst vor einer Zwei-Klassen-Medizin. Typische ökonomische Sorgen zeigen sich bei vielen Angehörigen der unteren Mittelschicht in der Angst vor sozialem Abstieg und bei wenig qualifizierten Personen oft in der Angst vor Arbeitslosigkeit oder Lohn-Dumping durch legale oder illegale Beschäftigung von Ausländern, vor allem von Flüchtlingen oder Personen aus EU-Ostländern.

Neben dem Grundbedürfnis nach Gesundheit und körperlichem Wohlbefinden drückt das Grundbedürfnis nach sozialer und wirtschaftlicher Sicherheit das Bestreben des Menschen aus, eine gewisse Kontrolle über seine Lebensbedingungen zu erlangen, um dadurch leichter seine Lebensträume verwirklichen zu können.

Bedrohung der Geborgenheit und der wichtigsten sozialen Beziehungen

Anhaltende krankheitswertige Ängste um den Verlust der engsten Bezugspersonen äußern sich typischerweise in Form einer *Trennungsangststörung im Erwachsenenalter.*[23] Ständige unkontrollierbare Sorgen um das Wohl der anderen und damit auch um die eigene Geborgenheit stellen die typischen Befürchtungen von Menschen mit einer *Generalisierten Angststörung* dar.

Krankheitswertige Ängste vor Ausgeschlossensein oder mangelnder Geborgenheit in relevanten Bezugsgruppen außerhalb des engsten Familienkreises spiegeln sich in einer *Sozialen Phobie* wider. Akute Verlusterlebnisse, wie etwa eine unerwartete Scheidung, der Tod nahestehender Angehöriger oder der unerwartete Verlust eines sicher geglaubten Arbeitsplatzes, führen oft zu einer *Panikattacke.*

Die potenzielle Bedrohung der Geborgenheit fernab des Sicherheit gebenden Zuhauses ist nicht nur eine zentrale Sorge von Personen mit einer Trennungsangststörung, sondern typischerweise auch von vielen Menschen mit einer *Agoraphobie,* die sich fern von ihren engsten Bezugspersonen hilflos und verlassen fühlen und sich in ihren schlimmsten Befürchtungen einsam verenden sehen wie ein Hund oder eine Katze.

Bedrohung des Selbstwerts und des Sozialprestiges

Eine krankheitswertige Angst vor Kritik oder Ablehnung macht das Wesen einer *Sozialen Phobie* aus. Das Selbstwertgefühl hängt in unserer Leistungsgesellschaft in hohem Maße davon ab, was wir sind und was wir erreicht haben. Niemand möchte ein Versager sein, der es nicht schafft, seine selbstgesetzten oder gesellschaftlich vorgegebenen Ziele zu erreichen.

Soziale Situationen, in denen aufgrund eines peinlichen Verhaltens das Sozialprestige bedroht sein könnte, lösen mitunter eine *Panikattacke* aus; sie sind vor allem auch ein ständiger Stressfaktor bei Menschen mit *Agoraphobie* ohne körperliche Bedrohungsängste, die immer neue Ausreden für ihr Flucht- und Vermeidungsverhalten finden müssen. Die

Angst, nicht gut genug zu sein, zeigt sich in krankheitswertiger Form auch bei vielen Menschen mit einer *Generalisierten Angststörung.*

Bedrohung des Kontrollbedürfnisses und der Autonomie

Angst, Furcht und Panik sind umso größer, je geringer die Kontrolle über bestimmte reale oder gefürchtete Bedrohungen ist. Die erwartete und erlebte Kontrollierbarkeit von Situationen mindert dagegen das Gefühl von Angst und Furcht. Das Bedürfnis nach Kontrolle kann als eine Art *Meta-Bedürfnis* verstanden werden, als übergeordnetes Bedürfnis, das die vier anderen Grundbedürfnisse miteinander verbindet und überlagert. Wir fühlen uns umso wohler und sicherer, je mehr Einfluss und Kontrolle wir haben in Bezug auf unser körperliches Wohlergehen, auf unsere soziale und wirtschaftliche Sicherheit, auf unsere sozialen Bindungen und auf die Sicherung unseres Selbstwertgefühls.

Das Gefühl von Kontrolle entsteht aus psychologischer Perspektive dadurch, dass aufgrund der Einsicht in die Zusammenhänge in unserem Leben und unserer Welt das Vertrauen auf Einfluss und Steuerbarkeit der jeweiligen Umstände wächst. Das hat weitreichende Konsequenzen: Alles, was unserem Leben *Sinn* gibt, verstärkt das Gefühl der Steuerbarkeit unseres Lebens, auch wenn wir deswegen nicht alles bewusst kontrollieren können, was auf uns zukommt. *Sinn- und Erklärungssysteme* unseres Lebens und unserer Welt stärken unsere Motivation zum Durchhalten in schwierigen Zeiten und mindern das deprimierende Gefühl des Kontrollverlusts.

Die krankheitswertige Angst von Menschen mit einer *Agoraphobie*, in eine Angstsituation zu kommen, in der sie nicht jederzeit fliehen können, drückt ein hohes Bedürfnis aus, in jeder Situation stets die Kontrolle über alles und jedes haben zu müssen, um auf diese Weise angstfrei sein zu können. Paradoxerweise führt gerade dieses überhöhte Autonomiebedürfnis zu einem Leben wie in einem unsichtbaren Käfig, mit einer großen Einschränkung des Aktionsradius und/oder Abhängigkeit von den engsten Bezugspersonen, bestimmten Medikamenten oder zahlreichen Kontroll- und Sicherheitsstrategien. Eine andere Sichtweise von agoraphobischen Situationen macht diese bereits erträglicher: Eine bestimmte Situation mag durchaus unangenehm sein und bleiben, sie kann jedoch leichter toleriert werden, wenn das in den Vordergrund gestellt wird, was man erreichen möchte, und nicht das, was man unbedingt vermeiden will.

Spezifische Phobien vom Situativen Typ, wie etwa eine Flugangst oder eine Seilbahnphobie, werden oft mit der Angst vor einem tödlichen Absturz begründet, tatsächlich geht es meist »nur« um den Verlust der Kontrolle über die Situation und die momentane Befindlichkeit im Flugzeug – oder um das peinliche Auffallen vor anderen Menschen. Eine Aufzugsphobie wird oft mit der irrationalen Angst zu ersticken begründet, in Wahrheit werden nur die vorübergehende Hilflosigkeit und – wie beim Fliegen – das unerträgliche Gefühl von Ausgeliefertsein gefürchtet, wenn der Aufzug stecken bleiben sollte.

Panikattacken werden auch dann noch als sehr unangenehmer Kontrollverlust über den Körper, die Gefühle und den Verstand erlebt, wenn die Gewissheit besteht, dass man daran nicht sterben kann.

Angststörungen als krank machende Bewältigungsstrategien zur Befriedigung der zentralen Grundbedürfnisse

Symptome und Verhaltensweisen von Menschen mit psychischen Störungen, vor allem auch mit Angststörungen, lassen sich oft als den unbewussten Versuch verstehen, einzelne psychische Grundbedürfnisse doch irgendwie zu befriedigen, auch wenn dies nur über den Weg einer psychischen Erkrankung möglich ist, oder als Bestreben, weitere seelische Verletzungen und Frustrationen zu verhindern. Dies soll an folgenden *Beispielen* veranschaulicht werden:

- Eine *Panikstörung, Agoraphobie, Klaustrophobie* oder *Trennungsangststörung im Erwachsenenalter,* das heißt psychische Befindlichkeiten, bei denen man ohne den Partner oder die Partnerin nichts mehr allein unternehmen kann, sichern durch die krankhafte Abhängigkeit von der Hauptbezugsperson das Grundbedürfnis nach Bindung und Geborgenheit, ähnlich wie dies auf Menschen mit einer abhängigen (dependenten) Persönlichkeitsstörung zutrifft.
- Eine *Dunkelangst,* die zur Kategorie der Spezifischen Phobien, Naturgewalten-Typ, gezählt wird, und die oft bei meist jungen weiblichen Erwachsenen auftritt, soll nachts zu Hause das Grundbedürfnis nach Bindung und Geborgenheit beim geliebten Partner befriedigen, etwa in der Form, dass dieser abends nicht alleine fortgehen darf und sich so auch nicht in eine andere Frau verlieben kann, was die Beziehung zerstören würde, oder indem er durch seine Anwesenheit zu Hause einen Schutz vor »Was wäre, wenn …?«-Katastrophenfantasien, wie etwa einen Einbruch oder eine Vergewaltigung durch einen Verbrecher, darstellt.

- Eine *Agoraphobie* bewirkt eine zumindest vorübergehende Lösung in einem Arbeitsplatzkonflikt: Man ist ja krank und kann deshalb das Haus nicht mehr verlassen und zur Arbeit gehen, muss also wegen der unlösbaren Berufsprobleme nicht kündigen und dann ohne Arbeit dastehen, wodurch das Grundbedürfnis nach ökonomischer Sicherheit gefährdet wäre.
- Eine *Hypochondrie* mit häufigem Wunsch nach Arztkontakten befriedigt das Grundbedürfnis nach körperlicher Gesundheit; in Lebenskrisen geht es häufig auch um die verlässliche Bindung zu einer wichtigen Bezugsperson wie dem Hausarzt.

Die Symptome von Angst, Furcht und Panik können also helfen, bestimmte Grundbedürfnisse zu befriedigen, weil keine anderen Möglichkeiten dazu gefunden werden. In der Fachliteratur spricht man seit Sigmund Freud von *primärem Krankheitsgewinn*, wenn die Betroffenen nur mithilfe von Symptomen eine Entlastung von bestimmten Aufgabenstellungen erreichen oder ihre Ziele und Bedürfnisse nur über den Umweg ihrer psychischen Störung verwirklichen können. Beim viel zitierten *sekundären Krankheitsgewinn* geht es um das Bedürfnis nach Zuwendung und Schonung vonseiten der Umwelt; die jeweiligen Symptome ermöglichen eine subtile Beziehungssteuerung. Der *tertiäre Krankheitsgewinn* besteht darin, dass es die Bezugspersonen tatsächlich als ihre Aufgabe betrachten, sich zugunsten des psychisch Kranken einzuschränken oder gar aufzuopfern.

Zur Befriedigung der fünf zentralen Grundbedürfnisse sowie zur Abwehr von Bedrohungen dieser Grundbedürfnisse werden die motivationalen Schemata *Annäherung* und *Vermeidung* von den Betroffenen hilfreich (adaptiv) oder schädlich (maladaptiv) eingesetzt. Im Fall von *Angststörungen* werden die Annäherungs- und Vermeidungsziele mit falschen, langfristig schädlichen Methoden – also maladaptiv – umgesetzt.

- *Annäherungsziele* zur Befriedigung der Grundbedürfnisse werden nicht mehr auf direktem Weg verwirklicht, sondern mithilfe von *Kontroll- und Sicherheitsstrategien* zu erreichen versucht.
- *Vermeidungsziele* zur Abwehr der Bedrohung von Grundbedürfnissen dienen nicht mehr der durchaus sinnvollen Minimierung von möglichen Bedrohungen, sondern bezwecken den *Ausschluss selbst des kleinsten Restrisikos.* Die Vermeidungsziele verselbstständigen sich im Laufe der Zeit derart, dass es gar nicht mehr darum geht, mithilfe kurzfristig sinnvoller Vermeidungsstrategien mittel- und langfristig doch noch die Befriedigung des Grundbedürfnisses zu erreichen.

Vor dem Hintergrund dieser Überlegungen ergeben sich zwei Formen von schädlichen (maladaptiven) Bewältigungsstrategien: *maladaptives Annäherungsverhalten* und *maladaptives Vermeidungsverhalten*. In Bezug auf die fünf zentralen Grundbedürfnisse lässt sich daraus eine Tabelle mit zehn Feldern erstellen.

Grundbedürfnis	Maladaptives Annäherungsverhalten	Maladaptives Vermeidungsverhalten
Gesundheit und körperliches Wohlbefinden	Medikamente und bestimmte »Tricks« gegen körperliches und seelisches Unwohlsein einsetzen, um seine Ziele zu erreichen	Flucht aus und Vermeidung von gefürchteten Situationen, Ablenkung oder Unterdrücken von Gedanken, Gefühlen und Symptomen
Soziale und ökonomische Sicherheit	Aus Angst vor persönlichen Katastrophen wie etwa den Verlust des Arbeitsplatzes alles kontrollieren und »im Griff« haben wollen, um keinerlei Sorgen haben zu müssen	Verzicht auf einen sinnvollen Arbeitsplatzwechsel mit Aufstiegschancen aus Angst vor einer Verschlechterung, Verzicht auf eine sinnvolle Scheidung aus Angst vor einem sozialen Absturz
Bindung und Geborgenheit	Kontrollanrufe und Rückversicherungsstrategien bei wichtigen Bezugspersonen, um Verlustängste zu reduzieren	Vermeidung enger Kontakte zu anderen Personen aus Angst vor Verlusterlebnissen (der Partner könnte fremdgehen oder sterben)
Selbstwerterhöhung und Selbstwertsicherung	Perfektionismus zur Absicherung gegenüber möglicher Kritik	Absagen von Prüfungen, Vorträgen oder Terminen aus Angst vor Blamage
Kontrollbedürfnis und Autonomie	In Kinos, Kirchen und Konzertsälen Sitzplätze nur am äußeren Ende einer Reihe einnehmen, um jederzeit flüchten zu können	Vermeiden von Situationen, in denen man nicht jederzeit entkommen oder keine Hilfsmittel nutzen kann

Teil 3
Erfolgreiche Selbsthilfe bei Angststörungen

Das Selbsthilfeprogramm im Überblick

Vierstufiges Grundkonzept: Wege aus dem Teufelskreis der Angst

Im dritten Teil dieses Buches möchte ich Ihnen die *zentralen Strategien einer bedürfnis- und werteorientierten Selbsthilfe* bei Angststörungen vermitteln. Im Sinne der Verwirklichung Ihrer Grundbedürfnisse geht es dabei einerseits um den Auf- und Ausbau eines gesunden Verhaltens, genauer: eines hilfreichen (adaptiven) Annäherungsverhaltens, und andererseits um die Beachtung eines gesunden Vermeidungsverhaltens. Langfristig angst- und stressreduzierend wirken darüber hinaus die Verminderung und konsequente Beseitigung aller schädlichen (maladaptiven) Verhaltensweisen, konkret der schrittweise Verzicht auf ein krank machendes Kontrollverhalten und der sukzessive Abbau eines krank machenden Vermeidungsverhaltens.

Demnach beruht das Selbsthilfeprogramm bei jeder der fünf Angststörungen nach dem ICD-10 auf vier Grundstrategien:

1. Gesundes Verhalten ausbauen.
2. Gesundes Vermeidungsverhalten beachten.
3. Krank machendes Kontrollverhalten schrittweise abbauen.
4. Krank machendes Vermeidungsverhalten sukzessive vermindern.

Gesundes Verhalten ausbauen: So verwirklichen Sie Ihre Ziele und Grundbedürfnisse trotz Angst und Furcht

Sie werden im Rahmen der ersten und wichtigsten Grundstrategie angeleitet, Ihr *gesundes Verhalten* auszubauen, das heißt, ein *hilfreiches (adaptives) Annäherungsverhalten* zur Befriedigung Ihrer Grundbedürfnisse mit und trotz Angst zu entwickeln. Sie sollen mithilfe bestimmter Schritte möglichst schnell eine erfolgreiche Angstbewältigung erreichen. Diese Strategie ist aufgrund der Bedeutung für ein sinnerfülltes und befriedigendes Leben bei jeder Angststörung die wichtigste und auch umfangreichste Vorgangsweise.

Ein *gesundes Verhalten* soll Ihnen bei jeder Angststörung jeweils in Form von *zehn Schritten* ermöglicht werden:

1. *Ängste verstehen:* Erkennen Sie in Ihren Ängsten die Bedrohung Ihrer Grundbedürfnisse.
2. *Denkmuster ändern:* Entwickeln Sie hilfreichere Sichtweisen.
3. *Körperliche Befindlichkeit verbessern:* Nutzen Sie Bewegung, Sport, Freizeitaktivitäten und Entspannung zum Stressabbau und zur Erhöhung des Wohlbefindens.
4. *Aufmerksamkeit lenken:* Konzentrieren Sie sich auf das, was im Moment hilfreich und wichtig ist.
5. *Achtsamkeit üben, Akzeptanz fördern:* Lassen Sie Ihre Körperempfindungen, Gedanken, Vorstellungen und Gefühle ohne Bewertung achtsam zu, statt ständig dagegen anzukämpfen.
6. *Gefürchtete Zustände provozieren:* Lernen Sie einen besseren Umgang mit jenen Befindlichkeiten, die Sie am meisten fürchten.
7. *Sich selbst coachen:* Führen Sie hilfreiche Selbstgespräche.
8. *Mental trainieren:* Üben Sie erfolgreiches Handeln in der Vorstellung.
9. *Sich mutig konfrontieren:* Stellen Sie sich in der Realität allen gefürchteten Situationen, um positive Erfahrungen zu machen.
10. *Gefühle und Beziehungsprobleme bewältigen:* Finden Sie Lösungen für die tiefergehenden Hintergründe Ihrer Ängste.

Gesundes Vermeidungsverhalten beachten: So machen Sie aus Ihrer Angst eine gute Freundin und hilfreiche Mahnerin

Sie werden im Rahmen der zweiten Grundstrategie dazu ermutigt, im Sinne einer gesunden Angst auf ein *hilfreiches (adaptives) Vermeidungsverhalten* zu achten. Sie sollten Ihre Ängste nicht überspielen und verdrängen oder gar zur Befriedigung Ihrer Grundbedürfnisse in tollkühner Weise jedes Risiko und jede Gefahr in Kauf nehmen. Ein derartiges Vorgehen bezeichnen tiefenpsychologisch orientierte Fachleute als schädliches *kontraphobisches Verhalten.* Bei aller Zielorientierung im Sinne eines bestmöglichen Annäherungsverhaltens zur Verwirklichung Ihrer Grundbedürfnisse sollten Sie also gleichzeitig auch auf ein *sinnvolles und gesundes Vermeidungsverhalten* achten. Sich unnötigen Gefahren oder derzeit nicht bewältigbaren Belastungen auszusetzen, kann zur realen Gefahr für Leib und Leben werden.

Gesunde Ängste und rasche Furchtreaktionen können manchmal sogar lebensrettend sein. Lieber einmal zu viel als einmal zu wenig gefürchtet! *Gesunde Vorsicht,* die mit einer normalen Angstreaktion angesichts bestimmter Situationen einhergeht, sichert nicht nur das Leben des Einzelnen, sondern der ganzen Menschheit. Auch wenn Menschen, die seit Jahren unter krankhaften Ängsten leiden, diesen viel zitierten Satz nicht gerne hören, so trifft er doch ins Schwarze: »Ohne Angst wäre die Menschheit schon längst ausgestorben.«

Krank machendes Kontrollverhalten schrittweise abbauen: So stärken Sie das Vertrauen in sich selbst

Sie werden im Rahmen der dritten Strategie unterstützt, *schädliches (maladaptives) Annäherungsverhalten* in Form von übertriebenen Kontroll- und Sicherheitsstrategien auf dem Weg zur Erreichung Ihrer Ziele sukzessive zu reduzieren. Sie sollten die Erfahrung machen, dass Sie sich angesichts von subjektiv bedrohlichen Situationen auf sich selbst verlassen können, ohne ständig irgendwelche Tricks und Taktiken anwenden zu müssen, die letztlich Ihr Selbstvertrauen nur untergraben. Auf diese Weise stärken Sie Ihren *Selbstwirksamkeitsglauben*, das heißt das Vertrauen in Ihre Kompetenzen und Selbsthilfekräfte.

Krank machendes Vermeidungsverhalten sukzessive vermindern: So machen Sie positive Erfahrungen ohne Flucht und Vermeidung

Sie werden im Rahmen der vierten Strategie angeregt, ein *schädliches (maladaptives) Vermeidungsverhalten* im Laufe der Zeit aufzugeben. Durch Flucht aus unangenehmen Situationen und Vermeidung von gefürchteten Objekten, Orten und Situationen können Sie weder die Befriedigung Ihrer Grundbedürfnisse noch einen langfristig erfolgreichen Abbau Ihrer Ängste erreichen. Sie sollten durch die Konfrontation mit angstmachenden Situationen ohne Flucht und Vermeidung zur Erkenntnis gelangen, dass Sie zu deren erfolgreicher Bewältigung in der Lage sind und sich dadurch völlig neue Lebensmöglichkeiten eröffnen können.

Agoraphobie – den Aktionsradius ausweiten statt weiter einschränken

Eine Agoraphobie besteht im Unwohlsein in mehreren unterschiedlichen Situationen, in denen keine sofortige Fluchtmöglichkeit, verlässliche Vertrauenspersonen oder bewährte Hilfsmittel aller Art zur Verfügung stehen.

Im Folgenden werden die wichtigsten Strategien zur raschen und effizienten Bewältigung einer Agoraphobie dargestellt.[24]

Gesundes Verhalten ausbauen: Suchen Sie mit und trotz Angst und Furcht alle Situationen auf, die Ihnen wichtig sind

Zunächst geht es – entsprechend Punkt 1 des oben erläuterten vierstufiges Grundkonzepts zur Bewältigung von Ängsten – darum, das gesunde Verhalten auszubauen. Dies geschieht in zehn Schritten:

1. Ängste verstehen: Erkennen Sie in Ihren Ängsten die Bedrohung Ihrer Grundbedürfnisse.

Menschen mit Agoraphobie fürchten in objektiv völlig ungefährlichen Situationen letztlich ihre eigenen *körperlichen und psychischen Symptome* sowie das vorübergehende *Eingeschränktsein*, sodass sie sich lieber selbst einschränken und immer weniger von dem tun, was ihnen früher wichtig war, um diese für sie unerträglichen Situationen zu vermeiden. Die Betroffenen wissen um deren Ungefährlichkeit, können ihr Vermeidungs- und Kontrollverhalten aber dennoch nicht aufgeben. Sie haben weiterhin Angst vor Panikattacken oder anderen unkontrollierbaren körperlichen Symptomen (z. B. Schwindel, Atemnot, Beklemmungsgefühlen, Harn- oder Stuhldrang), obwohl sie diese schon oft ohne körperlichen Schaden oder sichtbare Peinlichkeit bewältigt haben. Sie fühlen sich trotz des Wissens um ihre Gesundheit unwohl in Abwesenheit von Vertrauenspersonen und bei Fehlen verschiedener Hilfsmittel (z. B. Beruhigungsmittel, Handy, Halte- und Stützmöglichkeiten bei Schwindel), sie möchten im Fall erheblicher Symptome unbekannten Menschen, fremdsprachigen Ärzten oder wenig vertrauenswürdig erscheinenden

Krankenhäusern nicht ausgeliefert sein oder befürchten eine peinliche Auffälligkeit, wenn sie ihre Symptome sowie ihr Verhalten nicht unter Kontrolle haben.

Wenn Sie unter einer *Agoraphobie* leiden, geben Sie durch Ankreuzen der zutreffenden Zahl an, in welchem Ausmaß Sie von den folgenden fünf Bedrohungsszenarien, die als Ursache, Auslöser oder Verstärker Ihrer Agoraphobie infrage kommen, betroffen sind (0 = gar nicht, 1 = ein wenig, 2 = mäßig, 3 = stark, 4 = sehr stark).

Bedrohungsszenario	Ausmaß
Bedrohung des Körpers / des körperlichen Wohlbefindens	0 1 2 3 4
Bedrohung der sozialen/wirtschaftlichen Sicherheit	0 1 2 3 4
Bedrohung der Bindungen/Geborgenheit	0 1 2 3 4
Bedrohung des Selbstwerts/Sozialprestiges	0 1 2 3 4
Bedrohung der Kontrolle/Autonomie	0 1 2 3 4

Führen Sie ein *Angsttagebuch* und analysieren Sie schriftlich alle möglichen Zusammenhänge zwischen Ihrer Agoraphobie einerseits und Ihrer Lebenssituation, Ihrer inneren Befindlichkeit und Ihren »Was wäre, wenn …?«-Bedrohungsszenarien andererseits. Nutzen Sie Ihr Angsttagebuch auch als *Erfolgstagebuch:* Notieren Sie alle Erfolge sowie wirksamen Strategien im Umgang mit Ihrer Agoraphobie.

Folgende *Fragen* können hilfreich sein:

- Welche Orte und Situationen fürchten und vermeiden Sie bzw. halten Sie ohne Vertrauenspersonen und Sicherheitsstrategien wie Medikamente oder Handy nur unter großem Unwohlsein aus? Reihen Sie diese nach dem Ausmaß der Belastung auf. Welche Erkenntnisse können Sie daraus gewinnen?
- Wie eng hängt Ihre Agoraphobie mit Panikattacken oder Symptomen wie Schwindel, Harn- oder Stuhldrang zusammen?
- Welche körperlichen und psychischen Symptome fürchten Sie in agoraphobischen Situationen am meisten?
- Welche Gedanken, Vorstellungen und Gefühle treten in diesen Situationen in belastender Weise auf?
- Was macht es für Sie in der Vorstellung und in der Realität so unerträglich, bestimmten agoraphobischen Situationen auch nur vorübergehend ausgeliefert zu sein? Was macht Ihr Unbehagen aus, wenn Sie vom Verstand her und aus Erfahrung wissen, dass Sie keinen körperlichen oder psychischen Schaden erleiden werden?

- Was sind Ihre typischen Sicherheits- und Vermeidungsstrategien, die Ihre Agoraphobie kurzfristig erleichtern, langfristig jedoch verschlimmern?
- Welche Ereignisse oder Erfahrungen in Kindheit, Jugendzeit und Erwachsenenalter können Sie aufgrund der Informationen in diesem Buch als Ursachen für Ihre Agoraphobie ausmachen?
- Erinnert Sie das unangenehme Gefangen- und Ausgeliefertsein in agoraphobischen Situationen an bestimmte Lebenssituationen in der Vergangenheit oder Gegenwart?
- Welchen Einfluss haben partnerschaftliche, familiäre und berufliche Faktoren auf die Ausprägung Ihrer Agoraphobie?
- Welche Bedeutung haben Ihre wichtigsten Einstellungen, Lebensregeln und Wertvorstellungen auf Ihre agoraphobischen Reaktionen?
- Welche Merkmale Ihrer Persönlichkeit könnten eine Rolle bei der Ausbildung Ihrer Agoraphobie spielen?

2. Denkmuster ändern: Entwickeln Sie hilfreichere Sichtweisen.
Menschen mit einer Agoraphobie halten oft an folgenden *Glaubenssätzen* und Denkweisen fest: »Ich muss in jeder Situation immer die totale Kontrolle über alles und jedes haben, damit ich mich niemals hilflos ausgeliefert fühle«, »Ohne Fluchtweg, Vertrauensperson oder Hilfsmittel kann ich diese Situation nicht ertragen«, »Ich muss um jeden Preis durchhalten; wenn ich das nicht verlässlich genug schaffen kann, sollte ich mich auf bestimmte Situationen gar nicht erst einlassen«, »Wenn nur ein minimales Restrisiko in Bezug auf eine Beeinträchtigung meiner körperlichen Befindlichkeit gegeben ist, sollte ich das Schicksal nicht herausfordern«, »Wenn ich in bestimmten Situationen mein Verhalten, meinen Körper oder Verstand nicht sicher unter Kontrolle haben kann, will ich mich nicht in sie begeben, auch wenn ich sie eigentlich attraktiv finde«, »Wenn ich in bestimmten Situationen schwach und hilflos sein sollte, möchte ich nicht auf fremde Hilfe angewiesen sein«, »Wenn ich in bestimmten Situationen meinen Körper nicht vollständig unter Kontrolle hätte, wäre mir dies vor anderen Menschen sehr peinlich.«

Folgende *Ratschläge* können hilfreich sein:

- *Erkennen, relativieren und – wenn möglich – ändern Sie jene Denkmuster,* die Ihre Agoraphobie begünstigen und aufrechterhalten. Lernen Sie, mit Ihren Denkmustern auf dreifache Art und Weise erfolgreich umzugehen: durch neue und hilfreichere Sichtweisen, durch neue Erfahrungen im Rahmen einer eigenständig durchgeführten Konfrontationstherapie, die Ihre negativen Denkmuster widerlegt, sowie durch achtsame Akzeptanz Ihrer negativen Denkmuster bei gleichzeitig erfolgreicher Konzentration auf das, was Sie aufgrund Ihrer Bedürfnisse, Werte und Ziele erleben und erreichen möchten.

- *Reduzieren Sie Ihren überhöhten Anspruch, um jeden Preis ohne Flucht ausharren zu müssen.* Gestatten Sie sich – auch wenn viele Fachleute hier gegenteilige Empfehlungen abgeben – eine vorübergehende Flucht, um sich zu regenerieren, wenn Sie etwa in einem öffentlichen Verkehrsmittel, einem Privatauto, einem Geschäft, Kino, Theater oder sonstigen Veranstaltungsraum belastende Ängste bekommen haben. Sobald Sie sich das Verlassen der agoraphobischen Situation erlauben statt verbieten, können Sie in ihr noch eine Weile länger durchhalten, weil Sie Flucht nicht als Schwäche, sondern als Ausdruck Ihrer Freiheit betrachten, zu gehen oder zu bleiben, wie es Ihren Bedürfnissen entspricht. Es geht nicht darum, stärker zu sein als Angst und Furcht und sie niederzuringen wie Feinde, aber auch nicht primär darum, auszuharren, bis Angst und Furcht im Laufe der Zeit von alleine nachlassen (Fachausdruck: *Habituation*), wie dies bei klassischen Konfrontationstherapien in der Verhaltenstherapie gelehrt wird. Es geht vielmehr darum, dass Sie trotz einer gewissen Angst und Furcht – und ggf. mithilfe anfänglicher Maßnahmen zur Erleichterung und vorübergehend eingesetzter Hilfsmittel – in den gefürchteten Situationen positive Erfahrungen machen und die Befriedigung Ihrer Wünsche und Grundbedürfnisse erreichen können.

3. Körperliche Befindlichkeit verbessern: Nutzen Sie Bewegung, Sport, Freizeitaktivitäten und Entspannung zum Stressabbau und zur Erhöhung des Wohlbefindens.

In agoraphobischen Situationen entwickelt man automatisch eine *anhaltende Kampf-Flucht-Reaktion,* als ginge es buchstäblich um Leib und Leben – beim gleichzeitigen Gefühl, »in der Falle zu sitzen« und dabei auf keinerlei Hilfestellungen zurückgreifen zu können.

Viele Menschen mit Agoraphobie haben niemals Panikattacken erlebt, sondern beklagen einen verspannungsbedingten Schwindel mit Stand- und Gangunsicherheit, der mit einer eigentlich völlig unberechtigten Ohnmachtsangst einhergeht, ein anhaltendes Beklemmungsgefühl in geschlossenen Räumen sowie einen subjektiv sehr belastenden Harn- oder Stuhldrang. Haben Sie derartige Erfahrungen gemacht?

Folgende *Ratschläge* können hilfreich sein:

- *Bewegen Sie sich ein wenig oder sogar kräftig*, ähnlich wie dies bei einer Panikattacke hilfreich ist, um die Stresshormone Adrenalin, Noradrenalin und Kortisol und die damit verbundene körperliche Anspannung abzubauen und die Entspannung zu fördern, ohne tatsächlich den Ort fluchtartig zu verlassen. Bleiben Sie an der Kasse eines Supermarkts nicht angespannt stehen, sondern gehen Sie erneut eine Runde durch das Geschäft, lösen Sie im Aufzug die Erstarrung der Beine durch Gehbewegungen auf der Stelle, gehen Sie in einem öffentlichen Verkehrsmittel von einem Ende zum anderen, bewegen Sie sich in einem Flugzeug ein wenig auf dem Sitz oder im Raum, wie chronische Schmerzpatienten bei Langstreckenflügen dies tun. Machen Sie sich auch bewusst: Bewegung hemmt die Ausscheidungsorgane und vermindert somit einen peinlichen Harn- oder Stuhldrang.

- *Seien Sie mutig und stehen Sie zu Ihrer Angst, trotz der Sorge, dadurch unangenehm aufzufallen.* Bleiben Sie auf der Autobahn auf dem Pannenstreifen stehen und stellen Sie so lange ein Pannendreieck auf, bis Sie sich wieder wohler fühlen. Verlassen Sie vorübergehend einen vollbesetzten oder überhitzten Raum, so wie auch andere Leute aus Nervosität auf die Toilette oder an die frische Luft gehen. Eine kurze Auszeit zur Entspannung und Regenerierung ist durchaus okay, wenn sie dazu dient, dass Sie Ihre geplanten Aktivitäten danach wieder mit mehr Wohlbefinden, Energie und Konzentration fortsetzen können.
- *Nutzen Sie verschiedene Atemtechniken als einfache Hilfsmittel,* um rasch die Anspannung abzubauen, ähnlich wie dies bei Panikattacken angeraten ist. Halten Sie in Beengtheitssituationen nicht vor Schreck die Luft an, sondern atmen Sie durch, indem Sie langsam und intensiv durch die Nase einatmen und langsam und vollständig durch leicht geschlossene Lippen ausatmen. Bedenken Sie: Beengend ist nicht die Situation an sich, belastend ist vielmehr Ihr Beklemmungsgefühl im Brustkorb, das Sie übermäßig nach Luft ringen lässt.
- *Nutzen Sie alle Möglichkeiten, die kurzfristig zur Absenkung der körperlichen Grundanspannung und langfristig zu einem besseren körperlichen Wohlbefinden beitragen:* längere Spaziergänge, Tanzen, Gymnastik, Ausdauersportarten wie Wandern, Nordic Walking, Joggen, Radfahren oder Schwimmen, Konditions- und Krafttraining zu Hause oder im Fitnessstudio, Entspannungstechniken wie Atemübungen, Autogenes Training oder Progressive Muskelentspannung nach Jacobson sowie umfassendere Methoden wie Yoga, Qigong oder Tai-Chi. Regelmäßige körperliche Betätigung vermindert nicht nur ein agoraphobisches Vermeidungsverhalten, sondern reduziert nachweislich die Rückfallgefahr bei Angststörungen und Depressionen – ähnlich erfolgreich wie Antidepressiva!

4. Aufmerksamkeit lenken: Konzentrieren Sie sich auf das, was im Moment hilfreich und wichtig ist.

Ein Leben mit Agoraphobie ist ein Leben voll verpasster Chancen und Gelegenheiten, weil es den Betroffenen mehr darum geht, ein Restrisiko zu vermindern, als einen Erfolg anzupeilen, der trotz Angst, Furcht und Panikattacken möglich wäre. Menschen mit einer Agoraphobie fürchten sich vor dem Falschen: vor objektiv harmlosen Orten, Situationen und Symptomen. Wenn die Betroffenen stattdessen mehr Angst davor hätten, wichtige Dinge und Erfahrungen im Leben unwiederbringlich zu versäumen, und wenn sie durch ihr andauerndes Vermeidungsverhalten die Erreichung ihrer Ziele nicht immer weiter in eine unbestimmte Zukunft verlagern würden, wäre viel an Lebensqualität gewonnen.

Folgende *Ratschläge* können hilfreich sein:

- *Kämpfen Sie stets für und nicht gegen etwas.* Erschöpfen Sie sich nicht im Kampf gegen Angst und Furcht, sondern verausgaben Sie sich beim Einsatz für ein lebenswerteres Leben. Ihre Agoraphobie überwinden Sie dann am schnellsten, wenn Ihr Bedürfnis, etwas Schönes zu erleben und etwas Wichtiges zu tun, größer ist als Ihre Angst, Furcht und Panik vor bestimmten Situationen. Nutzen Sie die Kraft des Belohnungssystems, indem Sie attraktive Ziele anpeilen, sowie des Geborgenheitssystems, indem Sie gewünschte Orte zunächst zusammen mit Vertrauenspersonen aufsuchen.
- *Lenken Sie Ihre Aufmerksamkeit in agoraphobischen Situationen primär auf das, was Sie erreichen möchten.* Konzentrieren Sie sich nicht einseitig auf das, was Sie vermeiden möchten. Machen Sie sich vielmehr bewusst: Was sind Ihre zentralen Grundbedürfnisse, Werte und Ziele, die Sie motivieren, bestimmte Orte und Situationen aufzusuchen, auch wenn Sie sich gleichzeitig davor fürchten? Was macht Ihr Leben sinnvoll und erfüllt, trotz Angst und Furcht? Was macht es lohnend, vorübergehend Ihre agoraphobischen Ängste zu tolerieren, um dann das zu tun, was Sie eigentlich erleben möchten?
- *Formulieren Sie Ihre Ziele stets positiv,* das heißt als schrittweise erreichbar und hinterher anhand konkreter Erfolgserlebnisse auch überprüfbar (z. B. »Wieder in alle Geschäfte gehen können«, »Wieder mit öffentlichen Verkehrsmitteln fahren können«) statt negativ, das heißt als bloße Abwesenheit von unerwünschten Zuständen. Je spezifischer Ihre Ziele sind, desto mehr Motivation und Energie werden Sie aufbringen, um sie zu erreichen. Je konkreter Sie Ihre Ziele formulieren und je besser Sie deren Umsetzung visualisieren können, desto mehr

Interesse, Neugierde und Leidenschaft werden Sie entwickeln, sie zu verwirklichen.

- *Erstellen Sie einen schrittweisen Plan zur Überwindung Ihrer Agoraphobie.* Welche Orte und Situationen möchten Sie in drei Monaten wieder aufsuchen können? Welche Orte, Geschäfte, Veranstaltungsräume und Verkehrsmittel möchten Sie zuerst betreten können? Welche vernachlässigten Aktivitäten möchten Sie zukünftig wieder aufnehmen?
- *Entwickeln Sie attraktive Ziele jenseits Ihrer Agoraphobie, die Ihre Motivation in agoraphobischen Situationen erhöhen.* Das erhöht die Freisetzung von *Dopamin* – jenem Botenstoff, der den Gegenspieler zu den Stresshormonen darstellt. Was macht Ihre Leidenschaft aus? Welcher »Kick« ist stärker als Ihre Angst und Furcht? Wofür konnten und können Sie sich nach wie vor begeistern? Was ist Ihnen im Leben so wichtig, dass Sie es in absehbarer Zeit unbedingt erreichen möchten?
- *Überlagern Sie unangenehme durch angenehme Gefühle.* Unangenehme Gefühle wie Angst und Furcht lassen sich nicht so leicht durch Vernunftargumente und großen Willenseinsatz überwinden, sondern viel schneller und besser dadurch, dass Sie durch motivierende Ziele angenehme Gefühle wie Vorfreude aktivieren, die mit dem Erreichen dieser Ziele verbunden sind.
- *Stellen Sie andere Grundbedürfnisse als Ihr körperliches Wohlbefinden und Ihr Kontrollbedürfnis in den Mittelpunkt Ihrer Aufmerksamkeit.* Die mangelnde Befriedigung Ihrer Grundbedürfnisse nach körperlichem Wohlbefinden sowie nach Kontrolle und Autonomie in agoraphobischen Situationen können Sie dann am ehesten tolerieren, wenn Sie sich auf die drei anderen Grundbedürfnisse besinnen: das Grundbedürfnis nach *Bindung*, das Sie antreibt, gewünschte soziale Kontakte wieder aufzunehmen, das Grundbedürfnis nach *Selbstwerterhöhung*, das durch die erfolgreiche Bewältigung bislang gefürchteter Situationen gestärkt wird, und das Grundbedürfnis nach sozioökonomischer *Sicherheit*, etwa in Form der Absicherung Ihres Arbeitsplatzes, den Sie bei einer langandauernden Agoraphobie leicht verlieren könnten.
- *Erstellen Sie auf der Basis Ihrer Grundbedürfnisse konkrete Ziele, die für Sie sehr bedeutsam sind.* Häufig geht es um folgende Ziele: bestimmte geliebte Menschen nach längerer Zeit wieder besuchen, mit der Familie einen schönen Urlaub weit weg von zu Hause verbringen, der Partnerin oder dem Partner einen lang gehegten Wunsch erfüllen, mit Freunden in eine interessante Stadt reisen, an bestimmten Veranstal-

tungen teilnehmen, ein geliebtes Hobby oder eine früher gerne ausgeübte Freizeitaktivität außerhalb der Wohnung ausführen, Aktivitäten ohne Vertrauensperson unternehmen, nach kurzem Krankenstand bald wieder den Arbeitsplatz aufsuchen, mit dem eigenen Auto oder öffentlichen Verkehrsmitteln fahren, um den Arbeitsplatz bequemer erreichen zu können als zu Fuß oder mit dem Fahrrad.

5. Achtsamkeit üben, Akzeptanz fördern: Lassen Sie Ihre Körperempfindungen, Gedanken, Vorstellungen und Gefühle ohne Bewertung achtsam zu, statt ständig dagegen anzukämpfen.

Eine Agoraphobie mit oder ohne Panikattacken besteht nicht nur in der Angst und Furcht vor bestimmten Orten und Situationen, sondern vor allem auch in der Angst vor den eigenen Körperempfindungen, Gefühlen und Gedanken in den gefürchteten Situationen.

Die *Achtsamkeitsbasierte Stressreduktion* nach Jon Kabat-Zinn – eine Methode der Wahrnehmung und Beobachtung der momentanen körperlichen und psychischen Befindlichkeit, ohne dass diese ängstlich bewertet wird – stellt eine hervorragende Vorbereitung auf die Konfrontation mit gefürchteten Symptomen in agoraphobischen Situationen dar.

Achtsamkeit als besondere Form der bewussten und nicht wertenden Aufmerksamkeitslenkung auf das Hier und Jetzt, auf den gegenwärtigen Augenblick, ist keine spezielle Methode zur Bewältigung von Angst, Furcht und Panik, sondern stammt ursprünglich aus buddhistischen spirituellen Traditionen; sie ist weder eine Entspannungstechnik noch eine Form der Konfrontationstherapie, sondern vielmehr eine grundlegende Haltung und Einstellung im Umgang mit sich selbst und der Welt. Es geht dabei ganz konkret darum, zum einen alle Körperempfindungen, Gedanken, Erinnerungen und Gefühle wahrzunehmen und zum anderen bewusst die Aufmerksamkeit so gut wie möglich auf das zu richten, was im Moment gerade wichtig ist, wie etwa die achtsame Beobachtung der Ein- und Ausatmung oder die Ausführung einer bestimmten Tätigkeit.

Folgende *Ratschläge* können hilfreich sein:

- *Nehmen Sie in Alltagssituationen sowie in agoraphobischen Situationen Ihre innere Befindlichkeit achtsam wahr.* Spüren Sie Ihren Körper ohne Ablenkungs-, Verdrängungs- und Kontrollstrategien, während Sie sich gleichzeitig auf das konzentrieren, was Sie gerade tun. Akzeptieren Sie Ihre körperlichen und psychischen Angstsymptome. Sie können auch mit und trotz Angst erfolgreich handeln.

- *Registrieren und benennen Sie Ihre momentane Befindlichkeit mit treffenden Worten.* Beschreiben Sie Ihre *Körperempfindungen:* »Mein Herz schlägt schneller als sonst«, »Mir wird ganz heiß und schwindlig«, »Ich habe den Eindruck, zu wenig Luft zu bekommen.« Identifizieren Sie Ihre *Gedanken und Denkmuster*, die diese Körperempfindungen begleiten*:* »Ist das nicht doch gefährlich?«, »Ich halte das nicht mehr länger aus und möchte am liebsten davonlaufen.« Formulieren Sie Ihre *Gefühle* in treffenden Worten: »Ohne Vertrauensperson in der Nähe fürchte ich mich wie ein kleines Kind«, »Ich bin verärgert und enttäuscht, dass meine Angst, Furcht und Panikattacken noch immer so stark sind.« Erkennen Sie Ihre *Bedürfnisse und Wünsche:* »Ich möchte an dieser interessanten Veranstaltung trotz aller Beschwerden unbedingt weiter teilnehmen«, »Ich möchte mit dem Auto bzw. mit dem öffentlichen Verkehrsmittel trotz aller Symptome weiterfahren, um mein geplantes Ziel rechtzeitig zu erreichen.«

6. Gefürchtete Zustände provozieren: Lernen Sie einen besseren Umgang mit jenen Befindlichkeiten, die Sie am meisten fürchten.
Darauf beruht der Erfolg aller sogenannten *paradoxen Strategien*: Sie tun ganz bewusst genau das, was Sie am meisten fürchten. Wenn Sie die schlimmsten Zustände aufgrund positiver Erfahrungen nicht mehr fürchten, müssen Sie sie auch nicht mehr vermeiden. Nutzen Sie *Verhaltensexperimente* als eine Art »Trockentraining«, um mit gefürchteten körperlichen und psychischen Symptomen im Ernstfall besser umgehen zu lernen. Machen Sie diese Experimente jedoch nur dann, wenn Sie körperlich gesund sind und von der Sinnhaftigkeit dieser Übungen überzeugt sind, denn sie können sehr anstrengend und herausfordernd sein – je nachdem, wie ausgeprägt Ihre Ängste sind. Überfordern Sie sich dabei nicht und brechen Sie die Übungsaufgabe ab, wenn sie Ihnen zu belastend erscheint. Die Anwesenheit oder Mitmachbereitschaft einer Vertrauensperson kann dabei anfangs sehr unterstützend sein.

Folgende *Provokationsübungen* können hilfreich sein:

- *Beobachten Sie im Fall von herzbezogenen Ängsten eine Zeitlang Ihren Herzschlag.* Denken Sie ganz bewusst daran, dass Ihr Herz einmal für immer mit dem Schlagen aufhören wird. Falls Ihnen das sehr schwerfällt, ist Ihr Grundproblem wohl nicht das unangenehm schnelle, starke oder unrhythmische Herzklopfen in agoraphobischen Situationen, sondern vielmehr die Endlichkeit Ihrer Existenz – ein Faktum, das natürlich nicht durch das Vermeiden von gefürchteten Situationen oder die Einnahme von Beruhigungsmitteln bewältigt werden kann.

- *Steigern Sie durch Sport und Kaffeetrinken absichtlich den Herzschlag und den Blutdruck.* Messen Sie während des Sports, etwa auf dem Hometrainer, sowie eine Viertelstunde danach Ihren Puls und Ihren Blutdruck und vergleichen Sie die erhobenen Werte. Je besser Ihr körperlicher Trainingszustand ist, desto rascher erreichen Sie den Normalwert. Die bewusste Aktivierung Ihres Herz-Kreislauf-Systems soll Ihnen helfen, in agoraphobischen Situationen besser damit umgehen zu können.
- *Provozieren Sie Hitzegefühle und Schwitzen.* Sport, andere körperliche Betätigungen, ein Saunagang, das Tragen von zu warmer Kleidung oder das Überheizen von Räumen können Ihnen helfen, harmlose Hitzegefühle in agoraphobischen Situationen leichter tolerieren zu lernen.
- *Provozieren Sie eine vorübergehende Atemnot durch Hyperventilation.* Atmen Sie – sofern Sie bei guter körperlicher Gesundheit sind – eine Minute lang rasch durch den Mund ein und aus (45 bis 60 Atemzüge pro Minute) und tolerieren Sie die dabei auftretenden harmlosen körperlichen Zustände wie Pulsbeschleunigung, Ohrensausen, Mundtrockenheit oder Kribbelgefühle. Halten Sie danach absichtlich die Luft so lange an, bis der mächtige Einatemreflex ganz von allein einsetzt. Bedenken Sie: Das Gefühl unerträglicher Beengtheit bei Agoraphobie wird durch äußerlich enge Situationen wie Aufzüge oder kleine Räume mit geschlossenen oder fehlenden Fenstern zwar ausgelöst, durch Ihr subjektives Engegefühl im Brustkorb oder Halsbereich jedoch sehr verstärkt.
- *Provozieren Sie Schwindel- und Ohnmachtsgefühle.* Stellen Sie sich bei verspannungsbedingtem Schwankschwindel mit geschlossenen Augen hin und spielen Sie im Geist durch, wie Sie in einer agoraphobischen Situation umfallen könnten. Lassen Sie sich danach an einem sicheren Ort, wo keine Verletzungsgefahr besteht, ganz bewusst so fallen, wie Sie dies in bestimmten Situationen fürchten. Es fällt Ihnen schwer, absichtlich zu Boden zu gehen? Dann erkennen Sie: Umfallen ist gar nicht so einfach, wie Sie bisher immer geglaubt haben. Lassen Sie sich so zu Boden fallen, wie Sie dies in der Öffentlichkeit befürchten, und finden Sie heraus, was für Sie daran so schlimm ist: Ist es mehr die Peinlichkeit des Umfallens oder die Angst, unbeachtet liegen zu bleiben? Drehen Sie sich bei Drehschwindel eine Zeitlang im Kreis, um den Schwindel besser tolerieren zu lernen. Gehen Sie in

einem Raum ohne Hindernisse drei Minuten lang mit geschlossenen Augen umher, um Ihren Gleichgewichtssinn zu trainieren, ohne dass Sie dabei die Augen zur Orientierung einsetzen, wie Sie dies sonst vielleicht oft unbewusst tun.

- *Provozieren Sie Harndrang.* Trinken Sie absichtlich eine größere Menge Flüssigkeit und schieben Sie den Gang zur Toilette eine Zeitlang hinaus. Sie sollen dabei die Erfahrung machen, dass die Blase viel halten kann: im Fall erhöhter Flüssigkeitszufuhr ebenso wie bei stressbedingtem Harndrang ohne vorherigem Trinken. Den Harn können Sie eine Zeitlang besser halten, wenn Sie sich bewegen, weil dadurch das sympathische und nicht das parasympathische Nervensystem aktiviert wird, das für die Ausscheidungsfunktionen zuständig ist.

7. Sich selbst coachen: Führen Sie hilfreiche Selbstgespräche.
In subjektiv bedrohlichen Situationen werden wir von den tieferen, evolutionsgeschichtlich älteren Schichten unseres Gehirns gesteuert, und zwar von den Gefühlszentren im limbischen System, namentlich dem Mandelkern. Dies können Sie ausgleichen, indem Sie die Möglichkeiten des vorderen Stirnhirns nutzen, um Ihr Verhalten mithilfe Ihres Verstands und Ihres Willens zu kontrollieren. Sprechen Sie in agoraphobischen Situationen innerlich mit sich selbst und sagen Sie sich immer wieder das vor, was Sie in ruhigen und entspannten Situationen ohnehin wissen und tun wollen, aber in Stresssituationen nicht so ohne Weiteres umsetzen können.

Folgende *Ratschläge* können hilfreich sein:

- *Coachen Sie sich durch hilfreiche Selbstgespräche,* wie etwa: »Ich schaffe, was ich mir vorgenommen habe«, »Es ist ein Zeichen von Stärke, seine Schwäche zuzulassen«, »Ich fürchte Peinlichkeit und Blamage wegen meiner Symptome, motiviere mich jedoch durch meinen festen Willen, mich nicht durch Flucht und Vermeidung von Wichtigem abhalten zu lassen«, »Mir ist diese Sache sehr wichtig, daher möchte ich sie unbedingt erledigen«, »Ich habe diese Aufgabenstellung früher problemlos bewältigt, also kann ich sie auch heute schaffen«, »Was für andere nicht gefährlich ist, ist auch für mich nicht bedrohlich«, »Ich kann mit und trotz Angst erfolgreich sein«, »Es muss mir in Angstsituationen nicht gut gehen, Hauptsache ist, ich erreiche meine Ziele«, »Ich darf Angst haben, wenn ich etwas bislang Gefürchtetes bewältigen möchte«, »Ich habe neben meinem ängstlichen Teil auch einen starken Teil in mir, auf den ich mich sicher verlassen kann«, »Ich spüre innerlich die Verbundenheit mit meinen engsten Bezugspersonen und fühle mich geborgen, daher schaffe ich diese Situation jetzt auch ohne ihre äußerliche Anwesenheit.«

- *Halten Sie sich – sofern es zutrifft – Ihre körperliche Gesundheit vor Augen,* etwa so: »Ich weiß, dass ich laut medizinischer Untersuchung und ärztlicher Versicherung körperlich gesund bin, daher kann ich die gefürchteten Situationen ohne Schaden erfolgreich aufsuchen und aushalten«, »Alle auftretenden körperlichen und psychischen Symptome sind nur Ausdruck meiner Angst, Furcht und Panik, sie sind kein Anzeichen von Krankheit oder sonstiger realer Gefahr«, »Bei längerer sportlicher Betätigung und harter körperlicher Arbeit wird mein Körper viel stärker belastet als in agoraphobischen Situationen«, »Ich weiß aus vielfacher Erfahrung, was mein Körper in derartigen Situationen aushalten kann.«
- *Nutzen Sie die zehn wichtigsten Selbstinstruktionen, die zur Bewältigung von Agoraphobie entwickelt wurden:*[25]
    1. »Meine Angstgefühle und die dabei auftretenden körperlichen Symptome sind verstärkte normale Stressreaktionen.
    2. Ich bin und bleibe gesund trotz der körperlichen und psychischen Angstreaktionen.
    3. Ich kann meine Angstreaktionen abschwächen, wenn ich mich im Hier und Jetzt auf etwas anderes konzentriere als auf mögliche Katastrophen in der Zukunft.
    4. Ich bleibe trotz Panikgefühlen in der Realität und beobachte und beschreibe, was ich momentan wirklich an meinem Körper und in meiner Psyche erlebe.
    5. Ich warte in der Situation, bis die größte Angst nach kurzer Zeit vorübergeht.
    6. Ich beobachte, wann und wie die Angst von alleine wieder abnimmt.
    7. Ich gebe mir die Chance, Fortschritte zu machen, und stelle mich jeder Angstsituation ohne Vermeidung.
    8. Ich führe jede Konfrontationsübung bis zum Abschluss durch, um ein Erfolgserlebnis zu haben.
    9. Ich kann stolz sein auf meine bisherigen Bemühungen und Erfolge, auch auf die kleinsten.
    10. Ich nehme mir Zeit für die Konfrontationsübungen und gönne mir auch kurze Erholungsphasen, um dann mit mehr Kraft und Energie erfolgreich weiterzumachen.«

- *Nutzen Sie die Memofunktion Ihres Handys zur Motivationsstärkung.* Halten Sie bestimmte Selbstcoaching-Anleitungen und persönliche Selbstinstruktionen sowie auch hilfreiche Worte einer Vertrauensperson als Memo auf Ihrem Handy fest und hören Sie diese in agoraphobischen Situationen immer wieder an, um Erfolgserlebnisse zu fördern. Sie können auch Texte aus diesem Ratgeber auf Ihr Handy sprechen.
- *Führen Sie einen inneren Dialog zwischen Ihrem ängstlichen und Ihrem mutigen Teil.* Angst kann Sie als ganze Person nicht mehr so wie bisher überfluten, wenn Sie Ihre ängstliche Seite nur als *einen* Teil in sich selbst sehen, dem ein mutiger und durchaus selbstbewusster Teil gegenübersteht. Sprechen Sie in Form Ihres mutigen Teils zu Ihrem ängstlichen Teil, ähnlich wie ein starker Vater oder eine liebevolle Mutter ein ängstliches Kind beruhigt. Oder treten Sie in einen konstruktiven Dialog mit Ihrer Angst und sagen Sie Sätze wie: »Liebe Angst, komm ruhig her, du darfst mich wie mein Schatten in jeder Situation, in der ich bin, begleiten, doch ich bestimme den Weg«, »Komm her, meine Panik, fege endlich über mich hinweg und lass mich dann in Ruhe meine Sachen erledigen.« Wenn Sie Ihrer Angst ins Gesicht schauen, ohne davonzulaufen, hat sie ihre Macht über Sie verloren.

8. Mental trainieren: Üben Sie erfolgreiches Handeln in der Vorstellung.

Menschen mit Angststörungen können sich das, was sie fürchten, in den schlimmsten Farben ausmalen, haben jedoch keine Bilder und Erfolgsszenarien in ihrem Kopf parat, wie es statt der vorgestellten Katastrophen doch einigermaßen gut weitergehen könnte. Das häufig propagierte positive Denken allein ist zu wenig, um die Auswirkungen von Horrorfantasien auf das weitere Verhalten zu begrenzen.

Nutzen Sie das bekannte *Mentale Training* – ein Probehandeln im Geist – als eine Art »Trockentraining« zur Vorbereitung auf agoraphobische Situationen. Mentales Training stärkt Ihre Motivation und Ihren Glauben an die erfolgreiche Bewältigung von Situationen, die Sie in der Realität bislang gemieden haben. Mithilfe bestimmter Vorstellungsübungen können Sie Erfolgserlebnisse vorbereiten und gefürchtete Krisensituationen besser bewältigen lernen.

Folgende *Ratschläge* können hilfreich sein:

- *Stellen Sie sich erfolgreiches Handeln in agoraphobischen Situationen vor.* Schreiben Sie zu jeder gefürchteten Situation zuerst eine Art

Drehbuch, wie Sie bei der tatsächlichen Konfrontation vorgehen möchten. Versetzen Sie sich dann in alle agoraphobischen Situationen, die Sie in Zukunft aufsuchen möchten, mental hinein und spielen Sie alle Szenen im Auto, Bus, Zug, Flugzeug, Aufzug, Tunnel, Kino, Theater, Supermarkt etc. möglichst bildhaft im Zeitlupentempo durch. Schließen Sie dabei die Augen und sprechen Sie alles laut in der Ich-Form und in der Gegenwartsform aus, was Sie gerade tun und erleben, also auch alle Gedanken, Gefühle und Körperempfindungen. Vergegenwärtigen Sie sich mit Ihrer ganzen Vorstellungskraft, wie Sie in den gefürchteten Situationen erfolgreich handeln. Je besser Sie sich mithilfe des regelmäßigen Mentalen Trainings Ihr erfolgreiches Handeln in den bislang gefürchteten Situationen vorstellen können, desto leichter werden Sie es auch in der Realität umsetzen, weil Sie dabei durch die bildhaften Vorstellungen erfolgreichen Handelns unterstützt werden.

- *Bereiten Sie sich auf alle relativ realistischen Bedrohungsszenarien mental vor.* Machen Sie sich bewusst, was Sie in agoraphobischen Situationen am meisten fürchten und wie Sie am besten damit umgehen können, statt diese Ereignisse und Situationen weiter zu vermeiden, weil Sie sonst zukünftig immer weniger damit zurechtkommen werden. Handelt es sich bei der »Angst vor draußen«, vor der Umwelt, vielleicht in Wahrheit um die »Angst vor drinnen«, vor der Welt des inneren Erlebens, vor sich selbst? Sind es Ihre eigenen psychischen Reaktionen und Gefühle, die Sie fürchten, etwa Panikattacken, Ohnmachts-, Schwäche- und Hilflosigkeitsgefühle sowie Scham und Peinlichkeit?
- *Nutzen Sie neben visuellen auch akustische Hilfestellungen.* Nehmen Sie jede Vorstellungsübung mit der Memofunktion Ihres Handys auf und hören Sie sich diese mehrfach an. Vergegenwärtigen Sie sich auch immer wieder Ihr erfolgreiches Handeln in früherer Zeit, als Sie Ihre gegenwärtigen Probleme noch gar nicht hatten. Sprechen Sie bereits in der Vorbereitungszeit mit sich selbst so, wie Sie dies während der Konfrontationsübungen in hilfreicher Weise tun möchten. Sie können sich dabei auch in der Du-Form anreden, wie ein aufmunternder Coach dies tun würde: »Du hast dich auf die gefürchtete Situation gut vorbereitet und bist in der Lage, sie erfolgreich zu bewältigen«, »Konzentriere dich voll und ganz auf das, was du unbedingt erreichen möchtest, und nicht auf das, was du am liebsten vermeiden möchtest.« Auf diese Weise stärken Sie Ihre Erfolgserwartung in bislang gefürchteten Situationen, vor allem auch dann, wenn Sie bei plötzli-

cher Angst Ihre aufbauenden Worte vor und während der Konfrontationsübungen nochmals auf Ihrem Handy anhören.

9. Sich mutig konfrontieren: Stellen Sie sich in der Realität allen gefürchteten Situationen, um positive Erfahrungen zu machen.

Die reale, direkte Konfrontation mit angstmachenden Orten und Situationen stellt den »Königsweg« der verhaltenstherapeutischen Agoraphobie-Behandlung dar. Die Betroffenen sollen die Erfahrung machen, dass sie ihre Angstsymptome aushalten können, ihre Befürchtungen sich nicht bewahrheiten und ihre Furcht in der Regel nach einiger Zeit abklingt. Auf diese Weise wird das Vertrauen in ihre Fähigkeiten gestärkt, in angstmachenden Situationen kompetent zu handeln. Das oberste Ziel ist jedoch die Verbesserung der Funktionsfähigkeit mit dem Ziel der Befriedigung der zentralen Grundbedürfnisse.

Eine verhaltenstherapeutisch fundierte *Konfrontationstherapie* gilt als die erfolgreichste Methode zur Behandlung einer Agoraphobie. Ihre *Wirksamkeit* wurde bislang durch fünf Konzepte zu erklären versucht, die mit Ausnahme der zwei letztgenannten aber durchaus auch ihre Schwächen haben:

- Die *Habituation* im Sinne einer Gewöhnung an angstmachende Situationen nach längerer und wiederholter Konfrontation senkt das Angstniveau und die spätere ängstliche Erwartungshaltung.
- Die *Hemmung der Angstreaktion (Gegenkonditionierung)* durch Umstände, die mit Angst nicht oder nur schwer vereinbar sind, wie etwa gleichzeitige Entspannung oder Wohlbefinden durch die Nähe von Vertrauenspersonen, schwächt die Angstreaktion.
- Die *emotionale Verarbeitung* von Angst und Furcht durch die maximale Aktivierung der aufgebauten Furchtstruktur mit der anschließenden Erfahrung der Ungefährlichkeit der körperlichen Symptome senkt die Angstreaktion in agoraphobischen Situationen. Dieses Modell gilt als Grundlage für die massierte Konfrontationstherapie (Fachausdruck: *Flooding*).
- *Extinktion und inhibitorisches Lernen* im Sinne neuer und positiver Lernerfahrungen überlagern und hemmen die alten konditionierten Angstreaktionen in bislang gefürchteten Situationen, ohne dass diese tatsächlich gelöscht werden, das heißt, das Erfolgsgedächtnis wirkt zukünftig stärker als das Angstgedächtnis.
- Die Erfahrung von *Selbstwirksamkeit,* das heißt der Zuwachs von Kompetenz durch Erfolgserlebnisse und die damit verbundene Erfah-

rung von Einfluss und Kontrolle, mindern schrittweise ängstliche Erwartungen, Angsterleben und Vermeidungsverhalten.

Habituation als sukzessive Gewöhnung an alle auftretenden Symptome reicht allein nicht aus, um agoraphobische Ängste dauerhaft zu überwinden. *Extinktion* ist wirksamer: Positive Erfahrungen in agoraphobischen Situationen hemmen die Flucht- und Vermeidungsreaktion, führen zu positiven Erwartungen und stärken das Gefühl der Selbstwirksamkeit. Starke panikartige Furcht wird auch durch die *massierte Konfrontationstherapie* nicht gelöscht, bei der man die größtmögliche Furcht durch rasches und langdauerndes Aufsuchen der am meisten gefürchteten Situationen provoziert, sonst könnten in bestimmten Fällen wie etwa großem Stress nicht immer wieder Rückfälle auftreten.

Zur Selbstbehandlung eignet sich am besten die *gestufte (schrittweise) Konfrontationstherapie*, bei der die persönliche Kontrolle und die Autonomie gewahrt bleiben. Eine ausführliche Darstellung dieser Methode findet sich in meinem Ratgeber »Wenn Platzangst das Leben einengt. Agoraphobie bewältigen. Ein Selbsthilfeprogramm«.[26]

Folgende *Ratschläge* können hilfreich sein:

- *Halten Sie vor der Konfrontationstherapie Rücksprache mit Ihrem Haus- oder Facharzt.* Eine eigenständige Konfrontationstherapie sollten Sie nur dann angehen, wenn Sie körperlich gesund sind und auch keine andere ausgeprägte psychische Störung haben, wie etwa eine schwere Depression, eine Psychose oder eine Substanzabhängigkeit. Mit ärztlicher Hilfe sollten Sie längere Zeit eingenommene Beruhigungsmittel (Tranquilizer) vorher langsam ausschleichen, Antidepressiva jedoch weiterhin einnehmen, wenn diese nicht primär wegen der Agoraphobie verordnet wurden.
- *Erstellen Sie eine Liste aller geplanten Übungsaufgaben und gehen Sie nach einem schrittweisen Behandlungsplan vor.* Erstellen Sie zuerst eine *Angsthierarchie*, das heißt eine Auflistung aller Situationen, von den leichtesten bis zu den schwierigsten. Entwickeln Sie danach auf der Basis motivierender Behandlungsziele ganz konkrete Aufgabenstellungen und setzen Sie diese am besten nach ansteigendem Schwierigkeitsgrad Schritt für Schritt um. Die Unterscheidung zwischen kurz-, mittel- und langfristigen Zielen ermöglicht Ihnen rasche Anfangserfolge, die Sie im Laufe der Zeit zu immer schwierigeren Aufgabenstellungen anspornen werden. Sie können aber auch mit schwierigeren Konfrontationsübungen beginnen, wenn bestimmte Situationen

oder Aktivitäten für Sie besonders bedeutsam und daher stärker motivierend sind.

- *Konzentrieren Sie sich im Rahmen der Konfrontationstherapie auf erfolgreiches Handeln und nicht auf den Angstabfall.* Akzeptieren Sie Ihre Angst und Furcht, ohne dagegen anzukämpfen. Es ist für eine erfolgreiche Angstbewältigung nicht entscheidend, dass Sie am Ende der Übungen weniger Angst und Furcht haben oder aufgrund einer Gewöhnung (Fachausdruck: *Habituation*) nach 10 bis 30 Minuten einen Angstabfall erleben (auf einer zehnstufigen Skala bedeutet dies ein Angstniveau von 3–4), wie dies bei traditionellen Konfrontationstherapien angestrebt wird. Es geht vielmehr darum, dass Sie die Erfahrung machen, mit und trotz Angst und Furcht erfolgreich handeln zu können, um Ihre Ziele zu verwirklichen. Lenken Sie Ihre Aufmerksamkeit nach außen, auf alles, was Sie motiviert, um Ihre Ziele zu erreichen. Neuere verhaltenstherapeutische Konzepte, wie sie in meinem Agoraphobie-Ratgeber beschrieben sind, verzichten auf die Maximierung von Angst und Furcht und einen sich anschließenden Angstabfall zugunsten von positiven Lernerfahrungen in bislang gefürchteten Situationen. Man kann auch mit Angst und Furcht erfolgreich handeln und muss nicht warten, bis zuerst Angst und Furcht abgenommen haben. Es geht in erster Linie darum, neue Lernerfahrungen aufzubauen, die die bisherigen Angstreaktionen hemmen, sodass langfristig das Erfolgsgedächtnis stärker wird als das Furchtgedächtnis. Das Motto lautet: »Je erfolgreicher Sie sind, desto weniger Angst werden Sie haben«, und nicht umgekehrt: »Je weniger Angst Sie haben, desto erfolgreicher werden Sie sein.«
- *Konfrontieren Sie sich mit zahlreichen unterschiedlichen Situationen.* Auf diese Weise festigen Sie alle erreichten Erfolge und vermindern Sie die Gefahr möglicher Rückfälle. Die Konfrontationstherapie sollte mit leichteren oder hochmotivierenden Aufgabenstellungen beginnen, um rasch beeindruckende Erfolgserlebnisse zu erreichen. Variieren Sie persönlich bedeutsame Aufgabenstellungen danach, was Sie sich momentan zutrauen und was Ihnen im Augenblick am wichtigsten ist. Verweilen Sie anfangs kurz und dann immer länger in bislang gefürchteten Situationen wie geschlossenen und engen Räumen, kleinen und großen Geschäften, unterirdischen Gängen, Aufzügen, Hochhäusern, halbleeren und vollbesetzten Veranstaltungssälen (z. B. Kino-, Konzert- oder Theatersaal), überfüllten Fußgängerzonen, Massenveranstaltungen im Freien und halboffenen Stadien. Fahren Sie im Laufe der Zeit – anfangs mit Unterstützung von Vertrauens-

personen – immer weitere Strecken mit dem eigenen Auto und öffentlichen Verkehrsmitteln, vor allem auch mit der U-Bahn in Großstädten, mit der Seilbahn auf Berge und mit dem Schiff auf einem See bzw. dem Meer, entfernen Sie sich zunehmend weiter von zu Hause, bis hin zu Flugreisen ins Ausland. Dokumentieren Sie alle Aufgabenstellungen und Erfolgserlebnisse in Ihrem Angsttagebuch nach Zeit, Ort, Art und Dauer der Übung, aber auch Ihr jeweiliges Befinden vor, während und nach der Konfrontationstherapie.

- *Gestatten Sie sich anfangs bestimmte Erleichterungen und Hilfsmittel.* Auf diese Weise erreichen Sie rascher Ihre Ziele und handeln nach dem Motto: »Nichts macht so erfolgreich wie der Erfolg« – egal, wie er zustande gekommen ist. Nutzen Sie zunächst, bevor Sie sich ganz auf sich selbst verlassen, für den Bedarfsfall verschiedene *Sicherheitsstrategien*, etwa eine Vertrauensperson an Ihrer Seite oder das Handy in der Tasche. Im Rahmen einer Verhaltenstherapie stellt die anfängliche Begleitung durch die Therapeutin eine wesentliche Erleichterung der Konfrontationstherapie dar, weil dadurch das Grundbedürfnis nach emotionaler Sicherheit und verlässlicher Bindung befriedigt wird. Dies ist natürlich auch bei der Anwesenheit des Partners oder der Freundin der Fall. Auch die Einnahme ärztlich verordneter Medikamente geht nach meinen langjährigen therapeutischen Erfahrungen mit einem Placeboeffekt einher, nach dem Motto: »Ich schaffe diese Übungsaufgabe, weil mich ein Medikament dabei unterstützt.« Wählen Sie zwecks rascherer Fortschritte kleinere Zwischenziele und leichtere Aufgaben, wenn die ursprünglichen Ziele und Ansprüche zu hochgesteckt waren.
- *Erlauben Sie sich jederzeit die vorübergehende Flucht aus der belastenden Situation.* Bleiben Sie allerdings, wenn möglich, so lange an dem belastenden Ort, bis Ihre Angst, Furcht und Panik ganz von allein nachlassen, weil Ihre Neugierde und Ihre positiven Erfahrungen in der jeweiligen Situation zugenommen haben. Das gelingt Ihnen umso leichter, je mehr Sie sich auf das konzentrieren, was Sie unbedingt erleben und erreichen wollen, und nicht auf das, was Sie mit allen Mitteln um jeden Preis verhindern oder vermeiden möchten. Bedenken Sie: Angst lebt von der Vermeidung. Halten Sie sich vor jeder Fluchtneigung Ihre bisherigen Erfolge und Ihre zukünftigen Ziele vor Augen. Suchen Sie die angstmachende Situation bald wieder auf, wenn Sie die Flucht ergriffen haben, um in Ihrem Gehirn letztlich doch ein Erfolgserlebnis zu speichern. Für viele Menschen mit einer Agoraphobie ist es zur langfristigen Überwindung ihrer Störung

wichtiger, das Grundbedürfnis nach Autonomie und Kontrolle, nach Wahlmöglichkeit und Entscheidungsfreiheit zu befriedigen, als der früher oft gegebenen Handlungsanleitung Folge zu leisten, die Angstsituation auf keinen Fall zu verlassen, weil die Angst dann immer mehr ausufern könnte. Die grundsätzliche Erlaubnis zu einer vorübergehenden Flucht in Situationen, die man wegen ihrer Bedeutsamkeit unbedingt aufsuchen möchte, senkt bereits die Erwartungsangst und später auch die körperliche Anspannung in der Angstsituation.

- *Festigen Sie Ihre Erfolgserlebnisse durch verschiedene Strategien.* Führen Sie alle Übungsaufgaben in unterschiedlichen Situationen, zu verschiedenen Zeitpunkten, unabhängig von Ihrer Befindlichkeit und zunehmend auch allein und ohne Hilfsmittel durch. »Übung macht den Meister«: Regelmäßiges Üben bewirkt eine Generalisierung Ihrer Erfolge auf viele Bereiche Ihres Lebens und schafft im Laufe der Zeit selbstverständliche Gewohnheiten. Angesichts eines chronischen Vermeidungsverhaltens geht es um *neue Gewohnheitsbildungen.* Alles, was Sie nur selten machen, wie etwa Fliegen, bereitet mehr Aufregung als tägliches Autofahren, das objektiv gesehen viel gefährlicher ist. Üben Sie bevorzugt am Vormittag, weil aufgrund des dann erhöhten Kortisolspiegels alle Erfolgserlebnisse in Ihrem Gehirn besser gespeichert werden. Üben Sie auch nach Rückschlägen, ohne sich dadurch entmutigen zu lassen. Bleiben Sie bei Angst und Panik gedanklich ganz im Hier und Jetzt, ohne Horrorfantasien, was im schlimmsten Fall passieren könnte, und lenken Sie Ihre Aufmerksamkeit bei starker Angst und Panik auf die Umwelt statt auf Ihren Körper. Nutzen Sie bei Angst vor Panikattacken körperbezogene Strategien, wie diese weiter unten im Kapitel zur Panikstörung beschrieben werden.
- *Kämpfen Sie nicht gegen Ihre Angst, sondern für die Verwirklichung Ihrer Werte und Ziele.* Lassen Sie sich auf keinen kraftraubenden Kampf gegen Ihre Furcht ein, die von den tieferen Schichten Ihres Gehirns gesteuert wird. Akzeptieren Sie Ihre Angst, Furcht und Panik als derzeit in bestimmten Situationen gegeben und steuern Sie Ihr Verhalten mithilfe Ihres Frontalhirns in die gewünschte Richtung. Sie können auch mit und trotz Angst erfolgreich handeln, wenn Sie Ihre Grundbedürfnisse und deren Befriedigung in den Mittelpunkt stellen, sich auf Ihre zentralen Werte besinnen und von attraktiven Zielen beflügelt werden. Die Angst ist nicht Ihr Feind, den Sie zuerst besiegen müssen, bevor Sie ein sinnvolles und erfülltes Leben führen können. Das frühere, gut gemeinte Motto »Wenn Sie mehrfach den

raschen Angstabfall in agoraphobischen Situationen erlebt haben, fürchten Sie sich nicht mehr so wie früher vor Panikattacken oder panikartigen Symptomen« kann langfristig zu einer ähnlich schädlichen Sicherheitsstrategie werden wie ein Beruhigungsmittel in Ihrer Tasche oder eine Vertrauensperson an Ihrer Seite. Derartige therapeutische Versprechungen verstärken die krank machenden Sichtweisen vieler Menschen mit Agoraphobie, dass im Leben alles viel leichter wäre, wenn Angst und Furcht zumindest weniger oder am besten überhaupt nicht vorhanden wären. Das hilfreiche Gegenteil von Angst ist nicht keine Angst, sondern *Vertrauen* in Ihre Fähigkeit, in unsicheren und unerwarteten Situationen aus eigener Kraft zurechtzukommen und Ihre Ziele umzusetzen, aber auch *Mut*, trotz Angst und Furcht wichtige und persönlich bedeutsame Orte bzw. Situationen aufzusuchen.

10. Gefühle und Beziehungsprobleme bewältigen: Finden Sie Lösungen für die tiefergehenden Hintergründe Ihrer Ängste.

Eine Agoraphobie ist oft ein *falscher Problemlösungsversuch,* der das ursprüngliche Problem im Laufe der Zeit noch verschlimmert. Nicht nur wegen der Agoraphobie und der damit verbundenen Belastung der Beziehungen bzw. der damit einhergehenden Abhängigkeit von engen Bezugspersonen, sondern auch aus anderen Gründen bestehen häufig erhebliche Konflikte in der Partnerschaft, Familie oder Berufssituation, aber auch Konflikte innerhalb der eigenen Person hinsichtlich bestimmter Einstellungen, Gefühle, Werte und Ziele. Diese zwischenmenschlichen Probleme können die eigentliche Ursache für die agoraphobischen Ängste sein.

Manche Menschen möchten verständlicherweise von einem belastenden Arbeitsplatz oder einer schwierigen Familiensituation am liebsten davonlaufen und werden unbewusst nur durch ihre zunehmende Agoraphobie davon abgehalten. Es ist daher wichtig, sich die vorhandenen psychosozialen Probleme bewusst zu machen, und zu versuchen, sie auf andere Art und Weise zu lösen als mit dem falschen »Hilfsmittel« Agoraphobie.

Folgende *Ratschläge* können hilfreich sein:

- *Bewältigen Sie vorhandene Probleme in der Partnerschaft oder Familie, die Ursache bzw. Verstärker Ihrer Agoraphobie sind.* Wie viel Ärger, Frust und Enttäuschung bestimmt Ihr partnerschaftliches bzw. familiäres Leben? Was macht Sie traurig oder »ohnmächtig vor Wut«? Arbeiten Sie an der nötigen Beziehungsverbesserung oder machen Sie eine Einzel-, Paar- oder Familientherapie.

- *Entwickeln Sie mehr Autonomie und Unabhängigkeit von zentralen Bezugspersonen.* Machen Sie zunehmend mehr Unternehmungen ohne Ihren Partner als Vertrauensperson an Ihrer Seite, falls Sie grundsätzlich mit sich allein wenig anfangen können oder aufgrund der Agoraphobie zu sehr von Ihrem Partner abhängig geworden sind.
- *Klären Sie berufliche Konfliktsituationen.* Eine Agoraphobie mit oder ohne Panikstörung hängt oft mit Arbeitsplatzproblemen zusammen. Sind Sie mit der Arbeit oder dem beruflichen Umfeld unzufrieden? Droht ein Burn-out, wenn Sie so weitermachen wie bisher? Dann verstehen Sie Ihre Symptome als Alarmzeichen, dass Sie in Ihrem Leben mehr verändern müssen als nur Ihre Agoraphobie.
- *Stellen Sie sich vor, Ihre Agoraphobie wäre über Nacht plötzlich verschwunden.* Welche anderen Probleme könnten dann unvermittelt zutage treten, die Sie aufgrund Ihrer Agoraphobie derzeit völlig ausgeblendet haben? Vor welchen ganz normalen Lebensproblemen könnte Ihre Agoraphobie Sie momentan »schützen«? Man spricht, wie schon weiter oben erklärt, von einem *primären Krankheitsgewinn*, wenn eine psychische Störung trotz der persönlichen Belastungen insgesamt mehr Vorteile als Nachteile mit sich bringt, und von einem *sekundären Krankheitsgewinn,* wenn dadurch kurzfristig eine wohltuende Behandlung oder eine vorteilhafte Beziehungssteuerung in der sozialen Umwelt erreicht wird, die sonst nicht möglich wäre, wie etwa dass der gesunde Partner über die Agoraphobie stark eingeengt wird und nichts mehr allein unternehmen kann, weil er die agoraphobische Person überallhin begleiten muss.

Gesundes Vermeidungsverhalten beachten: Gehen Sie Schritt für Schritt vor, ohne sich zu überfordern

Von vielen Experten und Verhaltenstherapeutinnen wird unter Verweis auf Studien die sogenannte *massierte Konfrontationstherapie* (Fachausdruck: *Flooding*) als die erfolgreichste und am schnellsten wirksame Methode der Behandlung einer Agoraphobie empfohlen. Dabei konfrontieren sich die Betroffenen von Anfang an mit den am meisten gefürchteten Orten und Situationen mehrere Stunden am Tag sowie mehrere Tage hintereinander. Das Ziel ist, möglichst schnell eine Gewöhnung (Fachausdruck: *Habituation*), die nach 10 bis 30 Minuten mit einem raschen und anhaltenden Angstabfall einhergeht, zu erreichen.

Die meisten Menschen mit einer Agoraphobie sind aus verständlichen Gründen dazu allein nicht in der Lage, sodass es sich hier um ein Verfahren handelt, das üblicherweise im Rahmen einer Verhaltenstherapie eingesetzt wird, bei der der Psychotherapeut die Patientin anfangs in den schwierigsten Situationen begleitet, in bestimmten therapeutischen Settings sogar eine Flucht verhindert (was ich selbst strikt ablehne), sich später zurückzieht und die weitere, von der Patientin allein durchgeführte Konfrontation in der Psychotherapiestunde »supervidiert«.

Man sollte keine Wunderheilung für immer erwarten, selbst bei großem Mut zu einer eigenständigen massierten Konfrontationstherapie. Es ist erwiesen, dass auch nach einer massierten Konfrontationstherapie unter bestimmten Umständen wie großem psychosozialen Stress relativ leicht Rückfälle auftreten können.

In den 1990er-Jahren habe ich aus Überzeugung in der stationären Psychiatrie jahrelang die massierte Konfrontationstherapie durchgeführt. Meine therapeutischen Erfahrungen haben mir aber im Laufe der Zeit die Grenzen dieser Methode aufgezeigt, sodass ich diese Vorgangsweise in meiner Praxis zugunsten der gestuften Konfrontationstherapie aufgegeben habe. Ich habe erkannt, dass die massierte Konfrontationstherapie letztlich nicht auf dem Effekt der Habituation, sondern auf dem befriedigten *Grundbedürfnis nach Bindung und Geborgenheit* beruht, das heißt auf dem Vertrauen der Betroffenen zu mir als wertgeschätzter Person und als kompetentem Psychotherapeuten, egal ob ich die Betroffenen in agoraphobischen Situationen begleite und unterstütze oder »nur« in der Therapiestunde ihr Vertrauen und ihren Selbstwert stärke.

Es hat mich auch sehr nachdenklich gemacht, ob es wirklich die psychische Gesundheit fördert, wenn die Betroffenen nur auf meine Anweisung hin eine vorher unmöglich erscheinende Aufgabenstellung sofort dadurch bewältigen können, dass sie die Verantwortung an mich als Experten abgeben. Häufig stellte sich heraus: Mir zuliebe wurden alle Übungsaufgaben willig und erfolgreich durchgeführt, später waren dieselben Aufgabenstellungen jedoch nicht wichtig genug für die persönliche Lebensgestaltung, sodass bestimmte Konfrontationsübungen in Eigenregie nicht mehr gemacht wurden.

In neuerer Zeit haben zwei Entwicklungen in der Verhaltenstherapie, aber auch bestimmte Erkenntnisse aus der Neurobiologie, die Bedeutsamkeit der *Habituation* für eine erfolgreiche Angstbewältigung grundsätzlich infrage gestellt, wie ich in meinem Buch »Wenn Platzangst das Leben einengt. Agoraphobie bewältigen. Ein Selbsthilfeprogramm«[27] ausführlich dargelegt habe:

- Die *Akzeptanz- und Commitmenttherapie (ACT)*, eine verhaltenstherapeutische Variante der Achtsamkeitstherapie, stellt die Verwirklichung der persönlichen Werte und der daraus abgeleiteten Ziele – die mit und trotz Angst und ohne Vermeidungs- und Kontrollstrategien angestrebt werden – in den Mittelpunkt der Behandlung.
- *Neuere lerntheoretische und neurobiologische Erkenntnisse* betonen die Notwendigkeit, in gefürchteten Situationen unabhängig vom Ausmaß der vom limbischen System gesteuerten Furchtreaktion positive Erfahrungen zu machen, die die früheren negativen Erlebnisse zwar nicht löschen, aber in ihrer weiteren Wirksamkeit hemmen, nach dem Motto: »Das Erfolgsgedächtnis hemmt das Angstgedächtnis.«

Aufgrund der angeführten Überlegungen habe ich Sie weiter oben bei Punkt 9 zu einer gestuften Konfrontationstherapie angeleitet, doch auch hier sollten Sie entsprechend Ihren Möglichkeiten vorgehen, ohne sich im Moment der ersten Begeisterung zu überschätzen und zu überfordern.

Folgende *Ratschläge* sollen Sie vor Überforderung bewahren:

- *Seien Sie weniger streng mit sich selbst, aber dennoch sehr konsequent bei der Umsetzung Ihrer Ziele.* Unterbrechen Sie die gestufte Konfrontationstherapie, wenn Sie sich unmotiviert und lustlos fühlen, erheblich depressiv verstimmt sind oder an einer leichten körperlichen Erkrankung – etwa einer Erkältung – leiden, weil dadurch letztlich kein Erfolgserlebnis zustande kommt, sondern nur eine Erschöpfung oder sogar eine Befindlichkeitsverschlechterung bewirkt wird.
- *Gönnen Sie sich bei den Konfrontationsübungen neben der vorübergehenden Flucht zur Regeneration auch sonst kürzere Pausen und Entspannungszeiten.* Auf diese Weise können Sie die gemachten positiven Erfahrungen in Ihrem Gehirn besser abspeichern. Achten Sie außerdem auf ausreichende Flüssigkeitszufuhr und angemessene, gesunde Ernährung.
- *Unternehmen Sie alles, was hilfreich ist, um Ihre Stimmung zu verbessern.* In diesem Fall üben Sie nicht nur mit mehr Freude, sondern Sie speichern die neuen Lernerfahrungen im Gehirn auch viel effektiver ab. Machen Sie die schwierigsten Konfrontationsübungen immer dann, wenn Sie gut gelaunt sind.

- *Verzichten Sie ganz bewusst auf die Konfrontation mit allem, was Ihnen derzeit nicht so wichtig ist.* Anderenfalls machen Sie sich nur unnötigen Stress.
- *Akzeptieren Sie Ihre Ängste.* Das Konzept der Angstfreiheit ist ein Mythos und kein realistisches Ziel für ein psychisch gesundes Leben. Auch andere Menschen – sogar viele erfolgreiche und bekannte Persönlichkeiten – haben diverse Ängste und kleinere Phobien, akzeptieren diese jedoch als ihre persönlichen Eigenheiten, ohne sie als Makel zu betrachten.

Krank machendes Kontrollverhalten schrittweise abbauen: Verzichten Sie sukzessive auf alle Hilfsmittel und verlassen Sie sich auf sich selbst

Wenn man an einer Agoraphobie leidet, ist es durchaus normal und oft auch hilfreich, sich vorübergehend auf bestimmte Psychopharmaka oder andere Hilfsmittel zu verlassen, um nach außen hin die schulische, berufliche, familiäre, soziale und private Funktionsfähigkeit zu gewährleisten. Denn ohne diese »Krücken« besteht die Gefahr, dass man den ganzen Tag nur zu Hause verbringt, aus Angst vor diversen körperlichen und psychischen Symptomen, mit denen man nicht optimal umgehen kann.

Bestimmte *Sicherheitsstrategien,* wie etwa Medikamente, pflanzliche Mittel, Handy, Vertrauenspersonen oder Sitzpositionen, aus denen man sofort flüchten kann, können vorübergehend helfen, um wieder mehr am Leben teilzunehmen, positive Erfahrungen in agoraphobischen Situationen zu machen und diese im Gehirn als Erfolgserlebnisse abzuspeichern. Deshalb ermutige ich Sie durchaus dazu, solche Sicherheitsstrategien kurzfristig zu verwenden, um nach außen hin zu funktionieren. Dies ist besser, als ohne derartige Mittel zu versagen. In diesem Sinne können anfangs auch verschiedene Atemtechniken hilfreich sein, doch später sollten Sie wieder lernen, Ihrer ganz normalen Atmung zu vertrauen.

Je mehr Sie sich im Laufe der Zeit auf Ihre Sicherheitsstrategien und nicht mehr auf Ihre eigenen Möglichkeiten verlassen, desto abhängiger werden Sie von diesen psychologisch – oder sogar körperlich, wenn Sie bestimmte Beruhigungsmittel (Tranquilizer aus der Gruppe der Benzodiazepine) länger als zwei bis drei Monate regelmäßig einnehmen. Verzichten Sie auch auf Alkohol, pflanzliche und homöopathische Mittel als Mittel der Angstbewältigung.

Krücken sind dazu da, um wieder selbst gehen zu lernen, und sind dann loszulassen – außer Sie brauchen sie dauerhaft, weil sie mit einer bleibenden Behinderung leben müssen. Auf Ihre Agoraphobie übertragen bedeutet dies: Verlassen Sie sich aufgrund von positiven Erfahrungen in agoraphobischen Situationen zunehmend auf sich selbst, statt auf Ihre Hilfsstrategien, um auf diese Weise das Gefühl der *Selbstwirksamkeit* zu stärken, das heißt das Vertrauen auf Ihre eigenen Kräfte und Fähigkeiten.

Sind Sie ein »Kontrollfreak«, der alles unter Kontrolle haben muss, und zwar auch sich selbst, seine Gefühle, seine körperliche Befindlichkeit und sein sichtbares Verhalten, auch wenn dies zunehmend nur mehr mit Hilfsmitteln und Tricks gelingen sollte? Tolerieren Sie in gefürchteten Situationen eine gewisse Unsicherheit, Angst vor Neuem und Schwäche zugunsten Ihrer wertebasierten Ziele. Es reicht, dass Sie Ihr sichtbares Verhalten an Ihren Grundbedürfnissen ausrichten und entsprechend handeln. Sie müssen nicht auch noch unangenehme Gefühle, negative Gedanken und körperliche Missempfindungen unter Kontrolle bekommen, wenn Sie erfolgreich handeln wollen.

Es ist eine traurige Realität: Viele Menschen mit Agoraphobie hatten ursprünglich ein hohes Grundbedürfnis nach Kontrolle und Autonomie und werden im Laufe der Monate und Jahre zunehmend abhängig von ihren Sicherheitsstrategien, ohne die sie nicht mehr das Haus verlassen. Bestimmte Sicherheitsstrategien können Ihnen zwar vorübergehend helfen, den einengenden Kerker der Agoraphobie zu durchbrechen, doch möchten Sie zukünftig wirklich dauerhaft an der unsichtbaren Leine diverser Hilfsmittel durchs Leben gehen?

In agoraphobischen Situationen bringt Sie die Befriedigung der Grundbedürfnisse nach körperlichem Wohlbefinden sowie nach Schutz, Bindung und Geborgenheit bei Vertrauenspersonen langfristig immer mehr in Konflikt mit zwei anderen Grundbedürfnissen: dem nach Selbstwerterhöhung und nach Autonomie. Wie wichtig ist Ihnen die Befriedigung Ihres Grundbedürfnisses nach Selbstwerterhöhung, indem Sie gefürchtete Situationen aus eigener Kraft bewältigen lernen? Welche Bedeutung hat in Zukunft Ihr Grundbedürfnis nach Kontrolle und Autonomie, das heißt Ihr Wunsch, von nichts und niemandem abhängig sein zu müssen?

Die Ursachen für eine Agoraphobie mögen völlig unterschiedlich sein, doch die Faktoren, die sie im Laufe der Zeit zunehmend aufrechterhalten, sind bei allen Betroffenen dieselben:

- *ein übermäßiges Bedürfnis nach maximaler Kontrolle* in allen möglichen Situationen, selbst dort, wo nur ein minimales Restrisiko besteht,
- *ein starker Wunsch nach Flucht aus oder Vermeidung von bestimmten angstauslösenden Situationen,* wenn deutlich wird, dass alle Tricks und Kontrollstrategien keine hundertprozentige Sicherheit garantieren, sowie
- *ein überstarkes Bedürfnis nach körperlichem Wohlbefinden* in Situationen, in denen andere Menschen trotz etwas Angst, Furcht und Unwohlsein im Interesse ihrer Werte und Ziele erfolgreich handeln können.

Krank machendes Vermeidungsverhalten sukzessive vermindern: Vermeiden Sie nichts aus unbegründeter Angst vor Symptomen und Situationen

Neben langfristig schädlichen Kontrollstrategien führen vor allem auch *anhaltende Flucht- und Vermeidungstendenzen* zur Chronifizierung einer Agoraphobie, bis hin zu depressiven Reaktionen. Diese können dadurch entstehen, dass in Situationen, die an sich gewünscht sind, nun aber gemieden werden, keine positiven Erlebnisse mehr gemacht werden.

Folgende *Ratschläge* können hilfreich sein:

- *Stellen Sie sich im Laufe der Zeit allen für Sie bedeutsamen Angstsituationen.* Suchen Sie nach Vermeidungs- und Fluchtreaktionen alle agoraphobischen Orte und Situationen sukzessive wieder auf, die für Sie von großer Bedeutung sind. Was macht bestimmte Situationen eigentlich schwieriger und belastender als andere? Welche Rolle spielen dabei bestimmte, objektiv harmlose, subjektiv jedoch lästige oder peinliche körperliche Symptome, die Sie selbst als Schwäche oder Makel erleben, auch wenn die anderen Menschen dies gar nicht so sehen? Unterscheiden Sie nicht so sehr zwischen leichteren und schwierigeren agoraphobischen Situationen, wie dies üblicherweise den Betroffenen empfohlen wird, um dann mit den leichteren Übungsaufgaben zu beginnen, sondern beginnen Sie mit jenen Aufgabenstellungen, die mit der Befriedigung bestimmter Grundbedürfnisse und der Orientierung an Ihren wichtigsten Wertvorstellungen zusammenhängen. Als Christin sollten Sie bald wieder alle Kirchen aufsuchen können, als ehemalige Kunst- und Kulturabonnentin sollten Sie wieder Opernhäuser, Theater und Museen besuchen können;

als früher sehr sportlicher Mensch sollten Sie wieder Waldläufe absolvieren und weitere Strecken mit dem Rad fahren können; als früher begeisterter Autofahrer sollten Sie wieder auf allen Autobahnen und durch alle Tunnel fahren können, um Ihre beruflichen und privaten Ziele zu erreichen; als leidenschaftlicher Skifahrer sollten Sie wieder mit allen Seilbahnen zu den besten Pisten auf den höchsten Bergen fahren können; als mehrsprachiger Mensch sollten Sie bald wieder europäische Länder wie Großbritannien, Frankreich, Spanien und Italien aufsuchen können, falls Sie nicht wie früher lieber gleich nach Nordamerika oder Asien fliegen möchten; als geselliger und kontaktfreudiger Mensch sollten Sie jenen Bekannten und Freundinnen, die Sie besucht haben, bald einen Gegenbesuch abstatten können, auch wenn diese weit außerhalb Ihres momentanen Aktionsradius wohnen.

- *Unterscheiden Sie zwischen Ihrer Angst vor bestimmten Situationen und Ihrer Angst vor den eigenen Symptomen.* Sie können Ihr Vermeidungsverhalten schon allein dadurch rasch vermindern, dass Sie sich vor Augen halten, wie viele Orte und Situationen Sie letztlich nur aus Angst vor Ihren eigenen körperlichen und psychischen Symptomen vermeiden. Sobald Sie Ihre Symptome weder mit allen Mitteln kontrollieren noch um jeden Preis vermeiden möchten, werden Sie ganz automatisch wieder die Attraktivität der bislang gefürchteten Orte und Situationen in den Mittelpunkt Ihres Denkens, Fühlens und Verhaltens stellen.

Soziale Phobie – soziale Situationen als Chance statt als Bedrohung erleben

Hinter sozialen Ängsten stehen ganz bestimmte Wünsche und Bedürfnisse der Betroffenen, deren Befriedigung aber gerade durch die Art der Störung und ihre Folgen immer mehr eingeschränkt wird: als Mensch wahrgenommen zu werden, seine Meinung zu äußern, als kompetente Person akzeptiert und anerkannt zu werden, Einfluss und Kontrolle in sozialen Beziehungen zu erlangen, Geborgenheit und Intimität zu erleben.

Gesundes Verhalten ausbauen: Lassen Sie sich auf andere Menschen ein im Bewusstsein Ihrer Stärken und Schwächen

Zunächst geht es wieder – entsprechend Punkt 1 des oben erläuterten vierstufigen Grundkonzepts zur Bewältigung von Ängsten – darum, das gesunde Verhalten auszubauen. Die wichtigsten Strategien dazu beruhen auf zehn Schritten.[28]

1. Ängste verstehen: Erkennen Sie in Ihren Ängsten die Bedrohung Ihrer Grundbedürfnisse.

Bei einer Sozialen Phobie dreht sich alles – bei den Betroffenen jeweils in unterschiedlichem Ausmaß – um die Bedrohung des Selbstwerts bzw. des Sozialprestiges, des körperlichen Wohlbefindens, der Geborgenheit in der sozialen Gemeinschaft, der Autonomie und Kontrolle, manchmal auch der sozialen und wirtschaftlichen Sicherheit, wenn dadurch die schulische Ausbildung, die berufliche Integration und der sonst mögliche soziale Aufstieg gefährdet sind.

Geben Sie, wenn Sie an einer *Sozialen Phobie* leiden, durch Ankreuzen der zutreffenden Zahl an, in welchem Ausmaß die folgenden fünf Bedrohungsszenarien als Ursache, Auslöser oder Verstärker Ihrer Sozialen Phobie infrage kommen (0 = gar nicht, 1 = ein wenig, 2 = mäßig, 3 = stark, 4 = sehr stark).

Bedrohungsszenario	Ausmaß
Bedrohung des Körpers / des körperlichen Wohlbefindens	0 1 2 3 4
Bedrohung der sozialen/wirtschaftlichen Sicherheit	0 1 2 3 4
Bedrohung der Bindungen/Geborgenheit	0 1 2 3 4
Bedrohung des Selbstwerts/Sozialprestiges	0 1 2 3 4
Bedrohung der Kontrolle/Autonomie	0 1 2 3 4

Erfassen und analysieren Sie Ihre sozialen Ängste und halten Sie Ihre Erkenntnisse in Ihrem Angsttagebuch fest.

Folgende *Fragen* können hilfreich sein:

- Was sind Ihre größten sozialen Ängste, unter denen Sie gegenwärtig am stärksten leiden?
- Welche sozialen Situationen fürchten Sie in welchem Ausmaß?
- Welche körperlichen und psychischen Begleitsymptome treten auf und welche davon belasten Sie am meisten?
- Welche Vermeidungsstrategien (z. B. bestimmte Personen nicht ansprechen, Gruppen vermeiden, Termine absagen) und welche Sicherheitsmaßnahmen (z. B. Alkoholkonsum, Medikamenteneinnahme, bestimmte Tricks) setzen Sie angesichts von sozialen Situationen ein?
- Was sind die schlimmsten Auswirkungen Ihrer sozialen Ängste? Welche negativen Folgen haben sich dadurch in Ausbildung, Beruf und Privatleben ergeben?
- Seit wann leiden Sie unter sozialen Ängsten? Sind im Laufe der Zeit Veränderungen und Schwankungen aufgetreten? Womit könnten diese zusammenhängen?
- Was sind Ihrer Meinung nach die zentralen Ursachen, Auslöser und Verstärker Ihrer sozialen Ängste?
- Welche Zusammenhänge bestehen mit Ihren lebensgeschichtlichen Erfahrungen in der Kindheit und Jugendzeit?
- Welchen Einfluss haben Ihrer Meinung nach Faktoren wie Vererbung, Familiensituation, schulische und berufliche Situation, außerfamiliäres und gesellschaftliches Umfeld für die Entstehung und Aufrechterhaltung Ihrer sozialen Ängste, auf die im letzten Kapitel von Teil 1 hingewiesen wurde?
- Wie hängen Ihre sozialen Ängste mit Ihren Denkmustern und Lebenseinstellungen zusammen?
- Welche Merkmale Ihrer Persönlichkeit spielen dabei eine Rolle?
- Mit welchen sozialen Situationen kommen Sie trotz Ihrer Ängste relativ gut zurecht?

- Was sind Ihre Stärken und Fähigkeiten in sozialen Situationen, trotz Ihrer sozialen Ängste?

2. Denkmuster ändern: Entwickeln Sie hilfreichere Sichtweisen.
Menschen mit einer Sozialen Phobie haben schädliche Denkmuster, die Angst und Furcht auslösen und das Wohlbefinden in sozialen Situationen beeinträchtigen. In der permanenten Angst vor Fremdkritik spiegelt sich nichts anderes wider als die vernichtende Selbstkritik, nicht gut genug bzw. nicht liebenswert zu sein. Was vor anderen Personen als peinlich angesehen wird, gilt vor allem auch in der Selbstwahrnehmung als blamabel. Die andauernde Angst, in den eigenen Augen zu versagen, ist gewöhnlich die Grundlage von befürchteter sozialer Kritik in allen möglichen Leistungssituationen.

Es besteht ein *Teufelskreis*, der sich immer mehr aufschaukelt: Je stärker die Selbstkritik, desto ausgeprägter die Furcht vor Fremdkritik, desto größer aber auch das Bedürfnis nach positivem Feedback, das dann erst recht wieder Stress erzeugt, wenn man zunächst zwar ein Lob erhalten hat, dann jedoch wieder befürchtet, den vermeintlichen Erwartungen der anderen zukünftig doch nicht weiter gerecht werden zu können.

Folgende *Ratschläge* können hilfreich sein:

- *Erkennen, analysieren und ändern Sie jene Denkmuster, die Ihre sozialen Ängste auslösen, aufrechterhalten und verschlimmern.* Hinterfragen Sie Ihre Glaubenssätze und inneren Muss-Diktate in sozialen Situationen, wie etwa: »Ich muss immer die Beste sein«, »Ich muss immer alles richtig und einen perfekten Eindruck machen«, »Ich muss bei allen Menschen gut ankommen«, »Ich muss möglichst unauffällig bleiben, um keine Angriffsfläche zu bieten«, »Ich muss meinen Körper total unter Kontrolle haben und ein Pokerface machen, damit niemand meine Unsicherheit an bestimmten Symptomen wie Schwitzen, Erröten oder Zittern erkennen kann.« Hinterfragen Sie Ihre falschen und einseitigen Sichtweisen, die dazu führen, dass Sie sich selbst ständig abwerten (»Ich bin unfähig, schwach, unattraktiv, nicht liebenswert«) und die anderen Menschen übertrieben aufwerten (»Die anderen sind besser, erfolgreicher, anerkannter, glücklicher, sympathischer als ich«).
- *Erkennen und unterbrechen Sie die enge Verknüpfung von Selbstkritik und erwarteter Fremdkritik.* Verwenden Sie zur Aufdeckung dieser Verknüpfung die *Drei-Spalten-Technik:* Notieren Sie in Ihrem Angsttagebuch in der linken Spalte die jeweilige Situation, in der mittleren Spalte den Gedanken über sich selbst und in der rechten Spalte den

vermeintlichen und gefürchteten Gedanken der anderen. Auf diese Weise werden Sie rasch erkennen, dass Sie an Ihrer sozialen Umwelt das am meisten fürchten, was Sie zuvor in die anderen Menschen hineinprojiziert haben. Drei typische *Beispiele:* Bei der Kontaktaufnahme mit unbekannten Personen finden Sie sich selbst bereits vorher unattraktiv und unsympathisch, sodass Sie von den anderen dieselben ablehnenden Gedanken Ihnen gegenüber erwarten. Bei der Erbringung einer Leistung halten Sie sich selbst bereits vorher für dumm, unfähig oder ungeschickt und erwarten von den anderen eine ähnliche Beurteilung. Bestimmte Verhaltensweisen in Gruppensituationen finden Sie selbst peinlich, weshalb Sie bei den anderen dieselbe Einschätzung fürchten.

Kommt Ihnen das alles sehr bekannt vor? Finden Sie weitere Zusammenhänge zwischen harter und unbarmherziger Selbstkritik und entsprechend erwarteter Fremdkritik heraus. Machen Sie sich bewusst: Sie können niemanden verändern, außer sich selbst. Wenn Sie Ihre Beziehung zu sich selbst verändern, das heißt, Ihre Denkmuster über sich selbst relativieren oder gar in eine positive Richtung lenken, verbessern Sie auch die Beziehung zu anderen Menschen, noch bevor Sie diesen begegnet sind. Dann verringert sich auch Ihr permanentes Bedürfnis nach positivem Feedback als einzig möglicher Korrektur Ihres negativen Selbstbilds. Wenn Sie sich selbst vorerst einmal so akzeptieren, wie Sie momentan sind, wird Ihre Angst abnehmen, von den anderen nicht akzeptiert zu werden. Es reicht, dass Sie im Hier und Jetzt an sich arbeiten, um Ihre zukünftigen Möglichkeiten zu verbessern – mehr können Sie momentan nicht tun.

- *Trauen Sie anderen Menschen positivere Sichtweisen zu.* Verwenden Sie wieder die *Drei-Spalten-Technik* und notieren Sie in der linken Spalte die jeweilige Situation, in der mittleren Spalte den Erstgedanken, den Sie anderen unterstellen, und in der rechten Spalte einen alternativen, für Sie günstigeren Gedanken. Drei *Beispiele*, die zeigen, wie Sie Ihre alten Denk- und Wahrnehmungsmuster durchbrechen können: Sie halten einen Vortrag und meinen zunächst, die anderen beurteilen Sie aufgrund Ihrer sichtbaren Nervosität als unsicher und inkompetent, bis Sie ihnen auch ein milderes Urteil zutrauen, nämlich dass Sie zwar etwas nervös wirken, aber fachlich durchaus kompetent sind. In einer Diskussionsrunde, bei der Sie Ihre Meinung äußern, glauben Sie anfangs, die anderen halten Ihre Ausführungen für völligen Blödsinn, bis Sie sich vorstellen können, dass zumindest manche Leute schließlich doch nachdenklich werden und Ihnen beipflichten. Bei einem

Date mit einer attraktiven Frau unterstellen Sie ihr zunächst, dass diese mit Ihnen als schüchternem und gehemmtem Mann nichts zu tun haben möchte, bis Sie erkennen können, dass die Dame Sie als guten und einfühlsamen Zuhörer wahrnimmt und sich trotz Ihrer schüchternen Art wieder mit Ihnen treffen möchte. Machen Sie sich vor allem auch eines bewusst: Die anderen Menschen beschäftigen sich viel weniger mit Ihnen als Sie glauben und befürchten, selbst wenn Sie gerade bestimmte peinliche Symptome wie Schwitzen, Erröten oder Zittern aufweisen sollten. Überlegen Sie einmal: Was könnte Sie in den Augen der anderen durchaus interessant, kompetent und liebenswert machen, trotz Ihrer realen und vermeintlichen Schwächen?

- *Sehen Sie soziale Ereignisse realistischer statt durch die Brille Ihrer verzerrten Denkmuster.* Analysieren und verändern Sie mithilfe der bereits bekannnten *Drei-Spalten-Technik* Ihre verzerrten Denkmuster vor, in und nach sozialen Situationen. Drei typische *Beispiele:*[29] Das verzerrte Denkmuster *Katastrophisieren*, etwa bei der Prüfung sicher durchzufallen und die ganze Ausbildung nicht zu schaffen, können Sie relativieren, indem Sie sich durchaus die Schwere der Prüfung, aber auch die grundsätzliche Möglichkeit, sie zu bewältigen, vor Augen halten. Das falsche Denkmuster *Emotionale Beweisführung*, das heißt, aus Ihren Gefühlen auf die Wirklichkeit zu schließen, können Sie auflösen, indem Sie sich Ihr anfängliches Unwohlsein in einer Gruppe zwar eingestehen, sich aber dennoch nicht als Außenseiter wahrnehmen, sondern sich bewusst machen, dass Sie in gutem Kontakt mit zumindest einigen Gruppenmitgliedern sind. Das deprimierende Denkmuster der *Verallgemeinerung* können Sie ebenfalls hinterfragen: Realisieren Sie, dass Sie einen ganz konkreten Fehler begangen haben, machen Sie sich aber klar, dass Sie deswegen noch lange nicht grundsätzlich ein Versager sind.
- *Erstellen Sie eine Liste Ihrer Stärken und Schwächen.* Machen Sie sich bewusst, was Sie sind und was Sie können. Stehen Sie aber auch zu dem, was Sie nicht sind, was Sie nicht können, und finden Sie auch heraus, was Sie gar nicht können wollen, auch wenn andere Personen dadurch große soziale Anerkennung erlangen. Halten Sie Ihre Erkenntnisse in Ihrem Angsttagebuch fest. Im Bewusstsein Ihrer wahren Stärken und Fähigkeiten wird es Ihnen leichter fallen, Ihre kleineren und größeren Schwächen bzw. Fehler zu tolerieren. Stehen Sie zu Ihrer Individualität, seien Sie kongruent, das heißt echt, ohne sich zu verstellen. Auf diese Weise können Sie in sozialen Situationen auch

viel spontaner sein, weil Sie vorher nicht mehr darauf achten, unbedingt eine gute Wirkung zu erzielen und keinesfalls einen schlechten Eindruck zu hinterlassen.

- *Erkennen Sie hinter Ihren sozialen Ängsten Ihre größten Wünsche und zentralen Grundbedürfnisse.* Auch wenn es unrealistisch ist: Sie möchten in sozialen Situationen gerne von allen geliebt oder zumindest geschätzt werden, jedenfalls nicht kritisiert, ausgelacht oder gar abgelehnt werden. Unabhängig davon, ob Sie nun eine gute oder schlechte Kindheit und Jugendzeit erlebt haben: Sie möchten zukünftig – oder auch gerade wegen schlimmer früherer Erfahrungen – anhaltende Wertschätzung und Geborgenheit in jenen Beziehungen erleben, die Ihnen am wichtigsten sind. Dies macht Sie in sozialen Situationen sicherlich verwundbar, doch es ist eben der Preis dafür, dass Ihre Grundbedürfnisse nach Bindung und Geborgenheit in Ihrer sozialen Umwelt auch tatsächlich erfüllt werden können. Sich bedürfnis- und wunschlos zu geben, mag Sie zwar vor Enttäuschungen schützen, doch was wäre das für ein Leben, wenn Ihnen alles völlig egal wäre und Ihnen nichts mehr nahegehen würde?

3. Körperliche Befindlichkeit verbessern: Nutzen Sie Bewegung, Sport, Freizeitaktivitäten und Entspannung zum Stressabbau und zur Erhöhung des Wohlbefindens.

Furcht führt zu einer Kampf-Flucht-Reaktion. Bei Menschen mit einer Sozialen Phobie spielt sich die Bedrohung nicht in der Realität, sondern nur im Kopf ab. Die Betroffenen erleben sich in vielen sozialen Situationen sehr angespannt. Um nicht unangenehm aufzufallen, unterdrücken sie ihre Anspannung, wie etwa ihre Neigung zu einem leichten Zittern, statt diese in angemessener Weise abzuführen.

Folgende *Ratschläge* können hilfreich sein:

- *Bewegen Sie sich ein wenig im Stehen oder Sitzen.* Bleiben Sie, wenn Sie einen Vortrag oder eine Rede halten, nicht steif stehen, sondern gehen Sie ein wenig auf und ab oder bewegen Sie etwas Ihre Hände und Füße. Rutschen Sie während einer Sitzung oder in einem Lokal auf dem Stuhl ein wenig hin und her, um Ihre innere Anspannung abzubauen.
- *Verlassen Sie zur Spannungsabfuhr kurz den Raum.* Längeres Sitzen macht nicht nur Menschen mit Rückenschmerzen noch verspannter, sondern auch Personen mit einer Sozialen Phobie. Verlassen Sie soziale Situationen nicht unkontrolliert aus Angst, sondern ganz bewusst zum Zweck der kurzzeitigen Regenerierung durch Bewegung an der

frischen Luft, um dann mit einer niedrigeren Grundanspannung weiterhin an den sozialen Situationen und Interaktionen teilnehmen zu können. Kräftige Bewegung ist auch die Methode der Wahl bei einer herannahenden, situativ bedingten Panikattacke, wie sie bei Menschen mit einer Sozialen Phobie in bestimmten sozialen Situationen öfter auftreten kann.

- *Nutzen Sie Reden zur Spannungsabfuhr.* Sozial ängstliche Personen schweigen gerne unter anderen Menschen, um nicht unangenehm aufzufallen, werden dadurch jedoch innerlich immer verspannter. Ergreifen Sie einfach das Wort und reden Sie sich Ihre innere Anspannung buchstäblich von der Seele, indem Sie sich dabei auf ein bestimmtes, für Sie bedeutsames Thema konzentrieren, statt ständig Ihren Körper ängstlich zu beobachten.
- *Unternehmen Sie verschiedene Freizeitaktivitäten mit anderen Menschen.* Wenn Sie sich zusammen mit anderen körperlich oder geistig betätigen, sind Sie selbst sowie auch die anderen Personen ganz auf die jeweils herausfordernden Aktivitäten konzentriert, während Sie sich etwa bei stundenlangem Sitzen in einer Besprechung durch die permanente Selbstbeobachtung und die subjektiv erlebte Fremdbeobachtung gestresst fühlen.
- *Nutzen Sie verschiedene Entspannungstechniken.* Wählen Sie aus den Entspannungsmethoden, die in diesem Buch bei den anderen Angststörungen dargestellt werden, jene aus, die für Sie am hilfreichsten sind, um sowohl Ihre durchgehend erhöhte Grundanspannung zu vermindern als auch die situativ bedingte Verspannung zu lockern.

4. Aufmerksamkeit lenken: Konzentrieren Sie sich auf das, was im Moment hilfreich und wichtig ist.

Bei einer Sozialen Phobie steht nicht die Befriedigung der Grundbedürfnisse nach Selbstwerterhöhung und der sozialen Geborgenheit im Mittelpunkt, sondern vielmehr der Schutz vor Verletzung dieser Grundbedürfnisse. Die Betroffenen agieren im Umgang mit anderen Menschen nicht offensiv, sondern defensiv. Sie vermeiden alles, was den Selbstwert, das Sozialprestige und die soziale Integration und Geborgenheit bedrohen könnte; sie wollen ständig soziale Auffälligkeit und Ablehnung vermeiden und vergessen dabei, was sie eigentlich erreichen möchten.

Menschen mit sozialen Ängsten fühlen sich in Sozialkontakten andauernd kritisch beobachtet. Sie möchten permanent einen guten Eindruck hinterlassen, fürchten jedoch, unangenehm aufzufallen, und tun daher alles, um sich nicht zu blamieren. Sie ruhen zu wenig in sich selbst – im Bewusstsein der eigenen Stärken und Fähigkeiten, aber auch der kleinen menschlichen Schwächen, und im Wissen um die jederzeit möglichen Fehler in bestimmten Leistungssituationen. Ihr Selbstwert und ihr Sozialprestige sind völlig von den erhofften positiven Rückmeldungen anderer Personen abhängig, weil sie sich selbst als Mensch nicht okay fühlen und daher in allen möglichen sozialen Situationen mit Kritik rechnen.

Machen Sie sich bewusst: Im Fall einer Sozialen Phobie stehen Sie gleichsam doppelt »neben sich«: Einerseits beobachten Sie sich ständig selbst, was Sie gerade tun, wie Sie sich innerlich fühlen und wie Sie nach außen hin wirken, andererseits erleben Sie sich von den anderen permanent beobachtet und versuchen zu erraten, was sie gerade von Ihnen denken. Fühlen Sie sich in Gegenwart anderer Menschen innerlich irgendwie gespalten, nicht ganz eins mit sich selbst, weil Sie sich ständig so beobachten, als würden Sie sich von außen zuschauen? Das verstärkt nicht nur Ihre Angst und Furcht, sondern auch Ihre körperliche Anspannung. Der *Teufelskreis der ständigen Selbstbeobachtung* beeinträchtigt Ihre Spontaneität, Ihre Aufmerksamkeit und Konzentration sowie auch den weiteren Kontakt mit den Ihnen durchaus wohlgesinnten Personen Ihres sozialen Umfelds.

Folgende *Ratschläge* können hilfreich sein:

- *Konzentrieren Sie sich ganz auf Ihre Gesprächspartner.* Blicken Sie andere Menschen an, statt sich von diesen ständig angestarrt zu fühlen. Werden Sie in sozialen Situationen zur aufmerksamen und interessierten Beobachterin statt zur beobachteten und vermeintlich kritisierten Person. Je mehr Sie sich gleichsam selbst vergessen und sich ganz auf andere Menschen einlassen, desto offener und natürlicher werden Sie von Ihrer sozialen Umwelt wahrgenommen. Erst wenn Sie sich nach außen hin defensiv und gehemmt verhalten, werden die anderen darauf aufmerksam, dass bei Ihnen irgendetwas nicht stimmt. Beschäftigen Sie sich nicht ständig mit Fragen, die Ihre ungesunde Selbstaufmerksamkeit in sozialen Situationen noch verstärken, wie etwa: »Wie schaue ich aus?«, »Was sehen die anderen gerade an mir?«, »Bemerken die anderen schon mein zunehmendes Schwitzen, Erröten und inneres Zittern?«, »Werde ich gleich versagen und Kritik ernten?«, »Welchen Eindruck mache ich gerade auf die anderen?«, »Was denken die anderen von mir?«, »Was tue ich, wenn ich mich blamiere oder versage?« Nehmen Sie Ihre momentanen Gedanken, Gefühle und Körperempfindungen in sozialen Situationen durchaus wahr, verhalten Sie sich dabei jedoch interaktionsbezogen. Das Ziel ist keine totale

Vermeidung der Selbstbeobachtung, sondern vielmehr eine *ausbalancierte Wahrnehmung* Ihrer eigenen Person und der sozialen Umwelt. Es reicht oft schon, wenn Ihre Selbstaufmerksamkeit in sozialen Situationen auf 50 Prozent gesenkt wird.

- *Konzentrieren Sie sich voll und ganz auf die konkrete Aufgabe.* Gehen Sie mit allen Sinnen in Ihrer Tätigkeit oder Präsentation auf, ohne sich andauernd aus der Perspektive der Zuschauer und Zuhörer zu registrieren. Die Konzentration auf alles Mögliche gleichzeitig wird *Multitasking* genannt. Eine derartige Überkonzentration auf zu vieles zugleich ist der Inbegriff von Unkonzentriertheit. *Konzentration* bedeutet dagegen die Fokussierung der Aufmerksamkeit auf das, was im gegenwärtigen Augenblick gerade wichtig ist, bei gleichzeitigem Ausblenden aller Reize und Informationen, die momentan störend sind. Das mentale Versunkensein im Tun und Erleben wird bekanntlich *Flow* genannt. Eine Konzentration mit Aufmerksamkeitslenkung nach außen, auf die konkrete Aufgabe, verhindert automatisch die verunsichernde Selbstbeobachtung der eigenen Person. Machen Sie sich vor allem auch bewusst: Je mehr Sie selbst von Ihren Fähigkeiten überzeugt sind, desto weniger müssen Sie nach positivem verbalen oder nonverbalen Feedback vonseiten der sozialen Umwelt heischen.
- *Bleiben Sie geistig im Hier und Jetzt, im gegenwärtigen Augenblick.* Tun Sie in der Gegenwart genau das, was Sie aufgrund Ihrer Bedürfnisse, Werte und Ziele in der jeweiligen sozialen Situation tun möchten, statt ständig gedanklich in der Zukunft zu sein und sich vorzustellen, wie Sie kritisiert und blamiert als Versager dastehen könnten, und auch ohne ständig in die Vergangenheit abzuschweifen und darüber nachzugrübeln, wie Sie sich peinlich oder inakzeptabel verhalten bzw. präsentiert haben könnten. Hilfreich sind zielorientierte und aufmerksamkeitsfördernde Fragen wie: »Was ist mein Ziel in dieser Situation?«, »Was möchte ich in diesem Gespräch erreichen?«, »Was habe ich mir für diese Präsentation vorgenommen?«, »Was fällt mir bei anderen Menschen auf, das nichts mit mir und meinen Problemen zu tun hat?«
- *Tolerieren Sie Ihre körperlichen Symptome in sozialen Situationen.* Verzichten Sie auf die kraftraubende Beeinflussung Ihrer aktuellen körperlichen Symptome, denn jeder Kampf dagegen und jeder Unterdrückungsversuch mit allen möglichen Mitteln verstärkt nur Ihre momentane Anspannung. Nehmen Sie während Ihrer Auftritte, Präsentationen und sonstigen unangenehmen Mittelpunktserfahrungen die vorhandenen körperlichen Symptome zwar wahr, richten Sie Ihre

volle Aufmerksamkeit jedoch auf das, was Sie tun und erreichen möchten. Bedenken Sie: Menschen mit sozialen Ängsten gehen immer davon aus, die anderen würden alles sehen, was sie selbst in und an ihrem Körper spüren. Tatsächlich nimmt die soziale Umwelt die einen Symptome wie starkes Herzklopfen, Beklemmungsgefühle oder muskuläre Anspannung gar nicht und die anderen Symptome wie Schwitzen, leichtes Händezittern oder Erröten nicht so negativ wahr, wie die Betroffenen selbst dies andauernd vermuten und weswegen sie am liebsten ständig nur ein Pokerface an den Tag legen möchten. Halten Sie sich vor Augen: Sie können mit und trotz Ihrer körperlichen Symptome sozial erfolgreich handeln. Lenken Sie durch Ihr kompetentes Verhalten, auch wenn Sie ein gewisses inneres Unwohlsein verspüren, die Aufmerksamkeit der anderen auf das, worauf Sie gerade inhaltlich den Schwerpunkt legen.

5. Achtsamkeit üben, Akzeptanz fördern: Lassen Sie Ihre Körperempfindungen, Gedanken, Vorstellungen und Gefühle ohne Bewertung achtsam zu, statt ständig dagegen anzukämpfen.

Menschen mit einer Sozialen Phobie werden in sozialen Situationen von negativen Gedanken, Katastrophenvorstellungen, unangenehmen Gefühlszuständen und belastenden körperlichen Beschwerden geplagt. Die Betroffenen möchten diese Zustände mit allen möglichen Mitteln unbedingt loswerden, in der falschen Annahme, dass sie erst danach vor anderen Menschen sicher auftreten und erfolgreich handeln können. Sie verbrauchen im ständigen Kampf gegen sich selbst enorm viel Energie, die sie lieber zur Befriedigung ihrer Wünsche und Bedürfnisse einsetzen sollten.

Die *Achtsamkeitstherapie* sowie eine neuere Richtung innerhalb der Verhaltenstherapie, die *Akzeptanz- und Commitment-Therapie (ACT)*, verbreiten dagegen eine völlig andere Botschaft: Man kann auch mit und trotz Angst und Furcht in sozialen Situationen erfolgreich handeln, wenn einem ein ganz bestimmtes Anliegen sehr wichtig ist. Aus Sicht der ACT wird *Angstvermeidung* als Gefühls- und Erlebnisvermeidung betrachtet und damit als folgenschwerer Verzicht auf die Chance bereichernder Lebenserfahrungen.

Was bedeutet das für Sie ganz konkret? Das *Grundproblem* sind nicht Ihre unangenehmen Gedanken, Vorstellungen, Gefühle und Körpersymptome an sich, sondern der Umstand, dass Sie diese mit einer realen Gefahr in sozialen Situationen gleichsetzen und entsprechend voreilig reagieren, statt in Ruhe abzuwarten, um dann nach Ihren Bedürfnissen,

Werten und Zielen zu handeln. Sie müssen Ihre negativen Gedanken gar nicht immer »kognitiv umstrukturieren«, das heißt zum Positiven wenden, wie dies in der Verhaltenstherapie in der Regel empfohlen wird, es reicht oft schon aus, dass Sie Ihre unangenehmen Gedanken, Vorstellungen, Gefühle und Körperempfindungen einfach nur wahrnehmen und als momentan gegeben akzeptieren, ohne sich von ihnen in sozialen Situationen steuern zu lassen.

Folgende *Ratschläge* können hilfreich sein:

- *Akzeptieren Sie Ihre Angst und Furcht in sozialen Situationen.* Betrachten Sie Ihre sozialen Ängste nicht als Schwäche, sondern als Ausdruck der Bedrohung Ihrer Grundbedürfnisse nach Selbstwertstärkung und Geborgenheit in sozialen Situationen. Wenn Sie nicht mehr *gegen* Ihre sozialen Ängste kämpfen, können Sie *mit* bzw. *trotz* Ihrer Angst und Furcht all das tun, was Ihnen wichtig ist. Lernen Sie von psychisch gesunden Menschen, die in bestimmten sozialen Situationen ähnliche Ängste – etwa nicht gut anzukommen, zu versagen oder sich zu blamieren – wie Sie haben, die sich dadurch jedoch nicht einschränken lassen, sondern sich auf das konzentrieren, was sie wichtig finden und erreichen möchten.
- *Nehmen Sie Ihre Körpersymptome achtsam wahr.* Ihre körperlichen Symptome entsprechen dem Ausmaß Ihrer Angst und Furcht in sozialen Situationen; sie sind völlig normal, solange Sie sich tatsächlich hinsichtlich Ihrer Grundbedürfnisse bedroht erleben. Nehmen Sie Ihre körperlichen Empfindungen, wie etwa Herzklopfen, Schwitzen, Erröten, Atemnot, zugeschnürte Kehle, Mundtrockenheit, Übelkeit, Harndrang, Schwindel oder Händezittern, achtsam, das heißt nicht bewertend, wahr, ähnlich wie dies auch bei den anderen Angststörungen in diesem Buch ausführlich beschrieben wird. Erfolgsorientierte Menschen sagen sich bezüglich wichtiger sozialer Auftritte einfach nur: »Ich bin etwas aufgeregt«, Sozialphobiker reden sich ein: »Ich bin voller Angst, Furcht und Panik, in diesem Zustand kann ich nicht handeln wie ich möchte.« Erst durch diese wiederum angstmachenden Bewertungen werden aus einer normalen Ängstlichkeit unerträgliche Symptome mit großem Leidensdruck. Es sind jedoch nicht die Symptome an sich, sondern erst die ängstliche Selbstbeobachtung, die katastrophisierende Bewertung und die ständigen Kontrollversuche der körperlichen und psychischen Symptome, das heißt die falschen Problembewältigungsversuche, die das Wohlbefinden in sozialen Situationen beeinträchtigen.

- *Setzen Sie Gedanken und Vorstellungen nicht mit der Realität gleich.* Ihre Gedanken und Vorstellungen drehen sich in sozialen Situationen verständlicherweise um die Bedrohung Ihrer Grundbedürfnisse hinsichtlich Geborgenheit und Selbstwerterhöhung bzw. Selbstwertschutz. Akzeptieren Sie den Umstand, dass Sie sich die jeweiligen Bedrohungsszenarien so bildhaft vorstellen können, als würde es sich dabei schon um die Wirklichkeit handeln. Halten Sie sich jedoch immer wieder vor Augen: Gedanken sind nur Gedanken, Vorstellungen sind nur Vorstellungen, Erinnerungen sind nur Erinnerungen. Es handelt sich dabei nicht um die äußere Realität, sondern um Ihr »Kopfkino«, das den Kampf-Flucht-Mechanismus im Sinne einer Fluchtreaktion aus der sozialen Situation aktiviert, ohne dass tatsächlich eine äußere Bedrohung besteht. Sie müssen, wie schon gesagt, in sozialen Situationen nicht immer »positiv« denken oder »falsche« Gedanken durch »richtige« ersetzen.

  Das Grundproblem in sozialen Situationen sind nicht Ihre negativen und unrealistischen Gedanken an sich (»Ich werde mich blamieren und versagen«, »Die anderen werden mich ablehnen«), sondern vielmehr Ihre Überzeugung, dass es sich dabei um die Wirklichkeit, um die Wahrheit handelt, sodass Sie auch entsprechend reagieren. Werden Sie zur distanzierten, nicht wertenden Beobachterin Ihrer Person, indem Sie Ihr inneres Erleben einerseits akzeptierend wahrnehmen und auch so formulieren (»Ich habe jetzt den Gedanken zu versagen und die Vorstellung, mich zu blamieren – das ist okay so«) und indem Sie es andererseits nicht mit der Realität gleichsetzen (»Das sind nur meine Gedanken und Vorstellungen, sie sind nur mein momentaner Eindruck von der Realität, sie entsprechen jedoch nicht der Wirklichkeit«).
- *Gehen Sie auf Distanz zu Ihrem negativen Selbstbild.* Wir verhalten uns in sozialen Situationen auf der Basis unseres Selbstbilds. Wenn wir davon überzeugt sind, dass wir liebenswert, attraktiv, kommunikativ und kompetent sind, werden wir uns den anderen gegenüber auch so verhalten. Menschen mit einer Sozialen Phobie setzen reale Schwächen und vermeintliche Defizite mit ihrer ganzen Person gleich (»Ich bin ein Versager«, »Ich bin unsympathisch und unfähig«, »Ich wirke abstoßend und mitleiderregend«), und sie verhalten sich dann anderen Menschen gegenüber auch in dieser Weise. Sie erwarten nichts anderes als die Bestätigung ihres negativen Selbstbilds, obwohl sie eigentlich nichts mehr fürchten als gerade dies.

- *Erstellen Sie eine Hitliste der zehn häufigsten negativen Selbstaussagen* (z. B. »Ich bin völlig unattraktiv«, »Ich bin eine komplette Versagerin«, »Ich bin ein unmöglicher Typ, der bei anderen nie ankommen wird«, »Ich bin viel zu schüchtern und ängstlich, um mich in Gruppensituationen durchsetzen zu können«). Lassen Sie diese Aussagen dann vor Ihrem inneren Auge vorbeiziehen wie Werbebotschaften auf dem Fernsehbildschirm und gehen Sie in einer neutralen Beobachterposition dazu auf kritische Distanz. Halten Sie sich in sozialen Situationen stets vor Augen: Sie sind mehr als das, was Sie gerade von sich selbst denken, wie Sie sich momentan innerlich fühlen und wie Sie in einer bestimmten Situation auf andere wirken. Auf diese Weise entkommen Sie der Gefahr einer sich selbst erfüllenden Prophezeiung. Noch ein Tipp: Wagen Sie in sozialen Situationen neue Verhaltensweisen, dann werden Sie ein besseres Selbstbild gewinnen, das Sie sozial kompetenter erscheinen lässt. Wie wäre es z. B., wenn Sie sich einmal ein besonders attraktives Outfit zulegen und in dieser Form in sozialen Situationen auftreten würden? Lassen Sie sich überraschen, wie die anderen dann auf Sie reagieren werden.
- *Unterscheiden Sie zwischen Ihren Gefühlen und der Wirklichkeit.* Akzeptieren Sie Ihre Gefühle in ähnlicher Weise wie Ihre Gedanken. Gefühle sind einfach nur Gefühle und spiegeln nicht die objektive Realität wider, auch wenn »Bauchgefühle« öfter viel mehr erkennen als der bewusste Verstand. Sobald Sie Ihre Gefühle fälschlich mit der äußeren Realität gleichsetzen, fürchten Sie sich vor den Reaktionen der anderen. Menschen mit krankheitswertigen Ängsten, vor allem auch mit sozialen Ängsten, unterliegen dem Mechanismus der *emotionalen Beweisführung.* Sie schließen von ihrer inneren Befindlichkeit auf die äußere Realität. Weil sie sich in einer sozialen Situation schlecht fühlen, glauben sie, dass sie bei den anderen tatsächlich nicht gut ankommen. Weil sie vor einer Prüfung trotz intensiven Lernens ein schlechtes Gefühl haben, sind sie davon überzeugt, dass sie eine schlechte Note bekommen werden. Bedenken Sie aber: Sie sind oft viel besser, als Sie sich fühlen. Sie können körperlich erschöpft oder psychisch stark angespannt sein und sich dennoch fachlich gut behaupten. Sie können sich in sozialen Situationen von anderen missachtet oder abgelehnt fühlen, tatsächlich jedoch nach Meinung Außenstehender bei anderen sehr gut ankommen und äußerst beliebt sein. Sie können sich bei einem Date sehr nervös und unsicher fühlen, bei der anderen Person aber dennoch viel Sympathie erwecken.

- *Handeln Sie auf der Grundlage Ihrer Bedürfnisse und Werte.* Wie bei anderen krankheitswertigen Ängsten haben Sie auch bei Ihrer Sozialen Phobie keine ausreichende Kontrolle über Ihre Gedanken, Vorstellungen, Gefühle und Körpersymptome. Sie können jedoch trotz Angst und Furcht ausreichenden Einfluss auf Ihr Verhalten haben, um so zu handeln, wie es Ihren Bedürfnissen, Werten und Zielen entspricht. Sie müssen sich nicht immer wohlfühlen oder angstfrei erleben, bevor Sie in sozialen Situationen erfolgreich handeln können. Welche sozialen Aktivitäten möchten Sie zukünftig ausbauen? Was möchten Sie mit anderen zusammen aufgrund Ihrer Bedürfnisse und Interessen gerne tun? Was ermöglicht Ihnen einen Dopamin-Kick, der stärker ist als Ihr Angst- und Stresssystem? Mit welchen Personen, die Ihnen Vertrauen und Geborgenheit vermitteln, möchten Sie sich zukünftig öfter in Fortbildungs-, Sport-, Tanz- oder Reisegruppen treffen? Besinnen Sie sich auf die Befriedigung Ihrer Grundbedürfnisse und Werte, die Ihr Leben sinnvoll machen – dann stellen Sie automatisch das in den Vordergrund, was Sie erreichen möchten, und nicht das, was Sie vermeiden möchten.

6. Gefürchtete Zustände provozieren: Lernen Sie einen besseren Umgang mit jenen Befindlichkeiten, die Sie am meisten fürchten.

Menschen mit einer Sozialen Phobie fürchten vor allem auch, wegen bestimmter körperlicher Symptome wie Schwitzen, Erröten, Zittern oder starken Harndrangs mit häufigem Toilettenbesuch unangenehm aufzufallen. Die Betroffenen gehen davon aus, dass die anderen sie deswegen für »nervenschwach« oder »psychisch angeschlagen« halten könnten. Sie verhalten sich daher nach dem Motto: »Vermeiden, Unterdrücken und Kontrollieren um jeden Preis!« Auf diese Weise werden die sozialen Ängste jedoch nicht schwächer, sondern aufgrund der damit einhergehenden inneren Anspannung noch viel stärker.

Folgende *Ratschläge* können hilfreich sein:

- *Nutzen Sie die Technik der Paradoxen Intention.* Verstärken Sie absichtlich jene körperlichen Symptome, die Sie am meisten fürchten. Das bezeichnet man als *Paradoxe Intention,* weil Sie Ihre Symptome absichtlich provozieren und sogar übertreiben, statt sie wie bisher zu unterdrücken, obwohl Sie sie eigentlich ja gerade nicht haben wollen. Beobachten Sie dabei auch ganz bewusst die Reaktionen der anwesenden Personen. Trinken Sie z. B. bei *Angst vor dem Erröten* absichtlich ein heißes Getränk, etwas Wein bzw. Sekt oder stellen Sie sich typische Situationen vor, in denen Sie regelmäßig rot werden. Ziehen Sie sich bei *Angst vor sichtbarem Schwitzen* zu warme Kleidung an, gerade auch solche, bei denen man die Schweißflecken gut sehen kann, oder benetzen Sie Ihr Gesicht mit etwas Wasser, um Schweißflecken zu simulieren. Greifen Sie bei *Angst vor Händezittern* (meistens geht es nur um die dominante Hand) bewusst zum Suppenlöffel, zur Kaffeetasse und zum Trinkglas und verhalten Sie sich absichtlich etwas nervös. Trinken Sie bei *Angst vor Harndrang* mehr als sonst, damit Sie öfter auf die Toilette gehen müssen. Machen Sie bei *Angst vor Fehlern* absichtlich einen kleinen Fehler.

- *Bringen Sie Ihre Symptome in bestimmten Situationen bewusst zur Sprache.* Teilen Sie zumindest bestimmten Personen mit, dass Sie unter Schwitzen, Zittern oder Erröten leiden. Üben Sie sich in entwaffnender *Selbstoffenbarung*, etwa so: »Jetzt komme ich richtig ins Schwitzen«, »Wenn ich unsicher bzw. verlegen bin, werde ich leicht rot«, »Wenn ich innerlich angespannt bin, beginnt meine rechte Hand öfter zu zittern«, »Manchmal verhalte ich mich richtig schüchtern.« Wenn bei den durchgeführten *paradoxen Übungen* niemand den gefürchteten Sachverhalt anspricht, treten Sie die Flucht nach vorne an und stellen Sie Fragen wie: »Hast du gemerkt, wie leicht ich rot werde / zu schwitzen / zu zittern anfange?«
- *Provozieren Sie Ihre Symptome durch erhöhte Selbstbeobachtung.* Beobachten Sie sich anfangs in »sicheren« und später auch in »unsicheren« sozialen Situationen in jener ängstlich-kritischen Weise, wie Sie dies auch sonst tun. Richten Sie Ihre Aufmerksamkeit auf jene Körperbereiche, die Sie unter totaler Kontrolle haben möchten. Erforschen Sie dabei, wie Ihr Geist und Ihr Körper die gefürchteten Symptome hervorbringen – bis Ihr Organismus dies plötzlich gar nicht mehr tut, weil die bewusste und akzeptierende Wahrnehmung der Symptome angstreduzierend wirkt.
- *Zeigen Sie Bereitschaft zu Mutproben und Verhaltensexperimenten.* Verhalten Sie sich immer sehr angepasst und unauffällig? Beneiden Sie gleichzeitig Menschen, die mehr auf ihre Bedürfnisse achten, als Sie es tun? Nutzen Sie bestimmte *Mittelpunktsübungen* und kleine *Blamierübungen*, um Ihre sozialen Befürchtungen zu überprüfen. Sie werden dabei die Erfahrung machen, dass alles gar nicht so schlimm ist, wie Sie bisher gedacht haben. Legen Sie z. B. einmal bewusst ein auffälliges Verhalten an den Tag und fallen Sie einmal absichtlich aus der Rolle. Tun Sie öfter etwas, was Ihnen und auch vielen anderen Menschen ein wenig peinlich ist: Lassen Sie in einem Lokal den Löffel fallen oder verschütten Sie etwas Wasser oder Zucker. Reden Sie

lauter als sonst in einem öffentlichen Verkehrsmittel. Kleiden Sie sich einmal auffälliger als bisher. Drängeln Sie sich bei einer Schlange im Supermarkt vor, unter Verweis darauf, dass Sie nur zwei Artikel haben. Legen Sie bei der Supermarktkasse einige Gegenstände zurück, weil Sie angeblich nicht so viel Geld mithaben. Kommen Sie bei einer Veranstaltung einmal absichtlich einige Minuten zu spät, sodass Sie auffallen. Sie sollten jedoch nicht zu übermütig werden und keine Übungen machen, die sich hinterher als Bumerang herausstellen, etwa in Form einer erheblichen Befindlichkeitsverschlechterung oder wegen möglicher negativer sozialer Folgen im Beruf oder in Ihrem unmittelbaren Lebensumfeld. Also bitte nicht im Mai in einem Karnevalskostüm, mit Clownsnase, grünen Haaren und rotem Regenschirm bei Sonnenschein herumspazieren! Sie könnten sonst für »verrückt« gehalten werden.

7. Sich selbst coachen: Führen Sie hilfreiche Selbstgespräche.
Menschen mit einer Sozialen Phobie fühlen sich den Blicken und Gedanken der anderen hilflos ausgeliefert. Es fehlt die soziale Unterstützung durch Vertrauenspersonen. In dieser Situation ist es hilfreich, sich selbst zu coachen, um dem Druck von Furcht und Angst besser widerstehen zu können. Sehr wirksam ist auch die mentale Verbundenheit mit einer Vertrauensperson, von der man sich in der Vorstellung so coachen lässt, als wäre sie anwesend.

Folgende *Ratschläge* können hilfreich sein:

- *Führen Sie hilfreiche Selbstgespräche angesichts Ihrer typischen Symptome.* Coachen Sie sich so oder ähnlich: »Mein Erröten, Schwitzen oder Zittern kommt und geht. Ich habe es nicht unter Kontrolle. Ich achte daher nicht darauf, sondern konzentriere mich ganz auf das Gespräch, um meine Ziele zu erreichen«, »Ich möchte zukünftig spontan und echt auftreten, ohne meine Symptome unter Kontrolle halten zu müssen«, »Ich kann innerlich sehr angespannt sein und dennoch mein Bestes geben«, »Ich spüre das Klopfen meines Herzens, den Druck auf meiner Brust, den trockenen Mund, das flaue Gefühl im Magen und das zunehmende Schwindelgefühl, doch all das ist nicht gefährlich. Ich nehme es an, wie es ist, und konzentriere mich so gut wie möglich auf meinen Gesprächspartner bzw. die Gruppensituation«, »Ich bin bereit, mich so zu zeigen, wie ich bin, und das zu tun, was mir wichtig ist – wenn es sein muss, auch mit meinen Symptomen.«
- *Coachen Sie Ihr Verhalten, während Sie Ihre Gefühle zulassen.* Ermutigen Sie sich mit aufbauenden Worten: »Ich kann trotz meiner Versa-

gensängste erfolgreich handeln«, »Ich habe zwar Angst, unangenehm aufzufallen, möchte jedoch die Chance nutzen, meine Meinung zu sagen bzw. etwas Neues auszuprobieren«, »Ich möchte jetzt meine Meinung sagen, auch wenn ich mich vor Kritik fürchte. Außerdem kann ich durch jede kritische Rückmeldung etwas dazulernen«, »Auch wenn ich mich innerlich schlecht fühle, kann ich nach außen hin einen guten Eindruck machen, wenn ich jetzt genau das tue, was mir wichtig ist«, »Ich möchte echt und spontan sein, alle aufkommenden Gefühle zulassen und darauf verzichten, alles zu kontrollieren, um einen guten Eindruck zu machen.«

- *Halten Sie sich bei Ihren Selbstanweisungen immer Ihre Ziele vor Augen.* Fokussieren Sie Ihre Aufmerksamkeit mithilfe Ihrer Selbstansprache auf das, was Sie aufgrund Ihrer Bedürfnisse erreichen möchten, etwa so: »Ich konzentriere mich ganz auf das, was mir wichtig ist, auch wenn ich am liebsten den anderen alles recht machen möchte«, »Ich will jetzt meine Meinung sagen, auch wenn ich ein schüchterner Mensch bin«, »Ich gehe jetzt zu dieser Diskussionsveranstaltung, auch wenn mich dort einige Leute vielleicht nicht mögen«, »Ich tue jetzt das, was ich mir vorgenommen habe, egal, was die anderen dazu denken«, »Ich spreche diesen bestimmten Menschen an, auch wenn ich vermute, dass er mir kritisch gegenübersteht«, »Ich möchte mit dieser Person Kontakt aufnehmen, auch wenn ich nicht weiß, ob sie mit mir sprechen will«, »Ich merke gerade, dass ich große Angst habe und nicht mehr richtig klar denken kann. Ich besinne mich daher auf das, was ich mir vorher in Ruhe vorgenommen habe, und handle dann nach meinen Plänen.«
- *Distanzieren Sie sich mit treffenden Worten von der Gleichsetzung Ihrer Gedanken und Vorstellungen mit der Realität.* Halten Sie sich immer wieder den Grundgedanken der Achtsamkeitstherapie vor Augen, etwa so: »Ich merke jetzt, wie mir diese Gedanken und Vorstellungen Angst und Furcht einjagen, doch das sind nur meine momentanen Gedanken und Vorstellungen, die nichts mit der Realität zu tun haben«, »Es wäre schlimm, wenn das jetzt eintreten würde, was ich fürchte, doch es sind nur meine Gedanken und Vorstellungen, die mir zu schaffen machen. Sie entsprechen nicht der Wirklichkeit.«

8. Mental trainieren: Üben Sie erfolgreiches Handeln in der Vorstellung.

Menschen mit einer Sozialen Phobie lassen sich von ihren bildhaften Vorstellungen von Kritik, Blamage, Versagen und Ablehnung abschrecken, jene Dinge zu tun, die sie aufgrund ihrer Wünsche und Bedürfnisse eigentlich gerne tun möchten. *Mentales Training* stellt in diesem Fall eine ausgezeichnete Möglichkeit dar, den besseren Umgang mit sozialen Situationen zunächst einmal in der Vorstellung zu trainieren und sich auf gefürchtete Probleme bestmöglich vorzubereiten.

Folgende *Ratschläge* können hilfreich sein:

- *Visualisieren Sie Erfolgserlebnisse in sozialen Situationen.* Wählen Sie der Reihe nach Situationen aus, in denen Sie sozial erfolgreich auftreten möchten, etwa bei einem Vortrag, einer Prüfung, einer Bewerbungssituation, einer Gruppendiskussion, einer Kontaktaufnahme mit fremden Menschen oder einer Selbstbehauptung gegenüber Personen in der Familie bzw. im Beruf. Spielen Sie jede Szene vor Ihrem inneren Auge im Zeitlupentempo so durch, dass Sie sich dabei von außen als erfolgreich handelnde Person betrachten, ganz entsprechend Ihren Wünschen. Versetzen Sie sich danach im Sinne des Mentalen Trainings in jede soziale Situation so lebhaft hinein, als wäre sie gerade Realität, und gehen Sie in dieser Szene voll und ganz auf, mit sich selbst als Darstellerin und nicht mehr nur als Beobachterin.
- *Stellen Sie sich gefürchtete Situationen als zu bewältigen vor.* Versetzen Sie sich im Laufe der Zeit in jedes soziale Worst-Case-Szenario und finden Sie dabei jeweils Möglichkeiten, wie Sie trotz realer oder nur gefürchteter Probleme schließlich doch im Sinne Ihrer Ziele mehr oder weniger erfolgreich handeln können. Spielen Sie Ihre schlimmsten Befürchtungen bis zum Ende durch. Lassen Sie auch die – vermeintlich – größte Katastrophe mental zu und finden Sie danach verschiedene Wege, wie Sie die erfahrene Kritik, Blamage, das Versagen oder die Ablehnung gut überstehen können.
- *Erinnern Sie sich möglichst bildhaft an frühere Erfolgserlebnisse.* Lassen Sie einen Erfolgsfilm mit Szenen aus der Vergangenheit vor Ihrem inneren Auge so ablaufen, als würden Sie die damaligen Ereignisse gerade erneut erleben. Auf diese Weise finden Sie Zugang zu Ihren Stärken und Erfolgen und verbessern damit auch Ihr Vertrauen in Ihre Fähigkeiten. Vergegenwärtigen Sie sich auch möglichst bildhaft, wie es Ihnen gelungen ist, einige zunächst gefürchtete soziale Situationen schließlich doch erfolgreich zu bewältigen.
- *Vergegenwärtigen Sie sich in subjektiv unsicheren sozialen Situationen mental die Geborgenheit bei Ihren wichtigsten Bezugspersonen.* Imaginieren Sie in sozialen Situationen, in denen Sie sich nicht wohlfühlen, die Geborgenheit bei bestimmten Vertrauenspersonen und holen Sie diese bildhaft gleichsam an Ihre Seite, als wären sie zu Ihrer Unter-

stützung tatsächlich anwesend. Hierbei können Ihnen bestimmte Symbole helfen, wie etwa ein Bild oder ein Gegenstand jener Personen, die Ihnen Liebe, Geborgenheit, Halt und Sicherheit in Ihrem Leben geben.

9. Sich mutig konfrontieren: Stellen Sie sich in der Realität allen gefürchteten Situationen, um positive Erfahrungen zu machen.
Soziale Ängste lassen sich nicht allein durch Änderung der Denkmuster, wirksame Entspannungstechniken, mehr Achtsamkeit, Paradoxe Intention und Mentales Training überwinden. Notwendig zu ihrer Überwindung ist vor allem die regelmäßige Konfrontation mit bislang gefürchteten, persönlich jedoch als bedeutsam erachteten sozialen Situationen.

Neue Verhaltensweisen, nämlich das konsequente Sich-Einlassen auf bislang gefürchtete soziale Situationen und der sukzessive Verzicht auf alle Kontroll- oder Vermeidungsstrategien, führen zu positiven Erfahrungen, die den bisherigen negativen Erwartungen widersprechen und dadurch neue und hilfreichere Sichtweisen und Einstellungen ermöglichen.

Folgende *Ratschläge* können hilfreich sein:

- *Konfrontieren Sie sich mit allen sozialen Situationen, die Ihnen wichtig sind.* Bei einer sozialen Konfrontationstherapie wirkt nicht erst die Konfrontation mit den daraus resultierenden Erfolgserlebnissen heilsam, sondern bereits die Bereitschaft, sich auf alle angstmachenden sozialen Situationen voll und ganz einzulassen, weil diese aufgrund Ihrer Bedürfnisse von großer persönlicher Bedeutung sind. Bei der regelmäßigen Konfrontation mit bislang gefürchteten Situationen steht nicht primär der Abbau von Angst und Furcht, sondern vielmehr die bessere Befriedigung der Grundbedürfnisse nach sozialem Kontakt, sozialer Anerkennung und erfreulichen Erlebnissen mit anderen Menschen im Vordergrund.
- *Wählen Sie aus einer Liste von gefürchteten sozialen Situationen jene aus, mit denen Sie zuerst besser zurechtkommen möchten,* sei es, weil sie leichter erfolgreich zu bewältigen sind oder weil sie für Sie von größerer Bedeutung sind. Stellen Sie sich anfangs vor allem jenen sozialen Situationen, mit denen Sie zumindest im Rahmen des Mentalen Trainings einigermaßen gut zurechtgekommen sind oder die für Sie im Moment von besonderer Bedeutung sind. Es geht bei krankheitswertiger sozialer Angst und Furcht nicht darum, im Rahmen von Konfrontationsübungen die größtmögliche Angst zu provozieren, mit dem Ziel, sich im Laufe der Zeit daran zu gewöhnen. Es ist erwiesen,

dass bei starker Angst und generell zu großer Erregung von Körper, Geist und Psyche kein sinnvolles Lernen möglich ist, wie im Kapitel zur Agoraphobie bereits dargelegt wurde. Zudem kann durch ein solches Vorgehen eine soziale Traumatisierung und damit eine Befindlichkeitsverschlechterung ausgelöst werden. Es geht vielmehr vor allem darum, anhaltende Erfolgserlebnisse in sozialen Situationen zu erwirken, nach dem Motto: »Nichts macht so erfolgreich wie der Erfolg.« Der *Aufbau positiver Erwartungen* anstelle von permanenten Befürchtungen ist der entscheidende Veränderungsaspekt bei sozialen Ängsten. In diesem Sinne geht es überhaupt nicht um einen Kampf *gegen* Ihre sozialen Ängste, sondern *für* Ihre Ziele in Richtung eines erfüllteren sozialen Lebens als bisher.

- *Achten Sie auf eine bessere soziale Integration.* Suchen Sie trotz Ihrer sozialen Ängste schon jetzt nach einer passenden Partnerschaft, falls Sie unfreiwillig Single sind, nach beruflichen Fortbildungs- bzw. Aufstiegsmöglichkeiten, falls Sie Ihre Chancen auf dem Arbeitsmarkt nicht ausreichend wahrnehmen, nach einem Anschluss in verschiedenen Gruppen, falls Sie engere soziale Kontakte außerhalb der Verwandtschaft vermeiden, nach passenden Freizeitaktivitäten, etwa in Form von Kursen oder sportlicher Betätigung, um vorerst zumindest in diesem Rahmen mehr soziale Kontakte aufzubauen, nach passenden Gruppentherapien, um auf diese Weise wenigstens Menschen kennenzulernen, die ähnliche Probleme wie Sie haben.
- *Verbessern Sie Ihre sozialen Fähigkeiten.* Bei sozialen Defiziten ist die Konfrontation mit sozialen Situationen allein oft nicht ausreichend für anhaltende Erfolgserlebnisse, weil dies leicht zu negativen sozialen Erfahrungen führen könnte. Ein *soziales Kompetenztraining* im Rahmen von eigenständigen Bemühungen oder in Form von speziellen Kursen kann sehr hilfreich sein. Es geht dabei vor allem um das Erlernen oder die Verbesserung folgender sozialer Fähigkeiten: berechtigte Forderungen stellen, unangebrachte Bitten oder Forderungen anderer zurückweisen, angemessene Kritik äußern, erlebte Kritik und Ablehnung tolerieren, Nein sagen und sich anderen gegenüber abgrenzen, öffentliche Beachtung aushalten, in Gruppensituationen das Wort ergreifen und seine Überzeugungen offen vertreten, soziale Konflikte bewältigen, Kontakte anbahnen und aufrechterhalten, Personen des anderen Geschlechts ansprechen. Welche der genannten sozialen Fähigkeiten sollten Sie intensiv trainieren?

Soziale Defizite wurden bei Menschen mit Sozialer Phobie früher überbetont. Tatsächlich besteht oft eine durchaus ausreichende soziale

Kompetenz, die jedoch aus Angst vor den gefürchteten Auswirkungen in Partnerschaft, Familie, Beruf und sonstigen Sozialkontakten nicht umgesetzt wird, etwa wegen Angst vor Kritik oder gar Liebesverlust. Selbst Menschen mit hoher sozialer Kompetenz können eine starke Angst vor Kritik und Ablehnung haben. Wer es allen Menschen recht machen möchte, um von diesen akzeptiert oder gar geliebt zu werden, kann niemals erfolgreich seine eigenen Interessen vertreten, wenn diese im Widerspruch zu den Absichten der anderen stehen. In der Sprache der Grundbedürfnisse formuliert: Wer stets das Grundbedürfnis der Geborgenheit im Kreis seiner sozialen Umwelt in den Mittelpunkt stellt, kann nicht gleichzeitig auch sein Grundbedürfnis nach Selbstwertbestätigung bzw. Kontrolle und Autonomie befriedigen.

10. Gefühle und Beziehungsprobleme bewältigen: Finden Sie Lösungen für die tiefergehenden Hintergründe Ihrer Ängste.

Viele Menschen mit sozialen Ängsten haben, vor allem zu Beginn der Pubertät, ein geringes Selbstwertgefühl, das die Entwicklung einer Sozialen Phobie begünstigt, mit erheblichen Auswirkungen auf Partnerschaft, Familie und Beruf. Nicht wenige Personen sind aufgrund ihrer sozialen Ängste ohne Partner oder Partnerin und leben auch als Erwachsene noch immer im Elternhaus, bei mangelnder Abgrenzung von Mutter oder Vater. Manche Betroffene befinden sich wegen ihrer Konfliktscheuheit oder wegen ihres negativen Selbstbilds, dass sie sowieso keinen besseren Partner finden könnten bzw. diesen überhaupt nicht verdienten, in unbefriedigenden Lebensgemeinschaften, oder sie leiden unter starken Gefühlsambivalenzen, etwa am Bedürfnis nach Nähe bei gleichzeitiger Angst davor.

Zahlreiche sozialphobische Männer betreiben seit dem Jugendalter einen zunehmenden Alkoholmissbrauch, um dadurch weniger schüchtern oder weniger ängstlich zu wirken und auf diese Weise leichter soziale Kontakte aufbauen zu können, was im Fall einer späteren Alkoholabhängigkeit erst recht zu massiven Beziehungsproblemen führt.

Folgende *Ratschläge* können hilfreich sein:

- *Klären Sie manifest oder latent vorhandene soziale Beziehungsprobleme.* Vertreten Sie im Bewusstsein Ihrer Wünsche und Bedürfnisse Ihre Anliegen in Partnerschaft, Familie und Beruf, auch wenn Sie Angst vor den Folgen haben.
- *Grenzen Sie sich stärker von engen Bezugspersonen ab.* Achten Sie besser auf Ihre Bedürfnisse statt einseitig auf die Bedürfnisse Ihrer Eltern,

Kinder oder Ihres Partners bzw. Ihrer Partnerin, auch wenn dies vorübergehend zu Spannungen und Konflikten führen kann, weil die anderen Sie bisher so nicht kennengelernt haben.

- *Unterscheiden Sie zwischen real erlebter und befürchteter sozialer Kritik und Ablehnung.* Lernen Sie – wenn nötig auch im Rahmen einer Psychotherapie –, die lebensgeschichtlichen Erfahrungen von Blamage, Kritik, Ablehnung, Bloßgestellt- und Ausgeschlossenwerden so zu verarbeiten, dass diese nicht das ganze weitere Leben anhaltende Erwartungsängste hervorrufen.
- *Akzeptieren Sie alle auftretenden Gefühle und tun Sie trotz dieser das, was Ihnen wichtig ist.* Typisch sind außer Angst und Furcht vor allem Gefühle von Scham, Peinlichkeit, Verlegenheit, Verletzlichkeit, Kränkung, Hilflosigkeit, Ohnmacht anderen gegenüber, Neid auf andere, Enttäuschung oder Ärger in Bezug auf sich selbst.

Gesundes Vermeidungsverhalten beachten: Meiden Sie bewusst bestimmte soziale Kontakte und Situationen, in denen Sie sich auch ohne Angst nicht wohlfühlen

Eine Verbesserung Ihrer sozialen Kompetenz ist heutzutage von großer Bedeutung, wenn Sie im Leben das erreichen möchten, was Ihnen wichtig ist. Achten Sie bei aller Bereitschaft zu einem besseren Sozialverhalten jedoch auch auf ein *gesundes Vermeidungsverhalten.* Überfordern Sie sich nicht durch Ihr Bemühen, ganz anders sein zu wollen als Sie sind. Stehen Sie dazu, dass Sie sich in bestimmten sozialen Situationen nicht so wohlfühlen wie andere Menschen.

Folgende *Ratschläge* können hilfreich sein:

- *Entwickeln Sie Kriterien für ein gesundes Vermeidungsverhalten.* Unterscheiden Sie alle sozialen Situationen in drei Kategorien: soziale Situationen, die Sie gerne aufsuchen möchten, weil Sie davon profitieren möchten; soziale Situationen, die Sie zwar nicht gerne aufsuchen, aber dennoch aufsuchen sollten, um keine sozialen Nachteile zu haben; soziale Situationen, die Sie weder aufsuchen möchten noch müssen und die Sie vermeiden können, wenn dies für Sie akzeptabel ist und langfristig keine schädlichen Folgen mit sich bringt. Die dritte Kategorie begründet ein gesundes Vermeidungsverhalten. Um welches ganz normale Vermeidungsverhalten, wie es auch bei anderen Menschen vorkommt, könnte es sich dabei in Ihrem Fall handeln? Typische *Beispiele* dafür sind: Kontakte mit Menschen vermeiden, die Sie nicht mögen; Besuche bei Bekannten oder Verwandten absagen, bei denen Sie sich einfach nicht wohlfühlen; Feierlichkeiten wie Geburtstags- oder Weihnachtsfeiern früher als andere verlassen; soziale Situationen vermeiden, bei denen viel Alkohol getrunken wird.

- *Vermeiden Sie alles, was Sie in sozialen Situationen langfristig überfordert und erschöpft.* Verzichten Sie darauf, es allen recht machen zu wollen, um beliebt und anerkannt zu sein. Gehen Sie auf Distanz zu Menschen, die Sie für ihre eigenen Zwecke ausbeuten wollen. Das kann sonst langfristig zu einem erheblichen »sozialen Burn-out« führen.
- *Vermeiden Sie alles, was nicht zu Ihnen passt.* Sie müssen kein Partylöwe, großartiger Redner, keine elegante Lady oder schlagfertige Powerfrau werden, wenn Sie von Typ und Charakter her anders sind. Sie müssen auch nicht lernen, lautstark auf den Tisch zu hauen, wenn Sie von Natur aus ein eher ruhiger Mensch sind. Sie müssen sich auch im Beruf und in der Freizeit nicht absichtlich mehr als bisher in den Mittelpunkt drängen, wenn Sie gerne in der zweiten Reihe stehen. Es geht nicht darum, so zu werden, wie angeblich alle anderen sind und auch Sie sein sollten, sondern darum, Ihre persönlichen Möglichkeiten so zu erweitern, dass Sie selbst und nicht die anderen mit Ihrer Persönlichkeit und Ihrem Verhalten zufrieden sind.

Krank machendes Kontrollverhalten schrittweise abbauen: Reduzieren Sie die kritische Selbstbeobachtung und ständige Kontrolle Ihres Verhaltens

Eine Phobie ist umso ausgeprägter, je stärker das *Vermeidungsverhalten* ist. Bei einer Sozialen Phobie ist kein permanentes Vermeidungsverhalten möglich, sodass die Betroffenen soziale Situationen oft unter großen körperlichen und psychischen Belastungen aushalten müssen. Menschen mit einer Sozialen Phobie verwenden daher alle möglichen *Sicherheits- und Kontrollstrategien,* um Kritik, Versagen, Ablehnung, Blamage und Peinlichkeit in sozialen Situationen zu verhindern, aber auch um gefürchtete sichtbare Körpersymptome wie Erröten, Schwitzen oder Zittern zu unterdrücken.

Kontroll- und Sicherheitsstrategien gelten neben Vermeidungsstrategien als Hauptursachen für das Weiterbestehen sozialer Ängste, weil die Betroffenen alle sozialen Erfolgserlebnisse letztlich den eingesetzten Methoden und nicht ihrer eigenen Persönlichkeit und ihren eigenen Bemühungen zuschreiben.

Typisch sind folgende *Sicherheits- und Kontrollstrategien:*

- *Erhöhte Selbstbeobachtung.* Die Betroffenen entwickeln eine erhöhte Selbstaufmerksamkeit und beobachten sich ständig bei allem, was sie tun und sagen. Sie stehen gleichsam neben sich selbst, überwachen und kontrollieren ihr ganzes Verhalten, um keinen Anlass für soziale Kritik oder Peinlichkeit zu geben. Sie verlieren dabei ihre Spontaneität und entwickeln oft auch noch eine Konzentrationsstörung in Bezug auf die aktuelle Situation.
- *Vorbeugungsmaßnahmen.* Die Betroffenen bereiten sich auf soziale Situationen möglichst perfekt vor, um bei anderen einen guten Eindruck zu hinterlassen, um optimale Leistungen zu erzielen und um mögliche Fehler zu vermeiden. Auf diese Weise soll Anerkennung gesichert und mögliche Kritik vermindert werden.
- *Unterdrückungsstrategien.* Die Betroffenen möchten gefürchtete Symptome mithilfe bestimmter *Tricks* so gut wie möglich unterdrücken oder vermindern, z. B.: bei Angst vor Erröten ein dickes Make-up auftragen, eine große Sonnenbrille verwenden, einen Bart wachsen lassen; bei Angst vor sichtbarem Schwitzen sich zur Abkühlung ans Fenster setzen, den Raum vorher gut durchlüften, dunkle oder luftige Kleidung sowie ein Unterhemd mit hoher Saugkraft tragen und übermäßig viel Deo gegen unangenehmen Körpergeruch benutzen; bei Angst vor Händezittern das Glas bzw. die Tasse nur halbvoll füllen oder fest mit beiden Händen halten.
- *Überspielungsversuche.* Die Betroffenen möchten jede Unsicherheit mithilfe bestimmter Taktiken überkompensieren: viel reden, um die innere Unsicherheit zu überdecken, lauter als sonst sprechen oder sogar distanzlos reagieren, um eine vorhandene Schüchternheit zu verbergen, besonders lustig sein, um nicht gehemmt zu wirken, interessante Erzählungen und bestimmte Witze einbringen, um nicht als langweilig zu gelten, durch ein besonderes Outfit (Frisur, Kleidung) das Gefühl mangelnder Attraktivität wettmachen zu wollen, mit bestimmten Dingen prahlen (hohes Einkommen, tolles Auto), um das Gefühl der Unterlegenheit zu kaschieren.
- *Erklärungs- und Entschuldigungsversuche.* Die Betroffenen verwenden *Ausreden* und »Notlügen«, um sichtbare Symptome und auffälliges Verhalten in einem anderem Licht erscheinen zu lassen: Die Vermeidung von öffentlichem Essen wird mit Appetitmangel erklärt, ein soziales Vermeidungsverhalten wird mit mangelndem Interesse oder

Unpässlichkeit begründet, Schwitzen oder Erröten wird auf Hitze oder ungewohnten Alkoholeinfluss zurückgeführt.

- *Einsatz von Alkohol und Tranquilizern.* Alkohol oder Beruhigungsmittel sollen körperlich und psychisch entspannen, um nicht als schüchtern, unspontan oder »psychisch angeschlagen« aufzufallen. Viele Männer mit einer Sozialen Phobie haben bereits seit dem Jugendalter den vermeintlich positiven Effekt von Alkohol in sozialen Situationen erlebt; sie wirken dadurch lockerer, spontaner und kreativer, weniger selbstkritisch und weniger selbstbeobachtend, auch leichter bereit, eine Person des anderen Geschlechts anzusprechen. Im Laufe der Zeit kann sich daraus jedoch ein *schädlicher Konsum von Alkohol* entwickeln, bis hin zur Abhängigkeit.
- *Einsatz von Beta-Blockern.* Bestimmte Blutdruckmittel, nämlich sogenannte Beta-Blocker, die spezielle Beta-Rezeptoren am Herzen blockieren, hemmen die Wirkung der Angst- und Stresshormone Adrenalin und Noradrenalin und dämpfen dadurch Angst und Stress. Es handelt sich dabei um die Substanzen *Propanolol* (häufige Präparate sind Dociton und Inderal) und *Bisoprolol* (ein häufiges Präparat ist Concor), die im Sport als verbotene Dopingmittel gelten, weil sie die Herzfrequenz und die natürliche körperliche Anspannung senken und damit einen Leistungsvorteil ermöglichen. Sie werden bei starken Prüfungsängsten, Herzklopfen, psychogenem Zittern und Schwitzen in niedriger Dosis verschrieben. Diese Mittel gelten wegen ihrer anspannungsreduzierenden Wirkung in Auftrittssituationen auch als »Musikerdroge«.

Folgende *Ratschläge* können hilfreich sein:

- *Suchen Sie bislang gefürchtete soziale Situationen probeweise einmal ganz ohne Hilfsmittel auf und beobachten Sie, was passiert.* Überprüfen Sie Ihre bisherigen Befürchtungen und wagen Sie ein Experiment, indem Sie sich vor anderen einmal ganz ohne Kontroll- und Sicherheitsstrategien zeigen. Werten Sie anschließend die gemachten Erfahrungen aus. Haben sich Ihre Befürchtungen und negativen Vorhersagen bewahrheitet?
- *Reduzieren Sie im Laufe der Zeit Ihre typischen Kontroll- und Sicherheitsstrategien.* Verlassen Sie sich zunehmend auf sich selbst und nicht auf bestimmte Hilfsmittel und Tricks. Seien Sie in sozialen Situationen echt und spontan statt überkontrolliert und unspontan. Soziale Erfolgserlebnisse ohne Sicherheitsverhalten stärken Ihr Selbstvertrauen und Selbstwertgefühl, weil Sie dann die sichtbare Verbesse-

rung Ihres Sozialverhaltens sich selbst und nicht zahlreichen Mitteln und Tricks zuschreiben können.

- *Stehen Sie zu Ihrer Persönlichkeit, mit all ihren Schwächen.* Es ist ein Zeichen von Stärke, seine Schwächen und Defizite zu akzeptieren. Sagen Sie sich: »Ich nehme mich in sozialen Situationen so an, wie ich bin, ohne mich besser darstellen zu wollen, als ich bin«, »Ich kenne meine Schwächen und Defizite, aber auch meine Stärken«, »Ich bin bereit, mich so zu zeigen, wie ich bin. Es ist mir zwar nicht angenehm, aber die anderen dürfen ruhig sehen, wenn ich erröte, schwitze, zittere, stottere, verlegen oder nervös wirke«, »Okay, ich bin anders als viele andere Menschen, aber deswegen bin ich nicht schlechter«, »Ich stehe zu meiner Eigenart, die mich zumindest für bestimmte Personen auch liebenswert macht.«
- *Verzichten Sie darauf, die Gedanken der anderen ständig überprüfen und in Ihrem Sinne beeinflussen zu wollen.* Gestehen Sie sich ein, dass Sie soziale Anerkennung nicht erzwingen können. Akzeptieren Sie die Tatsache, dass Sie das Denken der anderen nicht im Sinne Ihrer Wünsche steuern können. Es stellt ein *Kontrollverhalten* dar, wenn Sie sich ständig fragen, was die anderen gerade über Sie denken, und wenn Sie alles Mögliche unternehmen, um die anderen zu einer positiven Meinung über Sie zu bringen. Tun Sie das, was Ihnen wichtig ist, ohne ständig die vermuteten Gedanken und befürchteten Reaktionen der anderen unter Ihre Kontrolle bekommen zu wollen. Die anderen haben ein Recht, so zu denken und zu reagieren, wie sie dies tun, auch wenn Ihnen dies nicht gefällt.

Krank machendes Vermeidungsverhalten sukzessive vermindern: Vermeiden Sie nichts, was Sie mit anderen zusammen eigentlich gerne tun und erleben möchten

Menschen mit einer Sozialen Phobie vermeiden aus Angst vor Kritik, Versagen oder peinlicher Auffälligkeit alle möglichen *Mittelpunktsituationen*, in denen sie einer kritischen Beobachtung ausgesetzt sein könnten (z. B. direkten Blickkontakt, laut reden, in der Mitte eines Raumes sitzen, öffentliches Essen, Trinken oder Telefonieren, in einer Gruppe das Wort ergreifen, sogar persönliche Ehrungen oder die Feier des eigenen Geburtstags in größerem Rahmen), des Weiteren viele Situationen, in denen sie eine *Leistung* vor anderen Menschen erbringen müssen (z. B. Prüfungen absolvieren, Vorträge halten, vor anderen Menschen spielen, singen, tanzen oder Sport ausüben), vor allem auch *soziale Interaktionen,* die mit emotionaler Nähe und engen Kontakten verbunden sind (z. B. Zweiergespräche, Gruppensituationen mit Interaktionscharakter, längeres Zusammensein mit unbekannten oder wenig vertrauten Personen, engere Kontakte mit dem anderen Geschlecht).

Folgende *Ratschläge* können hilfreich sein:

- *Vermeiden Sie das Vermeiden, wenn Sie dadurch soziale Nachteile erleiden.* Konzentrieren Sie sich in sozialen Situationen auf das, was Sie aufgrund Ihrer Interessen und Fähigkeiten erleben können und erreichen möchten, statt darauf, was Sie aus Angst vor Kritik und Blamage um jeden Preis vermeiden wollen.
- *Konfrontieren Sie sich mit allen sozialen Situationen, die für Sie von großer Bedeutung sind.* Stellen Sie zur Überwindung von gefürchteten sozialen Situationen jene Ziele in den Vordergrund, die bei Ihnen einen *Dopamin-Kick* auslösen. Vergegenwärtigen Sie sich die Geborgenheit bei bestimmten Vertrauenspersonen, was das Bindungshormon Oxytocin aktiviert. Verzichten Sie darauf, bei allen Menschen und sozialen Gruppen gleichermaßen Anerkennung und Geborgenheit finden zu wollen.
- *Besinnen Sie sich auf Ihre Grundbedürfnisse nach Selbstwertstärkung und sozialer Geborgenheit.* Stellen Sie Ihre Grundbedürfnisse nach Selbstwertbestätigung sowie nach sozialer Geborgenheit in den Vordergrund. Menschen mit Sozialer Phobie vermeiden viele Situationen, die ihr Grundbedürfnis nach Anerkennung und Selbstwertbestätigung gefährden könnten. Das ist zwar verständlich, bedenken Sie jedoch: Wenn Sie mit der Intention, Ihr Selbstwertgefühl zu schützen, soziale Situationen meiden, um nicht emotional verletzt zu werden, können Sie weder Ihr Bedürfnis nach Selbstwertstärkung durch Erfolgserlebnisse noch nach sozialer Geborgenheit bei Menschen, die Ihnen wichtig sind, befriedigen.

Spezifische Phobien – einzelnen Objekten und Situationen mutig begegnen statt ausweichen

Es gibt sehr viele verschiedene Arten von Spezifischen Phobien. Außer dem Umstand, dass es sich bei allen um sehr belastende und daher krankheitswertige Furchtreaktionen angesichts von bestimmten Objekten, Orten und Situationen handelt, gibt es kein zentrales Bindeglied zwischen ihnen, das heißt, sie haben keine weiteren typischen inhaltlichen Gemeinsamkeiten.

Gesundes Verhalten ausbauen: Konzentrieren Sie sich voll und ganz auf das, was Sie erreichen möchten

Aufgrund der Vielfältigkeit und Unterschiedlichkeit Spezifischer Phobien können hier nur zu den wichtigsten von ihnen konkrete Selbsthilfestrategien zum Ausbau gesunden Verhaltens vorgestellt werden – auch hier in Form von zehn Schritten.[30]

1. Ängste verstehen: Erkennen Sie in Ihren Ängsten die Bedrohung Ihrer Grundbedürfnisse.

Spezifische Phobien werden oft als »irrationale« Ängste bezeichnet: Sie lassen sich durch rationale Argumentation nicht auflösen und sind trotz Einsicht der Betroffenen in deren Unvernünftigkeit, meist auch trotz besten Bemühens nicht so leicht zu überwinden, wie andere Menschen sich dies vorstellen. Der Grund liegt im extrem schnell reagierenden *Mandelkern* in den tieferen Schichten des Gehirns (im limbischen System), der – stark vereinfacht – als Ursprungsort von Emotionen wie Angst, Furcht oder Ekel gilt.

Die emotionalen und körperlichen Reaktionen sind im biologischen Interesse des Überlebens bereits erfolgt, noch bevor das vordere Frontalhirn (Fachausdruck: *präfrontaler Kortex*) verhaltenssteuernd eingreifen kann. Zahlreiche Spezifische Phobien sind nur verstehbar vor dem Hintergrund der *Evolution,* als viele Situationen, Umstände und Objekte tatsächlich lebensbedrohlich waren, wie etwa giftige Spinnen und Schlangen, Höhen und Tiefen, Dunkelheit und Blitze, Verletzungen und

Blutverlust. Heute viel gefährlichere Situationen, wie etwa der Umgang mit dem elektrischen Strom oder das tägliche Autofahren, weisen dagegen kein Fundament in der Evolution auf und bewirken daher keine genetisch vermittelte Furchtreaktion.

Kleinkinder im Alter von sechs Monaten zeigen beim Anblick von Bildern mit Schlangen oder Spinnen auch heute noch aus genetischen Gründen starke Furchtreaktionen, die beim Anblick von Blumen oder Fischen ausbleiben. Eine Spezifische Phobie entwickelt sich oft schon im Kindesalter und entsteht auch bei Erwachsenen im Zusammenhang mit *genetisch vorgeformten Reaktionsbereitschaften* schneller als angesichts von Objekten oder Situationen, mit denen der Mensch erst seit der Neuzeit konfrontiert ist. Spezifische Phobien, die ohne genetische Wurzeln entstanden sind, lassen sich viel schwerer konditionieren und weitaus leichter wieder abbauen als solche mit evolutionsbedingtem Hintergrund.

Die Ausprägung einer Spezifischen Phobie hängt aber weniger mit dem biologischen Erbe zusammen als vielmehr mit *sozialen und lebensgeschichtlichen Faktoren,* vor allem mit bestimmten Traumatisierungen in der Kindheit oder im späteren Leben, häufiger noch mit bestimmten Sozialisationserfahrungen sowie mit mangelnden Erfolgserlebnissen im Umgang mit den gefürchteten Objekten und Situationen von klein auf. *Spinnenphobien* treten überwiegend bei Mädchen auf, die aufgrund der traditionellen Geschlechtsstereotypien ihre Angst- und Furchtreaktionen eher zulassen dürfen als Jungen, die von klein auf zu »tollen Kerlen« erzogen werden oder zumindest ihre Angst- oder Ekelgefühle unterdrücken müssen, um von den Gleichaltrigen nicht ausgelacht zu werden.

Bei Spezifischen Phobien geht es nicht nur um angst- und furchtgesteuerte Reaktionen auf subjektive Bedrohungen, sondern auch um spontane Reaktionen auf alle möglichen unangenehmen (aversiven) Reize, die sehr belastende emotionale und körperliche Zustände auslösen, wie etwa *unerträglichen Ekel* (vor allem bei Kleintierphobien, Blut-Spritzen-Verletzungsphobien und Emetophobie, das heißt der Angst vor Erbrechen), *starkes Unwohlsein* (z. B. bei der Furcht vor Lärm) oder *großen Schmerz* (z. B. bei der Furcht vor einem Bienenstich, einem Hundebiss oder einer Zahnbehandlung).

Geben Sie, wenn bei Ihnen eine *Spezifische Phobie* besteht, durch Ankreuzen der zutreffenden Zahl an, in welchem Ausmaß die folgenden fünf Bedrohungsszenarien als Ursache, Auslöser oder Verstärker Ihrer Spezifischen Phobie infrage kommen (0 = gar nicht, 1 = ein wenig, 2 = mäßig, 3 = stark, 4 = sehr stark).

Bedrohungsszenario	Ausmaß
Bedrohung des Körpers / des körperlichen Wohlbefindens	0 1 2 3 4
Bedrohung der sozialen/wirtschaftlichen Sicherheit	0 1 2 3 4
Bedrohung der Bindungen/Geborgenheit	0 1 2 3 4
Bedrohung des Selbstwerts/Sozialprestiges	0 1 2 3 4
Bedrohung der Kontrolle/Autonomie	0 1 2 3 4

Analysieren Sie die möglichen Ursachen, Auslöser und Verstärker Ihrer Spezifischen Phobie und halten Sie diese in Ihrem *Angsttagebuch* fest.

Folgende *Fragen* können hilfreich sein:

- Wie ist Ihre Spezifische Phobie entstanden und was hat sie später verschlimmert?
- Gab es Phasen der Besserung? Wenn ja, welche Erklärungen haben Sie dafür?
- Um welche Bedrohungsszenarien handelt es sich? Was ist Ihr häufigstes Worst-Case-Szenario, das im schlimmsten Fall eintreten könnte?
- Welche Vermeidungs-, Kontroll- und Sicherheitsstrategien setzen Sie ein, die letztlich Ihr Selbstvertrauen untergraben?

2. Denkmuster ändern: Entwickeln Sie hilfreichere Sichtweisen.
Menschen mit einer Spezifischen Phobie haben oft Denkmuster, die die Art und das Ausmaß jener Spezifischen Phobie verstärken, zu der sie aufgrund der Überreaktion ihres limbischen Systems neigen. Derartige Denkmuster begünstigen und verstärken jene unangenehmen Empfindungen, die angesichts von realen oder auch nur vorgestellten Situationen bereits spontan und unbewusst ausgelöst werden, noch bevor man bewusst einen klaren Gedanken fassen kann.

Tierphobiker denken: »Dieses Tier könnte mich verletzen oder gar mein Leben bedrohen« oder »Dieses Tier ist so ekelig, dass ich es nicht anschauen kann.« *Klaustrophobikerinnen* sind der Meinung: »Ich könnte in diesem Aufzug bzw. in einem anderen engen Raum unter unerträglicher Atemnot leiden oder vielleicht sogar ersticken.« *Blut-Spritzen-Verletzungsphobiker* sind überzeugt: »Ich werde angesichts von Blut und Spritzen gleich umfallen, ohne dass ich etwas dagegen unternehmen kann.« *Zahnbehandlungsphobiker* reden sich ein: »Ich halte keine Schmerzen aus.« *Phagophobikerinnen*, die das Verschlucken fürchten, leben im Glauben: »Ich könnte mich verschlucken und ersticken, wenn ich feste Nahrung zu mir nehme.« *Emetophobikerinnen* sind der Meinung: »Wenn ich bestimmte Sachen esse, werde ich sie erbrechen und dann bei mir und anderen Menschen unerträgliche Ekelgefühle auslösen« oder »Erbrechen ist ein peinlicher Kontrollverlust.« *Flugphobiker* sind auf den Gedanken fixiert: »Das Flugzeug könnte abstürzen, und dann bin ich tot.« *Höhenphobikerinnen* machen sich unnötig Angst durch ihre Befürchtung: »Ich könnte aus der Höhe in die Tiefe stürzen.« Menschen mit *Dunkelangst* werden den Gedanken nicht los: »Es könnte mir in der Dunkelkeit etwas Schlimmes passieren.« Menschen mit der *Furcht vor unbekannten oder tiefen Gewässern* wie einem See oder dem offenen Meer nehmen an: »Unter der Wasseroberfläche könnte eine lebensbedrohliche Gefahr auf mich lauern.«

Allein mit der *Ratio*, unserer Vernunft, lassen sich unsere spontan aufkommenden Emotionen und irrationalen Ängste nicht überwinden, vor allem dann nicht, wenn diese durch bestimmte Medieninformationen verstärkt werden. Alle Menschen wissen: Das Flugzeug ist das sicherste Verkehrsmittel. Menschen mit einer *Flugphobie* (Aviophobie) hilft dieses Wissen aber nicht, entsprechend zu handeln. In den USA stieg nach den Terroranschlägen am 11. September 2001 die Flugangst an, mit dem Effekt, dass viele Menschen für längere Strecken das Auto bevorzugten und dadurch die tödlichen Autounfälle massiv zunahmen.

Der Psychologieprofessor Gerd Gigerenzer[31] weist in seinem Buch »Risiko« darauf hin, dass wir angesichts von unvermeidbarer Unsicherheit im Leben mehr *Risikokompetenz* entwickeln müssen. Er unterscheidet zwischen bekannten und unbekannten Risiken. Ein *Risiko* ist eine empirisch messbare und daher bekannte Wahrscheinlichkeit, im Gegensatz zu jener Ungewissheit, bei der das Abmessen nicht möglich ist. Bei *Unsicherheit mit bekannten Risiken* helfe logisches und statistisches Denken, um leichter eine passende Entscheidung treffen zu können. Bei *Ungewissheit ohne bekannte Risiken* seien für gute Entscheidungen Intuition und kluge Faustregeln gefragt, vor allem jedoch hilfreiche Emotionen, trotz Angst und Unsicherheit etwas zu wagen. Orientieren Sie sich stärker an Ihren Grundbedürfnissen als an rein spekulativen Risikoeinschätzungen.

Die Information, dass man in einem Aufzug nicht ersticken kann, hat noch keinen Liftphobiker geheilt. Gilt das auch für Sie? Dann können Sie zwar von der Methode der *Kognitiven Umstrukturierung,* das heißt von der Änderung Ihrer Sichtweisen durch gedankliche Neubewertung, durchaus profitieren, aber nicht so viel, wie Sie vielleicht glauben. Dasselbe trifft auch auf *Ekelgefühle* zu: Falls Sie bestimmte Meeresfrüchte oder gegrillte Würmer aus Ekelgefühlen nicht essen können, werden Sie allein durch Informationen über den gesundheitlichen Wert dieser Nahrung bzw. über die Essgewohnheiten vieler Menschen in anderen Teilen der Welt nicht zu motivieren sein, angesichts von Brechreiz diese angeblich leckeren Speisen wenigstens zu kosten. Überlegen Sie doch einmal, was Ihnen in diesem Fall helfen könnte, ein derartiges Essen einzunehmen.

Irrationale Gedanken und unangenehme (aversive) Gefühle lassen sich, wie Sie aus leidvoller Erfahrung wissen, nicht einfach durch rationales oder positives Denken aus der Welt schaffen. Es geht vielmehr darum, diese irrationalen Katastrophengedanken und unangenehmen Gefühle angesichts der gefürchteten Situationen voll und ganz zuzulassen und auf der Basis der Befriedigung von Grundbedürfnissen und Wahrnehmung von Werten sowie bekannten und unbekannten Risiken eine Entscheidung zu treffen, die für einen selbst emotional sehr bedeutsam ist.

Folgende *Ratschläge* können hilfreich sein:

- *Formulieren Sie, was Ihrer Ansicht nach im schlimmsten Fall passieren könnte.* Überprüfen Sie Ihre Befürchtungen später durch wiederholte Konfrontation. Eine Änderung der oft sehr rigiden Überzeugungen ist ohne korrigierende positive Erfahrungen in den gefürchteten Situationen nur schwer möglich. Dies weist auf die Bedeutung des erfahrungsorientierten Lernens im Sinne einer *Konfrontationstherapie* hin. Doch woher den Mut nehmen? Wenn Ihre Neugierde und Ihr Interesse an neuen Erfahrungen – das heißt Ihr *Belohnungssystem* – keinen ausreichenden Anreiz zu einem derartigen Experiment bieten, sollten Sie sich auf Ihr *Bindungssystem* verlassen: Führen Sie jedes Experiment zuerst in Gegenwart und mithilfe von Vertrauenspersonen durch.
- *Überprüfen Sie Ihre Angst und Furcht hervorrufenden Denkmuster sowohl in Ruhe als auch in Angst- und Stresssituationen.* Es ist ganz normal, dass wir unter großer Angst und Furcht sowie bei starkem Stress nicht klar denken können und alles Mögliche bedrohlicher erleben, als es tatsächlich ist. Arbeiten Sie an der Veränderung Ihrer Denkmuster vor allem außerhalb von phobischen Situationen. Nutzen Sie dazu die *Drei-Spalten-Technik:* Notieren Sie in der linken Spalte Ihre Spezifische Phobie, in der mittleren Spalte Ihren typischen Angstgedanken und in der rechten Spalte einen alternativen, hilfreicheren Gedanken. Erarbeiten Sie für jeden Aspekt Ihrer Spezifischen Phobie nützlichere Denkmuster als bisher. Versetzen Sie sich dann in die phobische Situation und üben Sie die neuen, konstruktiveren Denkmuster systematisch ein.
- *Ändern Sie Ihre ängstlichen Denkmuster hin zu mehr Vertrauen in andere Menschen sowie in Ihren Körper.* Stellen Sie, wenn Sie etwa unter

einer *Flugphobie* leiden, Ihrem Angstgedanken (»Ein Flugzeugabsturz wird für mich tödlich enden«) die größere Wahrscheinlichkeit gegenüber: »Der Weg mit dem Auto zum Flughafen und wieder nach Hause ist objektiv gesehen viel gefährlicher und könnte ebenfalls tödlich ausgehen, dennoch fahre ich mit dem Auto, im Vertrauen auf meine Fahrtüchtigkeit. Ich muss beim Fliegen lernen, mit dem Angewiesensein auf andere Menschen sowie auf eine unbekannte Technik besser zurechtzukommen.« Ändern Sie bei einer *Aufzugs- oder Gondelphobie* Ihren Angstgedanken: »Ich könnte stecken bleiben und ersticken oder abstürzen und dabei schwer verletzt werden« zugunsten eines nützlicheren Gedankens: »Ich muss lernen, im Bedarfsfall auf fremde Hilfe zur rechtzeitigen Rettung zu vertrauen.« Ändern Sie bei einer *Hundephobie* den Angstgedanken: »Dieser Hund könnte mich beißen« zugunsten des hilfreicheren Gedankens: »Ich vertraue darauf, dass der Hundebesitzer seinen Hund unter Kontrolle hat.« Was erkennen Sie allein an diesen drei Beispielen? Es geht oft gar nicht um ein angstfreies, sondern um ein vertrauensvolles Denken und Handeln anderen Menschen gegenüber, wenn Sie selbst keinerlei Kontrolle über die jeweilige Situation haben. Ihr Grundbedürfnis nach Autonomie und Kontrolle dominiert in phobischen Situationen übermäßig alle anderen, nicht befriedigten Grundbedürfnisse. Bei einer *Emeto- und Phagophobie* (Angst zu erbrechen bzw. zu ersticken) geht es in ähnlicher Weise um eine Änderung Ihrer Denkmuster, und zwar hin zu mehr Vertrauen in Ihren Körper anstelle von ständigen körperbezogenen Kontrollen.

3. Körperliche Befindlichkeit verbessern: Nutzen Sie Bewegung, Sport, Freizeitaktivitäten und Entspannung zum Stressabbau und zur Erhöhung des Wohlbefindens.

Menschen mit Spezifischen Phobien nehmen in gefürchteten Situationen aus verständlichen Gründen eine *Schutz- oder Schonhaltung* ein, die sich langfristig aber als schädlich herausstellt.

Folgende *Ratschläge* können hilfreich sein:

- *Nutzen Sie, wenn Sie an einer Blut-Spritzen-Verletzungsphobie mit Ohnmachtsangst leiden, die Technik der Angewandten Anspannung.* Rund 75 Prozent der Betroffenen sind in der gefürchteten Situation schon einmal ohnmächtig geworden und fürchten sich vor einer erneuten Ohnmacht. Hier kann die genannte Technik helfen, einen Blutdruckabfall zu verhindern: Spannen Sie bei normaler Atmung die große Skelettmuskulatur, das heißt die Muskeln in beiden Armen und Beinen sowie im Rumpf (Oberkörper, Bauch, Gesäß), 15 bis 20 Sekunden lang stark an, um dadurch die Gefäße zu verengen und den Blutdruck zu heben. Lösen Sie danach die Anspannung langsam bis zum Ausgangspunkt, also nicht bis zur völligen Entspannung, wie dies bei der Progressiven Muskelentspannung angestrebt wird. Legen Sie anschließend eine Pause von etwa 20 Sekunden ein und wiederholen Sie diese Anspannungsübung insgesamt fünfmal. Strecken Sie bei der *Blutabnahme* jenen Arm, dem Blut entnommen wird, ganz aus und machen Sie eine Faust, während Sie den anderen Arm stark angespannt abwinkeln und mit der Hand ebenfalls eine Faust bilden. Machen Sie nach längerem Stehen kräftige Bewegungen, um Kreislaufprobleme zu verhindern.

- *Nutzen Sie die Methode der Systematischen Desensibilisierung.* Es handelt sich dabei um die älteste Methode der Verhaltenstherapie aus den 1960er-Jahren zur Behandlung von einfachen Tierphobien. Es geht darum, sich phobische Situationen unter Entspannungsbedingungen oder in anderen Wohlfühlsituationen möglichst bildhaft vorzustellen. Auf diese Weise wird die Furchtreaktion in der Vorstellung mit Entspannung und Wohlbefinden »konditioniert«, das heißt verknüpft, um auf diese Weise die Furchtreaktion in der realen phobischen Situation zu hemmen. Als Entspannungsmethode wurde früher die *Progressive Muskelentspannung* nach Edmund Jacobson eingesetzt. Wenn Sie die Systematische Desensibilisierung durchführen wollen, können Sie auch alternativ eine andere Entspannungsmethode erlernen oder eine Situation des Wohlbefindens zu Hause oder im Urlaub visualisieren. Stellen Sie sich die phobische Situation ganz konkret vor und wenden Sie dabei die Entspannungsmethode Ihrer Wahl an, etwa eine bestimmte Atemtechnik. Wenn Sie in der vorgestellten phobischen Situation entspannt bleiben, reagieren Sie auch in der Realität nicht mehr so ängstlich wie früher auf die vermeintliche äußere Bedrohung. Sie wissen es schon: Man spricht von einem *emotionalen Trugschluss,* wenn man von der momentanen körperlichen Anspannung auf eine äußere Bedrohung schließt. Wenn man aber entspannt ist, dann vermittelt einem der Körper, dass keine Gefahr droht.
- *Gehen Sie danach zu einem Angstbewältigungstraining in der Realität* über. Setzen Sie sich den gefürchteten Objekten und Situationen sukzessive unter Entspannung aus. Wenn etwa eine Spinnenphobie vorliegt, sollten Sie entspannt Spinnen beobachten und sich ihnen zunehmend nähern. Es handelt sich hierbei zwar um ein *Angstmeidungstraining,* das nach neueren Erkenntnissen der Verhal-

tenstherapie überholt ist, weil Entspannung starke Angst- und Furchtreaktionen nicht unbedingt beseitigt und für eine erfolgreiche Angstbewältigung zudem gar nicht nötig ist. Dennoch kann auch diese Art Training durchaus hilfreich sein, vor allem dann, wenn die bewährte Standardmethode der Konfrontation mit phobischen Situationen *ohne* Entspannung – aus welchen Gründen auch immer – nicht gewagt wird.

- *Nutzen Sie Atemtechniken, um Beklemmungsgefühle und muskuläre Verspannungen zu vermindern.* Techniken der verlangsamten Ausatmung, wie sie im Kapitel zur Panikstörung beschrieben werden, sind bei zahlreichen Spezifischen Phobien sehr hilfreich, vor allem beim *Situativen Typ,* besser bekannt als *Klaustrophobie,* bei der die Betroffenen unter subjektiver Atemnot in engen und fensterlosen, aber auch großen, geschlossenen, überfüllten und überhitzten Räumen leiden. Das Beklemmungs- bzw. Erstickungsgefühl entsteht dadurch, dass die Betroffenen durch den vermeintlich zu engen Raum nicht – wie sie gewöhnlich glauben – *zu wenig Luft* bekommen, sondern weil sie aufgrund ihrer Furcht und des damit einhergehenden unwillkürlichen Fluchtreflexes *zu viel Luft* aufnehmen, das heißt, zu stark einatmen und dann wegen des geschlossenen oder engen Raumes keinerlei körperliche Bewegung machen, sodass ihre mit Atemluft prall gefüllte Lunge im Brustkorb Beklemmungsgefühle auslöst. Langsames Ausatmen bei sanfter Bewegung im Stand lindert rasch und verlässlich die Beklemmungsgefühle. Viele *Liftphobiker* können mit Panoramaaufzügen problemlos fahren, weil sie durch das Glas hinaussehen können und sich dadurch nicht so beengt fühlen wie bei Aufzügen ohne Sicht auf die Umgebung. Techniken der verlangsamten Ausatmung sind auch bei jenen Spezifischen Phobien sehr hilfreich, die mit einer ganzkörperlichen muskulären Verspannung, etwa aufgrund der Angst vor körperlicher Bedrohung oder starken Schmerzen und einer damit verbundenen spontanen Fluchtreaktion, einhergehen, was vor allem bei Klaustrophobie, Tier-, Spritzen- und Zahnbehandlungsphobien der Fall ist. Trifft das auch auf Sie zu? Dann sollten Sie Folgendes wissen: Fakire sowie Menschen mit einer Schmerzstörung setzen zur Schmerzlinderung bestimmte Atemtechniken ein, um ihre Grundanspannung zu senken.

4. Aufmerksamkeit lenken: Konzentrieren Sie sich auf das, was im Moment hilfreich und wichtig ist.

Menschen mit einer Spezifischen Phobie verschlimmern ihre Befindlichkeit in phobischen Situationen durch eine *falsche Aufmerksamkeitslenkung:* Sie nehmen gefürchtete Situationen und Umstände im *Objektstatus* wahr, das heißt so, als würden sie selbst als Objekt davon unmittelbar bedroht, statt den *Status eines distanzierten Beobachters* einzunehmen, der als Subjekt die Situation von außen betrachtet. Phobiker stellen dadurch eine Beziehung zwischen dem, was sie fürchten, und der eigenen Person her, mit dem Gefühl einer akuten Bedrohung (»Der Hund will mich beißen«, »Der Blitz wird mich erschlagen«).

Folgende *Ratschläge* können hilfreich sein:

- *Betrachten Sie phobische Situationen aus einer distanzierten Beobachterposition.* Nehmen Sie in phobischen Situationen, bei denen Sie vorschnell in den Objektstatus geraten, wie etwa bei einer *Tierphobie,* die Rolle einer aufmerksamen Beobachterin ein. Lenken Sie Ihre Aufmerksamkeit auf das, was Sie mit Ihren Augen gerade sehen, und nicht auf das, was Sie sich in Ihrer ängstlichen Erwartung gerade vorstellen, etwa eine unangenehme Berührung mit dem gefürchteten Tier. Beobachten Sie alle Spinnen, Schnecken, Käfer, Schlangen oder Hunde so, dass Sie dabei in körperlicher Distanz bleiben. Beschreiben Sie alle Details eines gefürchteten Tieres, das Sie aus einem sicheren Abstand wahrnehmen. Bei einer *Tierphobie* setzt eine phobische Reaktion in der Regel erst dann ein, wenn Sie in der Vorstellung einen Hautkontakt zwischen dem Tier und Ihrem Körper herstellen. Bei einer *Blitzphobie* entsteht die Furcht letztlich nicht durch den Anblick des Blitzes, sondern durch Ihre Vorstellung, davon getroffen zu werden. Bei einer *Dunkelangst* entwickelt sich die Furchtreaktion nicht durch die Finsternis an sich, sondern durch Ihre Fantasie, von fremden Personen attackiert zu werden. Zur Erleichterung und Einübung des distanzierten Beobachterstatus können Sie gefürchtete Situationen und Objekte anfangs in Form von Bildern und Filmen sowie in der Vorstellung wahrnehmen, aber auch Vertrauenspersonen beim Umgang mit den gefürchteten Situationen und Objekten beobachten (»Modelllernen« genannt).
- *Lenken Sie Ihre ganze Aufmerksamkeit und Konzentration in phobischen, objektiv ungefährlichen Situationen auf das, was Sie tun möchten, statt auf das, was Sie verhindern wollen.* Sobald Sie auch in der Realität phobische Situationen und Objekte ohne Flucht- und Vermeidungsreaktionen sowie auch ohne Ablenkungs- bzw. Sicherungsstrategien

aus einer distanzierten Beobachterposition wahrnehmen können, sind Sie gut darauf vorbereitet, sich mit Ihrer ganzen Aufmerksamkeit auf jene Aufgabenstellungen und Ziele zu konzentrieren, die Ihnen gerade wichtig sind. Das beliebte Sich-Ablenken funktioniert erst dann wirklich, wenn Sie vorher gelernt haben, sich den gefürchteten Objekten und Situationen aus einer distanzierten Beobachterposition zuzuwenden.

- *Lenken Sie bei körperbezogenen Spezifischen Phobien Ihre Aufmerksamkeit auf die Umwelt und nicht auf Ihren* Körper. Eine erhöhte Selbstaufmerksamkeit kann Störungen des vegetativen Nervensystems auslösen. Machen Sie sich bewusst, dass Sie bei einer *körperbezogenen Phobie* wie einer Emeto- und Phagophobie (Angst vor dem Erbrechen bzw. vor dem Verschlucken) durch Ihre ängstliche Körperbeobachtung genau jene Anspannung des vegetativen Nervensystems bewirken, deren Auswirkungen Sie dann fürchten. Finden Sie wieder zu mehr Vertrauen in Ihren Körper, anstatt automatisch ablaufende physiologische Prozesse wie etwa Schlucken kontrollieren zu wollen. Nutzen Sie den Ansatz der Achtsamkeitstherapie: Beobachten Sie bewusst die körperlichen Abläufe, jedoch ohne Bewertung und ohne ständige Kontrollmaßnahmen.

5. Achtsamkeit üben, Akzeptanz fördern: Lassen Sie Ihre Körperempfindungen, Gedanken, Vorstellungen und Gefühle ohne Bewertung achtsam zu, statt ständig dagegen anzukämpfen.

Das Konzept der *Achtsamkeit* ist gerade zur Bewältigung jener Spezifischen Phobien bestens geeignet, die auf unser genetisches Erbe zurückgehen oder durch eine vorschnelle Reaktion des Mandelkerns als unserem Emotionszentrum ausgelöst werden, längst bevor wir einen angstmachenden Gedanken gefasst haben.

Folgende *Ratschläge* können hilfreich sein:

- *Unterscheiden Sie zwischen Ihrer Vorstellung und der Realität.* Sagen Sie sich bei Ihrer Spezifischen Phobie immer wieder: »Das ist nur mein spontanes Bild, meine momentane Vorstellung, das ist nicht die Wirklichkeit«, »Die Gefahr besteht im Moment nur in meinem Kopf, die gegenwärtige Situation ist sicher und ungefährlich«, »Nur weil ich mir eine Katastrophe sehr gut vorstellen kann, erhöht dies nicht die reale Bedrohungsgefahr.«
- *Unterscheiden Sie zwischen Ihren Gefühlen und der Realität.* Sagen Sie sich bei einer *Spinnen- oder Schneckenphobie:* »Jetzt überkommt mich totaler Ekel, das darf sein. Ich mag diese Tiere einfach nicht, ich weiß

aber, dass sie hier bei uns nicht gefährlich sind. Ich gebe ihnen nicht mehr so viel Macht über mein Leben wie in der Vergangenheit und werde sie mithilfe einer Schaufel oder eines Blatt Papiers aus meinem Wohnraum entfernen.« Vergegenwärtigen Sie sich bei Spezifischen Phobien Ihren typischen *emotionalen Trugschluss:* »Ich bin jetzt sehr erregt und schließe von meiner Angst und körperlichen Anspannung auf eine äußere Bedrohung, die gar nicht vorhanden ist.«

- *Akzeptieren Sie Ihren Flucht- und Vermeidungsimpuls, doch geben Sie ihm nicht nach.* Sagen Sie sich: »Mein Körper reagiert gerade wie bei realer Gefahr, am liebsten möchte ich jetzt weglaufen, doch das wäre eine vorschnelle Fluchtreaktion; ich bleibe in dieser Situation und tue das, was mir wichtig ist.«

6. Gefürchtete Zustände provozieren: Lernen Sie einen besseren Umgang mit jenen Befindlichkeiten, die Sie am meisten fürchten.
Angst und Furcht führen zu Flucht und Vermeidung, wodurch alles nur noch schlimmer wird. Lassen Sie sich mithilfe von *Experimenten* unter kontrollierten Bedingungen auf das ein, was Sie an körperlichen und psychischen Symptomen fürchten, um zukünftig besser damit zurechtzukommen.

Folgende *Ratschläge* können hilfreich sein:

- *Lösen Sie absichtlich die eine oder andere Spezifische Phobie mit den damit verbundenen Symptomen aus.* Essen Sie im Fall einer *Emeto- oder Phagophobie* in Situationen des Wohlbefindens oder in Anwesenheit einer Vertrauensperson genau das, wovor Sie sich allein oder in der Öffentlichkeit fürchten würden. Sie müssen sich dabei anfangs nicht wohlfühlen, es reicht, dass Sie wieder normal essen. Schauen Sie sich im Fall einer *Tierphobie* im Internet Bilder und Filme von jenen Tieren an, die bei Ihnen Furcht oder Ekelgefühle auslösen, anfangs in Gegenwart einer Vertrauensperson. Sie müssen Ihr Angst- und Ekelgefühl nicht überwinden, es reicht, dass Sie besser als bisher damit umgehen und das gefürchtete Tier anschauen können. Verstärken Sie bei *Höhenangst* den oft vorhandenen Höhenschwindel, indem Sie einige Minuten vom Balkon oder Fenster eines Hochhauses oder von einer Brücke auf den Fluss hinunterschauen, und lernen Sie, ihn zu tolerieren.
- *Erkennen Sie trotz Ihrer belastenden Symptome Ihre Wünsche und Bedürfnisse, die mit den phobischen Situationen im Zusammenhang stehen.* Suchen Sie im Internet nach Filmen zu Themenbereichen, die mit Ihrer Spezifischen Phobie zu tun haben, und schauen Sie sich diese

mehrfach an. Betrachten Sie bei *Flugangst* Filme mit Flugreisen in ferne Länder, die Sie ohne Phobie und Symptome gerne besuchen würden, bei *Höhen- und Gondelphobien* interessante Naturfilme über die Bergwelt, in der Sie gerne wieder wandern oder Skifahren würden, bei *Furcht vor medizinischen Interventionen* Filme zu medizinischen Vorsorgeimpfungen, Operationen und Zahnbehandlungen, die bei Ihnen anstehen. Werden Sie blass vor Neid oder Bewunderung, wie locker andere Menschen das Leben genießen können? Ärgern Sie sich, was Ihnen durch Ihre Spezifische Phobie verwehrt bleibt, wenn Sie so weitermachen wie bisher? Dann lassen Sie sich von Emotionen wie Neugierde und Vorfreude antreiben, statt sich von Ihren irrationalen Befürchtungen terrorisieren zu lassen. Tolerieren Sie Ihre Symptome und nutzen Sie die Chance auf die Befriedigung Ihrer Bedürfnisse nach mehr Action und Selbstbestätigung in Ihrem Leben.

7. Sich selbst coachen: Führen Sie hilfreiche Selbstgespräche.
Sprechen Sie sich selbst in phobischen Situationen Mut zu und vergegenwärtigen Sie sich in treffenden Worten genau das, was Ihnen bei weniger Angst, Furcht und Stress ohnehin bewusst ist, nämlich dass es sich bei Ihrer Spezifischen Phobie um eine unbegründete bzw. übertriebene Furchtreaktion handelt.

Folgende *Ratschläge* können hilfreich sein:

- *Coachen Sie sich selbst mit ermutigenden und aufbauenden Sätzen.* Sagen Sie sich etwa: »Ich akzeptiere dieses Enge- und Beklemmungsgefühl im vollen Kinosaal, weil ich nur so den interessanten Film sehen kann«, »Ich toleriere mein Ekelgefühl angesichts der großen Spinne in der Ecke, es muss mir in dieser Situation nicht gut gehen«, »Angst, Furcht und Unwohlsein im Flugzeug gehen vorüber, und dann erlebe ich den wunderbaren Urlaub, der mir sehr wichtig ist.«
- *Coachen Sie sich in der Du-Form, wie ein guter Trainer Sie unterstützen würde.* Die Du-Form schafft Abstand zu starken körperlichen und emotionalen Reaktionen, indem Sie sich von außen betrachten, und erleichtert das zielorientierte Handeln, etwa so: »Konzentriere dich ganz auf die Aufgabenstellung bzw. Ziele und nicht auf deine Körpersymptome und Gefühle.« Diese Vorgangsweise wird erleichtert, wenn Sie auf Ihrem Smartphone die aufbauenden Worte einer Vertrauensperson aufnehmen und vor der Konfrontation mit gefürchteten Objekten und Orten mehrfach anhören. Eine vertraute Stimme in Ihrem Ohr stärkt gleichzeitig Ihr Grundbedürfnis nach Geborgenheit in unsicheren und bedrohlichen Situationen.

- *Coachen Sie sich mit wirksamen Wenn-Dann-Sätzen.* Vorher gut durchdachte und mental immer wieder erprobte Wenn-Dann-Sätze stellen laut wissenschaftlichen Erkenntnissen wirksame Handlungsanleitungen in Angst- und Stresssituationen dar. Sagen Sie sich bei einer *Blut-Spritzen-Verletzungsphobie:* »Wenn Ohnmacht droht, mache ich meine Anspannungsübungen.« Bei einer *Hundephobie* bewährt sich folgende Anleitung: »Wenn ich einen Hund sehe, gehe ich wie andere Leute auch ohne einen Umweg zu machen an ihm vorbei, den Blick weiter nach vorn und nicht auf den Hund gerichtet.« Bei einer *Spinnenphobie* können Sie sich folgendermaßen zum wirksamen Handeln anleiten: »Wenn ich in der Wohnung eine Spinne sehe, werde ich sie mit Schaufel und Besen oder auf einem Blatt Papier nach draußen befördern.«

8. Mental trainieren: Üben Sie erfolgreiches Handeln in der Vorstellung.

Spezifische Phobien ufern im Laufe der Zeit zu *Erwartungsängsten* aus, das heißt, die Angstreaktion setzt schon längst vor der Konfrontation mit der gefürchteten Situation ein. *Mentales Training* kann Ihnen helfen, in der Vorstellung Bewältigungsstrategien zu entwickeln, sodass Sie sich auf gefürchtete Situationen und Objekte zukünftig bereitwilliger als bisher einlassen können.

Folgende *Ratschläge* können hilfreich sein:

- *Wagen Sie eine mentale Konfrontationstherapie.* Stellen Sie sich phobische Objekte und Situationen in einer Art Kopfkino möglichst lebhaft vor, als würden Sie gerade mit diesen in der Realität konfrontiert. Setzen Sie dabei keine Entspannungs- und Wohlfühlübungen ein, denn in der Realität müssen Sie auch mit Ihren körperlichen Reaktionen ohne Entspannungsmöglichkeiten zurechtkommen. Nutzen Sie den Umstand, dass Angst und Furcht bereits durch bildhafte Vorstellungen ausgelöst werden, und nehmen Sie innerlich wahr, was Sie im Rahmen Ihrer Spezifischen Phobie am meisten fürchten. Lassen Sie alle Symptome voll und ganz zu und vergegenwärtigen Sie sich genau Ihre körperliche, seelische und geistige Befindlichkeit angesichts der phobischen Situation. Worin besteht das Hauptproblem: in der belastenden Wahrnehmung der phobischen Situation und der damit verbundenen vermeintlichen Bedrohung oder in der Überflutung durch körperliche Symptome wie beschleunigten Herzschlag, Atemnot, Schwitzen, Schwindel und Gefühle wie Schwäche, Peinlichkeit oder Blamage? Anders gefragt: Haben Sie mehr Angst vor dem Kontrollverlust gegenüber der Außenwelt oder gegenüber Ihrem Körper und Ihrer Psyche? Angenommen, Sie hätten nach kurzer Zeit keine oder weniger körperliche und psychische Symptome, hätten Sie dann Ihre Spezifische Phobie im Wesentlichen überwunden oder nicht? Welche Probleme würden eventuell weiterbestehen? Wenn Sie vor allem Angst vor sich selbst und Ihren körperlichen und psychischen Reaktionen haben, wird Ihnen im Rahmen des Mentalen Trainings sehr schnell deutlich, wie problematisch es wäre, Ihren Körper und Ihre Psyche in objektiv ungefährlichen Situationen auf Dauer mit Medikamenten ruhigzustellen.

- *Spielen Sie Ihre Spezifische Phobie bis zum schlimmstmöglichen Ende durch, um zu verstehen, was Sie eigentlich fürchten.* Sie müssen wissen, wovor Sie eigentlich Angst haben, bevor Sie mit Ihrer Spezifischen Phobie besser zurechtkommen können. Was fürchten Sie im Fall einer *Aufzugsphobie:* zu ersticken oder vorübergehend eingeschlossen zu sein? Was ist das Schlimmste bei einer *Hundephobie:* schmerzhaft gebissen, schwer verletzt zu werden oder »nur« die eklige kalte Hundeschnauze auf Ihrer Haut und Ihrer Kleidung zu spüren? Was fürchten Sie bei einer *Spinnen- oder Schneckenphobie:* unerträgliche Ekelgefühle, eine schlimme Erkrankung oder belastende körperliche Symptome? Was fürchten Sie bei einer *Höhenphobie:* einen Absturz, ein Schwindelgefühl beim Hinunterschauen oder das Eingeschlossensein hoch oben?
- *Stellen Sie sich gefürchtete Situationen und Objekte zuerst möglichst lebhaft vor und spielen Sie dann vor Ihrem inneren Auge bestimmte Bewältigungsstrategien durch.* Fahren Sie bei einer *Autofahrphobie* im Geist auf allen gefürchteten Strecken mehrfach zum gewünschten Ziel, das Sie unbedingt erreichen möchten. Stellen Sie sich bei einer *Höhenphobie* vor, wie Sie von einem Hochhausbalkon, einem hohen Turm, einer Seilbahn oder einem Flugzeugfenster in die Tiefe blicken, während Sie den sicheren Halt unter Ihren Füßen spüren. Bedenken Sie: Viele Höhenphobien hängen mit einem *Höhenschwindel* zusammen, bei dem Ihnen die Augen den Fall in die Tiefe vorgaukeln, obwohl Ihr Körper in Sicherheit ist. Spielen Sie bei einer *Tierphobie* mental durch, wie Sie eine Spinne oder einen Hund zuerst eine Zeitlang beobachten und das Erscheinungsbild des Tieres innerlich beschreiben und sich danach dem Tier langsam nähern, im Bedarfsfall erleichtert durch entspannende Atemtechniken. Wenn Sie sich mit den gefürchteten Objekten, Orten und Situationen nicht einmal mental konfrontieren können, sollten Sie auch keine eigenständige Konfrontations-

therapie in der Realität durchführen, sondern eine problembezogene Psychotherapie beginnen.

9. Sich mutig konfrontieren: Stellen Sie sich in der Realität allen gefürchteten Situationen, um positive Erfahrungen zu machen.
Die Methode der *Systematischen Desensibilisierung* wurde von der Verhaltenstherapie zugunsten der *Konfrontationstherapie* aufgegeben, weil die Systematische Desensibilisierung lediglich ein *Angstmeidungstraining* darstellt. Es ist jedoch nicht die *konditionierte Hemmung,* das heißt die Hemmung der Angst durch Entspannung als gegensätzlicher Befindlichkeit, wie sie bei der Systematischen Desensibilisierung eingesetzt wird, die derzeit als bedeutender Wirkfaktor bei der erfolgreichen Bewältigung von Phobien angesehen wird. Als *wichtige Wirkfaktoren* gelten vielmehr drei andere Mechanismen:

- Zulassen selbst der stärksten Angst und Furcht, bis ohne jedes Hilfsmittel im Laufe der Zeit eine Gewöhnung daran erfolgt (Fachausdruck: *Habituation*),
- neue Lernerfahrungen, die Angst- und Furchtreaktionen in phobischen Situationen hemmen (Fachausdruck: *Extinktion*),
- und die Überzeugung, selbst Kontrolle ausüben zu können, sowie die Erfolgserwartung aufgrund wiederholter Erfolgserlebnisse als kognitive Strategie (Fachausdruck: *Selbstwirksamkeit*).

Die *gestufte Konfrontationstherapie,* wie sie oben bei der Behandlung der Agoraphobie bereits ausführlich beschrieben wurde, ist die Methode der Wahl bei der Mehrzahl der Spezifischen Phobien.

Folgende *Ratschläge* können hilfreich sein:

- *Stellen Sie sich allen gefürchteten Situationen und Objekten in einer distanzierten Beobachterposition.* Erleben Sie sich in allen Situationen zuerst als beobachtende und anschließend als handelnde Person, ohne ständig in den *Objektstatus,* das heißt in die Rolle eines Opfers, zu fallen, dem gleich etwas Schlimmes passieren wird. Beobachten Sie bei umweltbezogenen Phobien in achtsamer, nicht bewertender Weise die Umwelt und bei körperbezogenen Phobien Ihren Körper, ähnlich wie andere dies tun, ohne in eine Kampf-Flucht-Position oder in eine Abwehrhaltung zu geraten. Tun Sie dann das, was Sie aufgrund Ihrer Wünsche eigentlich tun möchten. Tolerieren Sie den von der Amygdala gesteuerten Angst- und Fluchtreflex, ähnlich wie chronische Schmerzpatienten oder Sportlerinnen aufkommende Schmerzen akzeptieren, während sie sich dem zuwenden, was ihnen wichtig ist.

- *Stellen Sie sich allen gefürchteten Situationen und Objekten in Form einer gestuften Konfrontationstherapie.* Gehen Sie bei Spezifischen Phobien vom Situativen Typ, das heißt bei einer *Klaustrophobie*, ähnlich vor, wie dies bei der Behandlung der Agoraphobie weiter oben ausführlich dargestellt wurde. Nutzen Sie anfangs verschiedene *Erleichterungen,* wie etwa eine vorübergehende Auszeit zur Regeneration, bestimmte Hilfsmittel (z. B. das vom Arzt verschriebene Beruhigungsmittel oder ein Handy in der Tasche) oder *Vertrauenspersonen,* um rasch Erfolgserlebnisse zu erreichen, und bauen Sie diese Hilfsmittel im Laufe der Zeit wieder ab, um alle erreichten Erfolge sich selbst zuschreiben zu können. Dieselben Behandlungsprinzipien wie bei der Agoraphobie gelten grundsätzlich auch für alle anderen Typen von Spezifischen Phobien, erfordern jedoch je nach deren Art spezielle Vorgangsweisen. Bei *Tierphobien* sollten Sie zuerst Vertrauenspersonen im Umgang mit dem gefürchteten Tier beobachten, sich dann sukzessive dem Tier annähern und – soweit möglich und sinnvoll – das Tier auch berühren sowie ggf. auch selbst entfernen können. Bei *Blut-Spritzen-Verletzungsphobien* sollten Sie zuerst eine Blutzuckermessung und später eine Blutabnahme vornehmen lassen, am besten auch zur Blutspende gehen. Bei einer *Höhenphobie* sollten Sie zuerst zusammen mit einer Vertrauensperson und anschließend allein hohe Gebäude aufsuchen und längere Zeit von oben hinunterschauen, gleichzeitig den sicheren Stand unter Ihren Füßen spüren und mit Ihren Augen vorübergehend etwas in der Nähe fixieren, um Sicherheit zu gewinnen, und dann wieder in die Tiefe schauen.
- *Handeln Sie auf der Basis Ihrer Grundbedürfnisse.* Setzen Sie bei Spezifischen Phobien vom Situativen Typ, das heißt bei *Klaustrophobie,* die gestufte Konfrontationstherapie nicht primär gegen Ihre Angst vor Enge und das vorübergehende Nicht-Entkommen-Können ein, sondern mit dem Vorsatz, Ihre bedürfnis- und wertegeleiteten Ziele zu erreichen. Je schneller Sie Ihr überhöhtes Autonomie- und Kontrollbedürfnis zugunsten anderer Grundbedürfnisse aufgeben, das heißt, je mehr Sie bestimmte Umstände akzeptieren, wie etwa, nicht jederzeit fliehen zu können und kurzfristig keine Kontrolle zu haben, desto schneller werden Sie eine Klaustrophobie im Interesse Ihrer Ziele überwinden.
- *Stellen Sie sich bestimmten phobischen Situationen zuerst in Anwesenheit Ihres Partners oder Ihrer Partnerin bzw. einer anderen Vertrauensperson.* Nutzen Sie zur Aktivierung des Bindungssystems und zur vermehrten Ausschüttung von Oxytocin einen wohltuenden Körperkon-

takt mit einer *Vertrauensperson,* während Sie sich phobischen Situationen oder Objekten aussetzen. Orientieren Sie sich am *Modell von Angehörigen* und guten Bekannten im Umgang mit gefürchteten Situationen. Es wirkt beruhigend und ermutigend, wenn Sie zuerst Vertrauenspersonen beim Umgang mit phobischen Situationen mehrfach beobachten, anschließend dieselbe Aufgabenstellung gemeinsam und erst zum Schluss allein ausführen. In ähnlicher Weise stellt sich im Rahmen einer Verhaltenstherapie die Therapeutin als Modell- und Vertrauensperson zur Verfügung.
- *Stellen Sie sich bestimmten phobischen Situationen anfangs nur in positiver Stimmung.* Nutzen Sie Humor, Hobbys, Freizeitaktivitäten und vor allem soziale Aktivitäten, um eine positive Grundstimmung zu schaffen, in der Sie sich dann bestimmten phobischen Situationen aussetzen. Bei einer *Hundephobie* können Sie einen Hund in einem Restaurant leichter tolerieren, wenn Sie von vielen positiven Emotionen erfüllt sind, oder ihn im Freien dann leichter passieren, wenn Sie sportlich mit dem Fahrrad unterwegs sind. Eine *Flugphobie* können Sie dann leichter aushalten, wenn Sie mit dem engsten Familien- oder Freundeskreis unterwegs sind, der für Spaß und Freude sorgt.

10. Gefühle und Beziehungsprobleme bewältigen: Finden Sie Lösungen für die tiefergehenden Hintergründe Ihrer Ängste.

Die Mehrzahl der Spezifischen Phobien hat nichts mit früheren oder gegenwärtigen Belastungsfaktoren bzw. schlimmen Erfahrungen zu tun. Bestimmte Spezifische Phobien, vor allem vom Situativen Typ (Klaustrophobien), können jedoch durch Stress in Partnerschaft, Familie oder Beruf ausgelöst oder verstärkt werden, während andere mit traumatisierenden früheren Lebenserfahrungen zusammenhängen können, wie etwa eine *Flugphobie* mit heftigen Turbulenzen, eine *Tunnelphobie* mit einem brennenden Auto im Tunnel, eine *Autofahrphobie* mit einem schlimmen Verkehrsunfall, eine *Höhenphobie* mit dem lebensbedrohlichen Absturz eines Bekannten, eine *Dunkelangst* mit einem nächtlichen Überfall im Freien, eine *Hundephobie* mit einem Hundebiss, eine *Blut-Spritzen-Verletzungsphobie* mit wiederholten Ohnmachtserfahrungen oder eine *Zahnbehandlungsphobie* mit massiven Schmerzen aufgrund unzureichender Schmerzmedikation bzw. wenig einfühlsamer Behandlung.

Unbewältigte Grundprobleme können später trotz erfolgreicher Konfrontationstherapie leicht zu Rückfällen führen, sodass diese rechtzeitig auf angemessene Weise – ggf. im Rahmen einer Psychotherapie oder Traumatherapie – bewältigt werden sollten.

Folgende *Ratschläge* können hilfreich sein:

- *Machen Sie im Bedarfsfall eine traumabezogene Therapie.* Die Mehrzahl der Spezifischen Phobien hat ihren Beginn in der Kindheit, in der man an sich harmlose Situationen und Objekte mangels besseren Wissens als bedrohlich eingeschätzt und keinen adäquaten Umgang damit gelernt hat. Falls das erstmalige Auftreten der Spezifischen Phobie mit einer traumatisierenden Lebenserfahrung zusammenhängt, sollten Sie eine traumabezogene Psychotherapie in Erwägung ziehen.
- *Ändern Sie im Bedarfsfall familiäre, berufliche oder private Belastungsfaktoren.* Spezifische Phobien können in Einzelfällen durchaus komplexe und tiefere Ursachen haben. So kann eine *Tunnelphobie* erstmalig aufgetreten sein, nachdem während einer an sich entspannenden Heimfahrt plötzlich eine Panikattacke in einem Tunnel auftrat, die letztlich auf einen heftigen Streit mit dem Chef über unzumutbare Arbeitsbedingungen zurückzuführen ist.

Gesundes Vermeidungsverhalten beachten: Stehen Sie zu sich – Sie müssen nicht alles können und tun

Viele Menschen haben die eine oder andere Spezifische Phobie, ohne dass sie deswegen an eine eigenständige oder psychotherapeutisch unterstützte Änderung denken. Solange die Betroffenen ohne großen Schaden und ohne langfristige negative Folgen die gefürchteten Situationen vermeiden können, sehen sie keine Notwendigkeit, ihr eigenartiges furchtsames Verhalten, das auch anderen auffällt, zu ändern.

Was ist Ihre Einstellung dazu? Möchten Sie weiterhin mit einer bestimmten Spezifischen Phobie, etwa einer Tier-, Gewitter-, Dunkelheits-, Autofahr-, Flug- oder Seilbahnphobie, leben, weil Ihnen dieses Problem angesichts Ihrer Bedürfnisse nicht wichtig genug ist, viel Energie dafür aufzuwenden? Es ist Ihr gutes Recht, anders zu sein als die anderen und sich nicht den gesellschaftlich diktierten Vorstellungen von Normalität beugen zu wollen, vor allem dann nicht, wenn in Ihrer Lebenssituation tatsächlich andere von Ihnen erwarten, Ihre irrationalen Ängste so schnell wie möglich zu überwinden.

Stehen Sie zu sich und Ihren Eigenheiten, solange Sie selbst und andere nicht erheblich darunter leiden und Ihre soziale Umwelt auf Ihre

Spezifische Phobie nicht übermäßig viel Rücksicht nehmen muss. Sie brauchen eine hohe Motivation zur Überwindung einer Spezifischen Phobie, mit der Sie sich im Leben vielleicht schon lange arrangiert haben. Je älter Sie sind, desto länger haben Sie bereits mit Ihrer Phobie gelebt.

Spezifische Phobien entwickeln sich meistens nicht in Zusammenhang mit traumatischen Erlebnissen im Erwachsenenalter, sondern bereits in der frühen Kindheit, im Durchschnitt mit etwa 10 Jahren. Spezifische Phobien sind mit einer Rate von 10,3 Prozent in den letzten 12 Monaten die häufigsten Angststörungen überhaupt, dennoch gehen im Vergleich zu anderen Angststörungen viel weniger Betroffene deswegen in Psychotherapie.

Falls Sie mehrere Spezifische Phobien haben: Mit welchen Phobien können Sie weiterhin einigermaßen gut leben? Welche sollten Sie dagegen wegen der negativen Folgen früher als später doch überwinden?

Krank machendes Kontrollverhalten schrittweise abbauen: Schleichen Sie im Laufe der Zeit alle angstverstärkenden Hilfsmittel aus

Das sind beliebte *Hilfsmittel* und *Tricks* bei Spezifischen Phobien, die letztlich die Angst jedoch verstärken:

- bei *Flugangst* ein schnell wirkendes Beruhigungsmittel für den Bedarfsfall bereithalten,
- bei *Klaustrophobie* ein offenes Fenster und eine unverschlossene Tür in einem engen bzw. überfüllten Raum benötigen,
- bei einer *Tunnelphobie* lieber den langen Weg über den Berg oder durch die Landschaft nehmen anstelle des beengenden Tunnels,
- bei einer *Autobahnphobie* die Fahrt auf der Landstraße wählen anstelle der Autobahn ohne ständige Abfahrmöglichkeit,
- bei einer *Brückenphobie* den langen Umweg zu Fuß nehmen anstelle des direkten Wegs über eine Holzbrücke,
- bei *Klaustrophobie* die langsame Fahrt mit dem Bus oder der Straßenbahn bevorzugen anstelle der schnelleren U-Bahn,
- bei einer *Aufzugsphobie* zu Fuß in den sechsten Stock hinaufgehen, anstatt bequem den Lift zu benutzen,
- bei einer *Höhenphobie* keinen Blick hinunter vom Hochhausbalkon oder beim Bergwandern wagen, anstatt den Blick zu genießen,
- bei *Klaustrophobie* einen Platz in der Nähe des Ausgangs wählen anstelle einer bequemen Ecke im hinteren Teil des Lokals,

- bei einer *Blut-Spritzen-Verletzungsphobie* lieber wegschauen während der Verabreichung der Spritze oder der Blutabnahme,
- bei einer *Emetophobie* (Furcht zu erbrechen) breiige statt feste Nahrung essen,
- bei einer *Phagophobie* (Furcht, sich zu verschlucken und zu ersticken) spezielle Ernährung statt Breitbandkost wählen,
- bei einer *Bienen-/Wespenphobie,* ohne dass eine Allergie vorliegt, aus einer verschließbaren Trinkflasche trinken statt aus einem offenen Glas,
- bei einer *Hundephobie* einen weiten Abstand oder Umweg bevorzugen, anstatt nahe an einem Hund vorbeizugehen.

Kurzfristig wirksam, schwächen derartige Kontroll- und Sicherheitsstrategien Ihren Selbstwirksamkeitsglauben, das heißt Ihr Selbstvertrauen in Ihre Handlungsfähigkeit. Derartige Hilfsmittel sind – bildlich gesprochen – als Krücken nur so lange sinnvoll, bis Sie wieder selbst gehen können. Schleichen Sie sukzessive alle Hilfsmittel aus. Nehmen Sie sich andere Menschen, vor allem bestimmte Vertrauenspersonen, zum Vorbild und halten Sie sich an das Motto: »Was für andere nicht gefährlich ist, ist auch für mich nicht bedrohlich.«

Krank machendes Vermeidungsverhalten sukzessive vermindern: Unterlassen Sie alle Vermeidungsstrategien, die Ihr Leben erheblich einschränken

Viele Menschen mit Spezifischen Phobien haben in der Kindheit nicht gelernt, mit den damals für ein Kind durchaus normalen Furchtreaktionen als Folge genetisch bedingter Neigungen, negativer elterlicher Vorbildwirkungen und falscher Realitätseinschätzung erfolgreich umzugehen. Wichtig wäre hier, dass Sie den prägenden Faktoren in der Kindheit, genauso wenig wie bestimmten traumatisierenden Lebensereignissen, unter denen Sie vielleicht gelitten haben, nicht mehr so viel Macht geben, Ihr ganzes weiteres Leben zu bestimmen. Eine Psychotherapie kann Sie im Bedarfsfall hilfreich unterstützen.

Das Wissen um die genetischen und psychosozialen Ursachen hilft Ihnen, Ihre Spezifische Phobie besser zu verstehen, ändert jedoch nichts an Ihrem Vermeidungsverhalten. Völlig unabhängig davon, wie Ihre Spezifische Phobie entstanden ist, wird sie gegenwärtig aufrechterhalten durch Ihr permanentes *Vermeidungsverhalten,* das jedes Erfolgserlebnis verhindert.

Lernen Sie – wie ein Kind – mithilfe von engen Bezugspersonen, die Ihnen Sicherheit und Geborgenheit vermitteln, mehr Vertrauen zu Objekten und Situationen zu gewinnen, die derzeit stark phobisch besetzt sind und Ihre Lebensqualität sowie Ihre familiäre, soziale, berufliche und private Funktionsfähigkeit erheblich beeinträchtigen. Man spricht von *Modelllernen,* wenn Sie sich von anderen etwas Schlechtes bzw. Gutes einfach »abschauen«, ohne dass dabei viel sprachliche Kommunikation erfolgt.

Treffen Sie trotz eines mulmigen Gefühls die Entscheidung, sich mit den wichtigsten lebenseinschränkenden phobischen Situationen im Laufe der Zeit so lange zu konfrontieren, bis Sie bleibende positive Erfahrungen machen, die Ihre evolutionsgeschichtlich bedingten sowie erlernten Furchtreaktionen hemmen.

Das ist der einzige Grund, warum die meisten Menschen keine Angst vor der Fahrt mit dem Auto haben, auch wenn wir von der Biologie ebenso wenig darauf vorbereitet sind wie auf das Fliegen: Autofahren sind sie seit dem Babyalter gewöhnt. Fliegen mit dem Flugzeug, wenn es nur selten erfolgt, bleibt dagegen immer ein aufregendes und angstmachendes Ereignis und wird zunehmend belastender, je seltener man in ein Flugzeug steigt.

Wissen Sie, welche Spezifische Phobie in der zweiten Hälfte des 19. Jahrhunderts weit verbreitet war? Die *Siderodromophobie,* die Furcht vor der Fahrt mit der Eisenbahn, als der Zug eine für damalige Verhältnisse unglaubliche Geschwindigkeit von 40 Stundenkilometern erreichte, was selbst laut vielen damaligen Ärzten neben der erhöhten Unfallgefahr zu nervösen Schädigungen führen könnte. Auch Sigmund Freud litt daran. Dennoch fuhr er aufgrund seiner medizinischen und kulturellen Interessen mit dem Zug in verschiedene europäische Länder. Sein um zehn Jahre jüngerer Bruder war dagegen einer der Verkehrsexperten der österreichischen Monarchie. Die beiden Brüder unternahmen von 1895 bis 1904 viele gemeinsame Reisen mit der Eisenbahn – ein typischer Fall von Modelllernen sowie auch von semantischem Lernen, das heißt von Lernen durch angstreduzierende Sachinformationen.

Panikstörung – dem Körper wieder vertrauen statt ängstlich gegenüberstehen

Panikattacken sind Angstanfälle mit heftigen körperlichen und psychischen Symptomen, die die Betroffenen anfangs oft irrtümlich als Bedrohung von Leib, Leben oder Verstand interpretieren und die sie später ebenfalls als sehr belastenden Verlust der Selbstkontrolle in Situationen erleben, in denen sie funktionieren und nach außen hin unauffällig wirken möchten. Sie treten entweder *unerwartet*, das heißt spontan, auf, oft nach Phasen von großem Stress, oder sie werden angesichts bestimmter phobischer Situationen *erwartet*.

Gesundes Verhalten ausbauen: Nutzen Sie wirksame Strategien zur Bewältigung Ihrer Panikattacken

Eine einzelne Panikattacke macht noch keine psychische Störung aus. Krankheitswertig werden Panikattacken erst dann, wenn die Betroffenen damit nicht erfolgreich umgehen können, sehr darunter leiden und sich im Leben in schulischer, beruflicher, familiärer, sozialer und privater Hinsicht erheblich beeinträchtigt fühlen.

Im Folgenden erfahren Sie die wichtigsten Strategien zum Ausbau gesunden Verhaltens bei Panikattacken in Form von zehn Schritten:[32]

1. Ängste verstehen: Erkennen Sie in Ihren Ängsten die Bedrohung Ihrer Grundbedürfnisse.

Eine Panikattacke ist ein falscher Alarm, ein *Fehlalarm* des Mandelkerns im limbischen System, dem Zentrum der Gefühle im Zwischenhirn. Auch wenn eine medizinische Abklärung keinen krankheitswertigen Befund erbracht hat, sollten Sie angesichts einer solchen vorschnellen Alarmierung von Körper und Psyche nicht einfach zur Tagesordnung übergehen. Halten Sie sich vielmehr vor Augen, welche der fünf zentralen Grundbedürfnisse Sie bei Ihrer Panikattacke am meisten bedroht erlebt haben, und machen Sie sich bewusst, was Sie im Fall erneuter Panikattacken am meisten fürchten, nach dem Motto: »Was wäre, wenn doch etwas Schlimmes passieren würde?«

Geben Sie, wenn bei Ihnen eine *Panikstörung* vorliegt, durch *Ankreuzen* der zutreffenden Zahl an, in welchem Ausmaß die folgenden fünf Bedrohungsszenarien als Ursache, Auslöser oder Verstärker Ihrer Panikattacken infrage kommen (0 = gar nicht, 1 = ein wenig, 2 = mäßig, 3 = stark, 4 = sehr stark).

Bedrohungsszenario	Ausmaß
Bedrohung des Körpers / des körperlichen Wohlbefindens	0 1 2 3 4
Bedrohung der sozialen/wirtschaftlichen Sicherheit	0 1 2 3 4
Bedrohung der Bindungen/Geborgenheit	0 1 2 3 4
Bedrohung des Selbstwerts/Sozialprestiges	0 1 2 3 4
Bedrohung der Kontrolle/Autonomie	0 1 2 3 4

Spontane Panikattacken gehen zumindest beim ersten und/oder zweiten Auftreten mit Todesängsten einher; sie bleiben in dieser Form im Gehirn gespeichert, ähnlich wie andere traumatisierende Ereignisse. Wenn nicht akute Ängste um das eigene Leben im Mittelpunkt stehen, dreht sich bei Panikattacken oft alles um die Bedrohung der Sicherheit und der Geborgenheit als notwendige Basis für das weitere Leben, um die Bedrohung des Selbstwerts durch Blamage, vor allem jedoch um die Bedrohung der Kontrolle über den Körper und den Verstand. Panikattacken sind der Inbegriff von Kontrollverlust.

Halten Sie in Ihrem *Angsttagebuch* alle relevanten Gedanken, Gefühle und Erfahrungen in Bezug auf Panikattacken fest. Analysieren Sie alle möglichen Zusammenhänge zwischen Ihren Panikattacken und Ihrer inneren Befindlichkeit bzw. den äußeren Lebensumständen.

Folgende *Fragen* können hilfreich sein:

- Zu welchen Zeitpunkten und in welchen Situationen treten Ihre Panikattacken bevorzugt auf? Wann sind eher keine zu erwarten?
- Befanden Sie sich vor einer Panikattacke in Ruhe und Entspannung oder in einer akuten Stresssituation?
- Können Sie Ihre scheinbar unerwarteten Panikattacken vorhersagen? Wenn ja, wodurch ist Ihnen dies möglich?
- Welchen familiären, beruflichen oder privaten Stress hatten Sie in den letzten Wochen oder Monaten vor Ihren Panikattacken?
- Welche emotionale und körperliche Befindlichkeit hatten Sie in den letzten Stunden oder Tagen vor einer Panikattacke?
- Welche konkreten Symptome, Gedanken und Gefühle hatten Sie während einer Panikattacke?

- Welche Ursachen in Kindheit, Jugendzeit und Erwachsenenalter machen Sie für Ihre Panikstörung verantwortlich?
- Welchen Einfluss haben Ihre wichtigsten Einstellungen, Lebensregeln und Wertvorstellungen?
- Welche Merkmale Ihrer Persönlichkeit sind von Bedeutung für die Entstehung Ihrer Panikstörung?

2. Denkmuster ändern: Entwickeln Sie hilfreichere Sichtweisen. Panikattacken wirken bedrohlich, sie sind aber nicht gefährlich. Plötzlich auftretende körperliche und psychische Symptome werden erst durch die angstmachenden *negativen Bewertungen* zu einem erheblichen Problem, das heißt zu einer Panikattacke. Typisch sind folgende *Bewertungsmuster:* »Mein Herzrasen, Herzstolpern und diese unangenehmen Druckgefühle im Brustkorb kündigen bestimmt einen Herzinfarkt an«, »Meine aktuelle Atemnot und die Beklemmungsgefühle führen mit Sicherheit zum Ersticken«, »Die linksseitigen Kribbelgefühle sind Schlaganfallsymptome«, »Meine Schwindelgefühle sind bestimmt die Vorstufe zum Kreislaufkollaps«, »Ich bin völlig verwirrt, gleich drehe ich durch und muss in die Psychiatrie eingewiesen werden.« Die angstbedingte Aufschaukelung der wahrgenommenen Symptome zu einer Panikattacke wird als *Teufelskreis der Angst* bezeichnet.

Panikattacken treten oft bereits beim kleinsten zusätzlichen Stress als Folge eines *erhöhten Anspannungsniveaus* auf, viel häufiger noch in der entspannten Nach-Stress-Situation, ähnlich wie eine Wochenendmigräne oder wie eine körperliche Erkrankung zu Urlaubsbeginn. Viele Panikattacken entstehen aus starken *emotionalen Zwiespalten* heraus, die mit einem anhaltenden körperlichen und psychischen Anspannungszustand einhergehen (z. B. Ärger bei gleichzeitigem Mitleid, Liebe bei gleichzeitigem Hass). Sie entstehen oft vor dem Hintergrund von »ohnmächtiger Wut« – charakterisiert durch Wut und Ärger einerseits und Ohnmacht und Hilflosigkeit andererseits – in Partnerschaft, Familie oder Beruf.

Nutzen Sie *medizinische Grundinformationen,* um Ihre falschen Bedrohungseinschätzungen in Bezug auf bestimmte Paniksymptome zu korrigieren. Man nennt diese Entwicklung neuer Sichtweisen *Kognitive Umstrukturierung* oder *positives Reframing.*

Folgende hilfreiche *Sichtweisen* können Ihre Angst und Furcht vor einer Panikattacke vermindern:

- *Eine Panikattacke ist ein Fehlalarm aus den tieferen Schichten des Gehirns.* Der Mandelkern (Fachausdruck: *Amygdala*) im limbischen System hat zur Sicherung des Überlebens schneller reagiert als Ihr präfrontaler Kortex, der erst kurz darauf erkennt, dass gar keine reale Gefahr besteht, und die Beruhigung einleitet.

- *Man kann allein durch eine Panikattacke keinen Herzinfarkt und auch keinen Schlaganfall bekommen.* Ein beschleunigter Herzschlag und ein plötzlicher Blutdruckanstieg sind, sofern weder arteriosklerotische Verengungen der Herzkranzgefäße noch Blutverklumpungen bei längerem Vorhofflimmern zu verzeichnen sind, völlig ungefährlich, ähnlich wie beim Sport oder Sex. Eine erhöhte Herz-Kreislauf-Aktivität wird oft durch emotionale Erregung wie Wut und Ärger ausgelöst. Die Angst ist dann erst die Reaktion auf diese subjektiv bedrohlichen körperlichen Veränderungen und nicht deren Ursache. Auch gelegentliches Herzstolpern ist völlig normal.
- *Man kann bei einer Panikattacke nicht ersticken.* Atemnot und Beklemmungsgefühle sind bei gesunder Lungenfunktion Ausdruck von starker körperlicher Anspannung, wie auch bekannte Redewendungen zum Ausdruck bringen: »vor Schreck die Luft anhalten«, »vor Wut schnauben«. Im Zuge der Kampf-Flucht-Reaktion erfolgt bei Angst und Panik eine rasche und flache Atmung. Eine massive Überatmung im Sinne einer *Hyperventilation* führt ohne gleichzeitige Bewegung zu zahlreichen, aus medizinischer Sicht völlig harmlosen körperlichen Missempfindungen. Bei Panikattacken werden anhaltende Verspannungen, Druckgefühle und Schmerzen im Brustkorb oft irrtümlich als Anzeichen eines Herzinfarkts oder von Ersticken interpretiert.
- *Man kann durch eine Panikattacke nicht ohnmächtig werden.* Angstbedingte Schwindel- und Ohnmachtsgefühle haben nichts mit dem Blutdruck zu tun, da bei starker Angst, Furcht und Panik der Blutdruck steigt und nicht fällt; sie hängen auch nicht mit dem Gleichgewichtsorgan im Innenohr zusammen, das einen Drehschwindel auslösen würde. Der typische *Schwankschwindel* bei Panikattacken ist oft bedingt durch eine starke körperliche Anspannung, die zu einer Stand- und Gangunsicherheit führt.
- *Man kann durch eine Panikattacke nicht geisteskrank werden.* Das Gefühl einer plötzlichen Verwirrtheit ist kein Anzeichen von Verrücktwerden, sondern von einer vorübergehenden Denkblockade aufgrund der Überflutung durch Stresshormone oder von einem lebensgeschichtlich bedingten emotionalen und nicht geistigen »Durcheinander« im Kopf.

Der Boden für Panikattacken wird oft durch bestimmte *grundlegende Denkmuster, Glaubenssätze und Überzeugungen* vorbereitet, die ein allgemein erhöhtes körperliches Anspannungsniveau bewirken.

Folgende *Ratschläge* können hilfreich sein:

- *Identifizieren Sie alle überfordernden Denkmuster,* wie etwa überhöhte Leistungsansprüche bis hin zum Perfektionismus, übertriebenes Kontrollbedürfnis, starke Bestrebungen, es allen recht zu machen, oder ständiges Verlangen nach Harmonie ohne Klärung vorhandener zwischenmenschlicher Konflikte.
- *Ändern bzw. relativieren Sie alle Glaubenssätze, die unnötigen Stress erzeugen,* wie etwa: »Ich bin für alles verantwortlich«, »Ich muss immer die Beste sein«, »Ich darf keinen Fehler machen, sonst bin ich ein Versager«, »Ich muss immer alles im Griff haben«, »Ohne mich bricht alles zusammen«, »Ich muss es allen recht machen, damit sie mich lieben«, »Ich darf niemanden enttäuschen«, »Die anderen sind besser als ich«, »Ich bin nicht so gesund wie andere«, »Mein Vater ist zu früh gestorben, das kann auch mir passieren.«
- *Verbessern Sie Ihren geringen Selbstwirksamkeitsglauben.* Krank machender Stress entsteht nicht einfach durch große äußere Belastungen und hohe innere Ansprüche, sondern vor allem durch die Einschätzung, damit aufgrund von vermeintlichen persönlichen Schwächen nicht zurechtkommen zu können. Vergegenwärtigen Sie sich Ihre Stärken, Fähigkeiten und Erfolgserlebnisse. Machen Sie sich bewusst, was Sie in der Vergangenheit erreicht haben, obwohl Sie vorher daran gezweifelt haben.

3. Körperliche Befindlichkeit verbessern: Nutzen Sie Bewegung, Sport, Freizeitaktivitäten und Entspannung zum Stressabbau und zur Erhöhung des Wohlbefindens.

Eine Panikattacke beruht auf einem heftigen *Adrenalinstoß*, meist in einer völlig ungefährlichen Situation oder sogar in einem Zustand von Ruhe und Entspannung. Man ist gleichzeitig hochgradig aktiviert und blockiert, man fühlt sich wie erstarrt und eingefroren in seiner ganzen Bewegungsfähigkeit. Das aktivierend-anregende sympathische Nervensystem und das blockierend-dämpfende parasympathische Nervensystem sind gleichzeitig aktiv. Dazu ein bekannter Vergleich: Es ist wie bei einem Auto, wenn Gaspedal und Bremspedal gleichzeitig gedrückt werden.

Erinnern Sie sich an die Erklärungen in Teil 1 dieses Buches: Wir haben bei realer oder vermeintlicher Bedrohung drei Reaktionsmöglichkeiten: Kampf, Flucht oder Erstarren (Fachausdruck: *Freeze-Effekt*, von engl. *to freeze* = einfrieren). Das erste Ziel bei Panikattacken ist: Raus aus der Erstarrung, die in der jeweiligen Situation – anders als bei einer realen Bedrohung ohne Fluchtmöglichkeit – keine sinnvolle Schutzreaktion darstellt. Die wirksamsten *Sofortmaßnahmen* bei Panikattacken sind daher: kräftige Bewegungen im Rhythmus der Ausatmung, Sport, speziell auch Gymnastik oder Tanzen, lautes Reden, Telefonieren oder Singen sowie Atemtechniken mit oder ohne Bewegung.

Folgende *Ratschläge* können hilfreich sein:

- *Schalten Sie möglichst schnell auf körperliche Aktivität um und atmen Sie im Moment der stärksten Kraftausübung aus.* Auf diese Weise senken Sie mit einfachen Mitteln die innere Anspannung. Mithilfe von Bewegung bauen Sie die Stresshormone in Ihrem Körper rasch ab. Bewegen Sie sich entweder kräftig mit Ihrem ganzen Körper oder schütteln Sie im Stehen Ihre Arme und Beine aus. Machen Sie verschiedene Dehnungsübungen oder gymnastische Übungen. Nutzen Sie ein gerade vorhandenes Sportgerät (z. B. zu Hause einen Hometrainer oder auswärts das Fahrrad). Gehen Sie eine Zeitlang Treppen auf und ab. Gehen oder laufen Sie zu Hause oder auswärts eine Runde. Erledigen Sie in der Wohnung oder im Garten verschiedene Arbeiten. Gehen Sie, wenn Sie die Panikattacke in einem öffentlichen Verkehrsmittel haben, einige Meter weiter vor oder zurück oder in einem Supermarkt erneut durch die Regale, statt im Stehen zu erstarren. Bewegen Sie sich auf dem Sitz im Kino oder im Flugzeug eine Zeitlang hin und her, räkeln und strecken Sie sich im Sitzen, wie verspannte Menschen dies ganz bewusst oder völlig unbewusst tun. Treten Sie in Aufzügen, engen oder überfüllten Räumen ohne Fluchtmöglichkeit sanft auf der Stelle oder treten Sie kräftig auf den Boden wie auf einem Laufband im Fitnessstudio. Tanzen Sie zu Hause zu Ihrer Lieblingsmusik oder bewegen Sie sich auswärts zu der Musik, die Sie gerade auf Ihrem Smartphone über Ihre Kopfhörer hören. Machen Sie rhythmische Bewegungen, während Sie dabei ausatmen, ähnlich wie bei Qigong, Tai-Chi oder bestimmten Kampfsportarten. Machen Sie ein körperliches Fitness-Training mithilfe von kostenlosen Videos auf YouTube.
- *Nutzen Sie bestimmte Atemtechniken zur Verminderung Ihres Anspannungsniveaus.* Im Hirnstamm befindet sich die oberste Steuerungszentrale der Atmung, die über Nervenbahnen mit den Atemmuskeln in Verbindung steht, aber auch mit einem anderen Hirnareal, dem Locus coeruleus, der die Aufmerksamkeit steuert. Eine langsamere

Atmung schaltet Körper und Geist in den Ruhemodus um, was einen Abfall von Angst und Stress bewirkt. Eine schnellere Atmung führt dagegen zu einem Anstieg von Angst und Stressgefühlen. *Atemtechniken* sind rasch erlernbare Entspannungstechniken:

Setzen Sie die sogenannte *Lippenbremse* ein: Atmen Sie langsam durch die Nase ein und mindestens ebenso langsam, besser sogar doppelt so lange, durch leicht geschlossene Lippen aus.

Atmen Sie kräftig durch den Mund aus, während Sie mit den Händen gegen ein Möbelstück oder gegen die Wand drücken, wie beim Training in einem Fitnessstudio.

Atmen Sie langgezogen auf einem bestimmten Ton wie »aaa«, »ooo« oder »uuu« aus. Üben Sie das Mantra der buddhistischen Mönche: »Oooooouuummm«.

Stellen Sie sich vor, wie Sie beim Einatmen sauerstoffreiche Luft oder Ihren Lieblingsduft in der Nase hochziehen und beim Ausatmen durch leicht geschlossene Lippen alle verbrauchte Luft, alle Anspannung und allen Stress abgeben.

Zählen Sie innerlich bei jeder Einatmung »1–2« und bei jeder Ausatmung »1–2–3–4«.

Atmen Sie innerlich auf eine Zahl so langgezogen aus, als würden Sie sich dabei hören: »Eeeeiiinns«, »Zweeeeiiii«, »Dreeeeiiii« usw. Sie kommen dabei leicht mit sechs Atemzügen pro Minute aus, was im Laufe der Zeit sehr entspannend wirkt.

Verwenden Sie anstelle der flachen Brustatmung ganz bewusst die *Zwerchfellatmung*, die auch »Bauchatmung« genannt wird, weil sich dabei beim Ein- und Ausatmen die Bauchdecke hebt und senkt, und zwar stärker als der Brustkorb. Legen Sie dabei Ihre Hände auf die Bauchdecke.

- *Erlernen Sie bestimmte Entspannungstechniken* wie die Progressive Muskelentspannung nach Jacobson oder das Autogene Training, nach Möglichkeit auch andere Methoden, die umfassendere Ziele anstreben, wie etwa Qigong, Tai-Chi, Yoga oder Achtsamkeitsmeditation nach Jon Kabat-Zinn.
- *Reden Sie bei einer Panikattacke mit Menschen oder telefonieren Sie mit nahestehenden Personen.* Reden bewirkt nicht nur einen Abbau der inneren Anspannung und einen ganz normalen Fluss der Atmung, sondern auch eine raschere Kontrolle über Ihren erstarrten Körper, vor allem auch ein Gefühl von Vertrauen und Geborgenheit durch den Kontakt mit anderen Menschen. Wenn niemand anwesend ist, reden Sie am besten laut mit sich selbst als Ihr eigener Coach.

Seit über hundert Jahren wird die Frage diskutiert: Haben wir zuerst Angst, die dann bestimmte Symptome bewirkt, oder haben wir zuerst bestimmte Symptome, die uns dann Angst machen? Neurobiologische Erkenntnisse rechtfertigen durchaus auch die zweite Sichtweise, die in der Fachwelt als *James-Lange-Theorie* bekannt ist. Es gibt in unserem Gehirn ein bestimmtes Areal, die sogenannte *Insula* (deutsch: Insel), die von allen Körperregionen Rückmeldungen über die jeweilige Befindlichkeit erhält, diese mithilfe aller Sinneskanäle verarbeitet, interpretiert, unserer bewussten Wahrnehmung zugänglich macht und in bestimmte Gefühle übersetzt. Botschaften auf dem Weg über den insulären Kortex zu unserem Bewusstsein laufen so ab: »Achtung, du hast jetzt starke körperliche Symptome wie heftiges Zittern, beschleunigten Herzschlag und verstärkte Atmung, also hast du vor irgendetwas Angst. Unternimm schnell etwas dagegen!« Man schließt also, wie dies auch bei vielen Phobien der Fall ist, von der momentanen inneren Befindlichkeit auf eine akute äußere Bedrohung, was in der Psychologie *emotionale Beweisführung* genannt wird. Entspannungsmethoden vermindern die Aktivität der vorderen Insula, sodass Sie weniger körperliche Symptome und damit auch weniger Angst, Furcht, Ärger oder Ekel empfinden.

Daraus folgt: Wenn Sie nicht immer so körperlich angespannt wären, egal aus welchem Grund, würden Sie sich nicht so schnell bedroht fühlen. Tranquilizer und Alkohol wirken zwar beruhigend auf die Gefühlszentren im limbischen System, aber bei monate- oder gar jahrelangem Konsum können Sie davon abhängig werden. Sie können sich auch aus eigener Kraft helfen, nicht gleich so ängstlich zu reagieren. Entspannungsmethoden, Sport, Musikhören, bestimmte Hobbys und jedes Flow-Erlebnis mit völligem Aufgehen in der jeweiligen Tätigkeit können einen ähnlich wohltuenden Effekt haben.

4. Aufmerksamkeit lenken: Konzentrieren Sie sich auf das, was im Moment hilfreich und wichtig ist.

Lenken Sie bei einer Panikattacke Ihre Aufmerksamkeit nicht auf Ihren Körper, sondern auf die *Umwelt* oder auf *Tätigkeiten*, die Sie gerade ausführen. Die Fähigkeit, eine Panikattacke ohne Bewertung zu beobachten, also buchstäblich in sich hineinzuhorchen, ohne gegen alle möglichen Missempfindungen anzukämpfen, ist eine hohe Kunst, die Sie bei Schritt 5 in Form der *Achtsamkeitstherapie* erlernen werden.

Folgende *Ratschläge* können hilfreich sein:

- *Nutzen Sie Ihre Augen und Ohren zur besseren Konzentration auf die Umwelt.* Was sehen und hören Sie gerade um sich herum? Sehen und

Hören gelten als unsere *Fernsinne* und halten unsere Aufmerksamkeit im Außen. Beschreiben Sie innerlich, was Sie mit Ihren Augen und Ohren gerade wahrnehmen. Betrachten Sie die Natur, das Wetter, den Himmel, die belebte und die unbelebte Umwelt. Beobachten Sie andere Menschen, reden Sie fremde Personen an, telefonieren Sie mit Vertrauenspersonen und sprechen Sie über Dinge, die nichts mit Ihrer momentanen Befindlichkeit zu tun haben. Lesen Sie die Aufschriften auf Häusern, Tafeln oder vorbeifahrenden Autos, beobachten oder zählen Sie die umstehenden bzw. vorbeigehenden Menschen. Nehmen Sie alle Geräusche in der Umgebung wahr oder lauschen Sie Ihrer Lieblingsmusik. Mithilfe der »Fernsinne« gelingt es Ihnen leichter, Ihren *kinästhetischen Sinn,* das heißt das Fühlen und Spüren der körperlichen Empfindungen, zu ignorieren, bis Sie später auch damit erfolgreich umgehen lernen.

- *Verwenden Sie zusätzlich alle anderen Sinnesorgane, um ein angenehmes Erleben zu fördern und unangenehme Zustände zu überlagern.* Trinken Sie Ihr Lieblingsgetränk, essen Sie Ihre Lieblingsspeise, riechen Sie Ihren Lieblingsduft oder alle Gerüche in der Umgebung, lutschen oder kauen Sie in Ihrem Mund etwas, das Sie gerne mögen, stellen Sie sich unter die Dusche, lassen Sie sich massieren oder massieren Sie selbst Ihren verspannten Körper, suchen Sie vor allem auch den wohltuenden Körperkontakt mit Ihrem Partner oder Ihrer Partnerin.
- *Vertiefen Sie sich in eine geistig anregende Tätigkeit.* Lesen Sie zu Hause ein spannendes Buch oder eine interessante Zeitschrift. Nutzen Sie den Fernsehapparat, den Computer oder das Handy, um die neuesten Nachrichten zu erfahren. Rezitieren Sie laut ein Gedicht, singen Sie Ihr Lieblingslied oder spielen Sie ein Instrument, wenn Sie dazu in der Lage sind. Vertiefen Sie sich in Kreuzworträtsel, Sudoku-Aufgaben, Geschicklichkeitsspiele oder Spiele mit anderen Menschen.
- *Schaffen Sie sich ein Flow-Erlebnis.* »Flow« bezeichnet das Aufgehen im Tun, das Versinken in einer Lieblingsbeschäftigung, wie etwa einem Hobby, einem Spiel, einem Tanz, aber auch in einem intensiven Erleben, wie im Genießen der Lieblingsmusik oder im wohltuenden Zusammensein mit der Partnerin oder dem Partner. Flow ist eine positive Leidenschaft, ein Genießen ohne besondere Anstrengung, ein Aufgehen im Augenblick, während die Zeit im Nu vergeht und alles andere völlig gleichgültig wird.
- *Richten Sie Ihre Aufmerksamkeit auf jene Tätigkeiten, die Sie demnächst erledigen sollten,* wie etwa Kochen, Haushaltsarbeiten, Einkaufen gehen, Autofahren, Spazierengehen oder im Beruf die momentane

Arbeit nach einer kurzen Pause weiter fortsetzen. Konzentrieren Sie sich auf bestimmte Planungen für die nähere oder fernere Zukunft, wie etwa Einkaufslisten, Kochpläne oder Reisepläne erstellen, Termine für verschiedene Aktivitäten festlegen, diverse Zahlungen oder Reparaturen veranlassen.

5. Achtsamkeit üben, Akzeptanz fördern: Lassen Sie Ihre Körperempfindungen, Gedanken, Vorstellungen und Gefühle ohne Bewertung achtsam zu, statt ständig dagegen anzukämpfen.

Personen mit Panikattacken erinnern sich bewusst oder unbewusst an die schlimmsten Panikattacken in der Vergangenheit und fürchten schon die nächste als kurz bevorstehend. Auf diese Weise wird eine unnötige Kampf-Flucht-Reaktion ausgelöst, ohne dass ein Spannungsabbau durch Bewegung erfolgt, was im Laufe der Zeit zu einer Daueranspannung führt.

Ein spezielles *Achtsamkeits- und Akzeptanztraining* kann Ihnen helfen, mit Panikattacken anders zurechtzukommen als bisher. Die Methode der *Achtsamkeit* ermöglicht eine Wahrnehmung des Körpers ohne ständige Ablenkung und Hinwendung zur Umwelt. Es soll dabei nichts erreicht werden, wie etwa Entspannung, und auch nichts vermieden werden, wie etwa eine aufkommende Panikattacke. Im gegenwärtigen Moment zu bleiben ist genug. Das *nicht wertende Wahrnehmen* der momentanen Gedanken, Vorstellungen, Gefühle und Körperempfindungen stellt das Fundament der Achtsamkeit dar. Das ist das Gegenteil jener Haltung, die man bei Menschen mit Angst- und Panikstörungen findet, die alle körperlichen Regungen gleich als bedrohlich interpretieren.

Folgende *Ratschläge* können hilfreich sein:

- *Nehmen Sie Ihren Körper mit allen Empfindungen und Symptomen achtsam wahr, ohne diese in irgendeiner Weise zu bewerten oder verändern zu wollen.* Beobachten Sie Ihre körperliche und seelische Befindlichkeit vor, während und nach einer Panikattacke in achtsamer, nicht beurteilender Weise. Kämpfen Sie nicht gegen Ihre momentane Befindlichkeit an, weil dies nur unnötig viel Kraft kostet und Ihre Anspannung dadurch noch größer wird. Erforschen Sie Ihren Körper wie eine interessierte Wissenschaftlerin, die feststellen möchte, was gerade geschieht. In einer derartigen *Beobachterposition* treten Sie in Distanz zu Ihren körperlichen Zuständen. Als neutrale Beobachterin oder als distanzierter Betrachter Ihres eigenen Körpers spalten Sie sich gleichsam von Ihrem inneren Erleben ab, sodass Sie von Ihren Symptomen nicht mehr so überwältigt werden wie bisher. Akzeptieren Sie alle körperlichen, kognitiven und emotionalen Zustände als zumindest momentan gegeben und tun Sie das, was Ihnen aufgrund Ihrer Bedürfnisse, Werte und Ziele gerade so wichtig ist, dass Sie sich nach einer kurzen Phase der Erholung und Regeneration auch durch eine Panikattacke nicht davon abhalten lassen.

- *Nutzen Sie die sogenannte Atemmeditation, um leichter Ihren Körper achtsam beobachten zu lernen.* Nehmen Sie einige Minuten lang achtsam Ihren Atem wahr und beobachten Sie dabei, wie Sie ein- und ausatmen, ohne Ihre Atmung zu verändern. Nehmen Sie auch wahr, an welchen Stellen Ihres Körpers Sie die Atmung am deutlichsten spüren. Verfolgen Sie den Weg der Einatmung und der Ausatmung. Zählen Sie Ihre Atemzüge, indem Sie bei jedem Ausatmen innerlich eine Zahl weiterzählen, von 1 bis 10 oder von 1 bis 100, fangen Sie danach wieder von vorne an. Zählen hilft Ihnen, achtsam Ihre Atmung zu beobachten, und vermindert die Gefahr, dass Ihr Geist ständig unkonzentriert abschweift. Sie können anstelle des Zählens beim Einatmen innerlich auch »ein« sagen, während Ihre Bauchdecke sich hebt, und beim Ausatmen »aus« sagen, während Ihre Bauchdecke sich senkt. Tolerieren Sie es, wenn Ihre Gedanken häufig abschweifen sollten, und kehren Sie, sobald Sie dies bemerken, immer wieder geduldig zur Aufmerksamkeit auf Ihre Atmung zurück. Übrigens: Je besser Sie sich ganz bewusst auf Ihre Atmung konzentrieren können, desto weniger steht zukünftig die Beobachtung der derzeit noch gefürchteten Schwindelgefühle, Herz-Kreislauf- oder Magen-Darm-Symptome im Mittelpunkt Ihrer Aufmerksamkeit.
- *Machen Sie regelmäßig sogenannte Körperreise-Übungen (Fachausdruck: Body-Scan) im Sitzen oder Liegen.* Mithilfe spezieller CDs wird Ihnen diese Aufgabenstellung anfangs leichter gelingen. Nehmen Sie bei geschlossenen Augen der Reihe nach alle Teile und Organsysteme Ihres Körpers bewusst wahr, vom Fuß bis zum Kopf, die linke Körperseite ebenso wie die rechte. Beobachten und spüren Sie, was von Augenblick zu Augenblick in Ihrem Körper geschieht, was gleich bleibt und was sich verändert, ohne bewusst darauf Einfluss zu nehmen und ohne ständig etwas Bedrohliches verhindern zu wollen. Je besser Sie darin geübt sind, desto leichter wird es Ihnen gelingen, sogar die Symptome einer Panikattacke innerlich distanziert und achtsam zu beobachten und mit treffenden Worten zu beschreiben, wie etwa: »Jetzt überfällt mich gerade eine Panikattacke. Ich beobachte alle Symptome ohne angstmachende Bewertung und beschreibe wie ein Wissenschaftler, was ich gerade erlebe: Mein Herz schlägt plötzlich

schneller und kräftiger als sonst. Meine Atemfrequenz nimmt zu. Ich kann vor Aufregung kaum richtig durchatmen. Mein Brustkorb fühlt sich beengt an. Mein Mund wird ganz trocken, meine Kehle schnürt sich zusammen. Eine Hitzewelle steigt vom Bauch zum Kopf auf. Jetzt setzt ein heftiges Schwindelgefühl ein, verbunden mit unangenehmer Übelkeit, es steigert sich bis zu einem Ohnmachtsgefühl. Ich stehe aber noch immer, fühle mich jedoch wackelig und unsicher auf den Beinen. Eigenartige Kribbelgefühle und ungewohnte Heiß-Kalt-Empfindungen breiten sich in meinem ganzen Körper aus. Ich schaue auf die Uhr, fünf Minuten sind bereits vergangen. Ich nehme wahr, wie meine Symptome langsam abnehmen. Ich fühle mich erschöpft, als wäre ich schwer krank. Ich halte mir vor Augen: Das war eben eine heftige Panikattacke, nichts sonst. Ich bin ganz stolz auf mich, dass ich vor einer Panikattacke nicht mehr davonlaufe und mich voll und ganz darauf einlassen kann, ohne dagegen anzukämpfen. Der Angstanfall ist deswegen schneller verschwunden als früher.«

- *Nehmen Sie alle Gedanken und Denkmuster achtsam wahr, ohne sie zu unterdrücken oder in positivere umzuformulieren.* Lassen Sie Ihre Gedanken und bildhaften Vorstellungen während einer Panikattacke kommen und gehen, ohne sich in Ihrem Verhalten dadurch einengen zu lassen, sodass Sie weiterhin das tun können, was Ihnen im Moment am wichtigsten ist. Lassen Sie Ihre Gedanken und Bilder dahinziehen wie die Wolken am Himmel, wie das Herbstlaub im Wind, wie das Treibholz im Fluss oder wie die Werbung im Fernsehen. Unterscheiden Sie zwischen Ihren Gedanken und der Wirklichkeit, um Ihren Körper nicht unnötig und vorschnell in eine Kampf-Flucht-Reaktion zu versetzen. Gehen Sie auf Distanz zu Ihren Gedanken, bildhaften Vorstellungen und Horrorszenarien. Ein Gedanke ist nur ein Gedanke. Eine Vorstellung ist nur eine Vorstellung. Eine Erinnerung ist nur eine Erinnerung. Es handelt sich dabei nicht um die Realität, nicht um eine aktuelle Bedrohung. Das eine sind Ihre körperlichen Empfindungen, das andere sind Ihre Gedanken dazu. Was Sie spüren, das spüren Sie, das ist wirklich da. Die Symptome einer Panikattacke sind nicht gefährlich, sie werden erst bedrohlich durch Ihre angstmachenden Bewertungen und Ihre »Was wäre, wenn …?«-Horrorvorstellungen.
- *Nehmen Sie alle auftretenden Gefühle achtsam wahr, ohne dagegen anzukämpfen.* Gefühle sind Botschaften; sie möchten uns etwas mitteilen. Unerkannt führen sie leicht zu Panikattacken, Dauerverspannung und psychosomatischen Störungen. Angst ist oft gar nicht die

Ursache der ersten Panikattacke, sondern erst die Reaktion darauf. Tatsächlich dominieren vorher häufig ganz andere Gefühle wie Ärger, Wut, Traurigkeit, Bedrücktheit, Enttäuschung, Verletztheit, Verbitterung, Verzweiflung, Schuldgefühle, Peinlichkeit, Ekel, Abscheu oder bestimmte Mischungen von Gefühlen wie Wut und Ärger einerseits und Ohnmacht und Hilflosigkeit andererseits, oft als »ohnmächtige Wut im Bauch« bezeichnet. Erkennen und akzeptieren Sie die zentralen Gefühle hinter Ihren Panikattacken. Welche Gefühle können bei Ihnen eine Panikattacke auslösen, abgesehen von Erwartungsängsten, das heißt Ängsten vor einer Panikattacke?

6. Gefürchtete Zustände provozieren: Lernen Sie einen besseren Umgang mit jenen Befindlichkeiten, die Sie am meisten fürchten.
Das Hervorrufen von Panikattacken statt ihrer Vermeidung ist der schnellste Weg zur Heilung. Man spricht von einer *paradoxen Strategie*, wenn Sie ganz bewusst das tun, was Sie eigentlich fürchten.

Ihre Panikattacken werden umso häufiger und stärker, je mehr Sie sich davor fürchten und je mehr Sie dagegen ankämpfen. Haben Sie die Einstellung: »Nur nicht daran denken, sonst geht es gleich los«? Dann sind Übungen zur Panikprovokation die beste Vorbereitung darauf, ähnlich wie Feuerwehrleute und Sanitäter regelmäßig für den Notfall üben. Zur Erleichterung sollte anfangs eine nahestehende Person für alle Fälle in der Nähe sein, die Ihnen Sicherheit, Vertrauen und auch den nötigen Mut zu derartigen Übungen gibt.

Folgende *Ratschläge* können hilfreich sein:

- *Stellen Sie sich bei geschlossenen Augen eine spontan auftretende Panikattacke im Zeitlupentempo vor.* Wie beginnt die Panikattacke, wie erreicht sie ihren Höhepunkt und wie flaut sie wieder ab? Setzen Sie bestimmte Gedanken, bildhafte Vorstellungen und Sätze ein, die eine Panikattacke in der Vergangenheit heraufbeschworen haben, etwa so: »Mir geht es gerade nicht gut. Könnte gleich eine schlimme Panikattacke auftreten? Mit Schwindel, Übelkeit und Herzrasen hat damals alles begonnen. Mir wird auch jetzt etwas schwindlig und übel. Mein Herz klopft schneller als sonst. Mir wird vom Bauch herauf ganz heiß. Mein Körper beginnt zu schwitzen. Mein Brustkorb schnürt sich zusammen. Ich bekomme kaum Luft. Meine Knie werden ganz weich. Ich fühle mich unsicher auf den Beinen. Gleich falle ich ohnmächtig um. Ein Herzinfarkt wäre das Ende meiner Lebensträume, und ich sehe meine Angehörigen nie wieder. Wenn ich vor lauter Aufregung durchdrehe, lande ich in der Psychiatrie. Dann ist mein Sozialprestige für immer dahin, auch wenn ich körperlich alles überlebe.« Vergegenwärtigen Sie sich dann auch, wie die Panikattacke von allein wieder abebbt und verschwindet. Mithilfe derartiger Übungen soll Ihr Gehirn lernen, dass Ihre Vorstellungen keine bedrohliche Realität, sondern nur schlimme Erinnerungen oder zukünftige Befürchtungen darstellen, weshalb momentan gar keine rettende Kampf-Flucht-Reaktion erforderlich ist.

- *Spielen Sie alle »Was wäre, wenn …?«-Vorstellungen in Zusammenhang mit einer Panikattacke bis zum gefürchteten Ende durch.* Typisch sind folgende *Horrorszenarien:* »Was wäre, wenn die nächste Panikattacke doch tödlich wäre?«, »Was wäre, wenn ich dadurch verrückt würde?«, »Was wäre, wenn ich dadurch unangenehm auffallen würde?« Welche Gedanken und Bilder kommen Ihnen in den Sinn? Sagen Sie sich danach: »Das sind nur Gedanken, Bilder und Vorstellungen, sie sind nicht die Realität. Wenn meine Befürchtungen wahr würden, wäre das schlimm für mich, aber das ist jetzt nicht so.«
- *Lösen Sie unter kontrollierten Bedingungen, das heißt in sicheren Situationen, gezielt und wiederholt panikähnliche Zustände aus.* Provozieren Sie Panikattacken auf jene Weise, wie Ihnen dies am leichtesten gelingt. Möglich wären z. B. diese Vorgehensweisen: Erinnern Sie sich an Ihre schlimmste Panikattacke oder stellen Sie sich die nächstmögliche Panikattacke vor. Beschäftigen Sie sich mit angstmachenden Gedanken oder halten Sie sich die Bedrohung Ihrer zentralen Grundbedürfnisse vor Augen. Fordern Sie Ihren Körper, sofern Ihre körperliche Gesundheit zuvor medizinisch abgeklärt wurde: Provozieren Sie Herzrasen und Blutdruckanstieg durch kräftige Bewegungen, wie etwa 30 Kniebeugen, 10 Liegestütze, Joggen, längeres Treppensteigen oder Bergaufgehen. Das ist das beste Training für Ihre Blutgefäße. Hyperventilieren Sie, sofern Sie bei körperlicher Gesundheit sind, eine Minute lang, indem Sie 45- bis 60-mal pro Minute durch den Mund ein- und ausatmen. Erzeugen Sie Atemnot, indem Sie die Luft so lange wie möglich anhalten oder in die Sauna gehen, wo es heiß und eng ist.

7. Sich selbst coachen: Führen Sie hilfreiche Selbstgespräche.

Innere Dialoge in Form von aufmunternden *Selbstinstruktionen* erleichtern Ihnen die Bewältigung von Panikattacken. Beim Sprechen ist immer unser menschliches Gehirn, unser Großhirn, aktiv. Unser Frontalhirn, speziell der präfrontale Kortex, der unser sichtbares Verhalten steuert, hemmt unser emotionales Gehirn, konkret unser limbisches System, vor allem unseren Mandelkern, der in Verbindung mit anderen Hirnregionen als Zentrum der Emotionen und damit auch der Angst gilt. Wir können unsere Gefühle nicht direkt beeinflussen, wir können jedoch mithilfe unserer Sprache indirekt darauf einwirken.

Wir können unsere Angstgefühle durch Sprechen mit uns selbst bzw. mit einer personifizierten Panikattacke »in den Griff bekommen« und auf diese Weise verarbeiten. Treten Sie in einen inneren Dialog mit der Panikattacke und sagen Sie zu ihr: »Komm her, fege über mich hinweg und lass mich dann wieder in Ruhe. Ich fürchte dich nicht mehr so wie früher, ich weiß jetzt, dass du mir nichts anhaben kannst.«

Formulieren Sie in aller Ruhe hilfreiche Sätze, die Sie sich dann später vor und während der Panikattacke immer wieder vorsagen wie ein Gedicht, um sich auf diese Weise selbst zu coachen. Halten Sie alle Selbstanweisungen und inneren Dialoge in Ihrem Angsttagebuch oder auf dem Memo Ihres Handys fest und verinnerlichen Sie sich diese Sätze so gut, dass Sie sie im Bedarfsfall rasch lesen, hören oder aus dem Gedächtnis abrufen können. Ermutigen Sie sich mit aufmunternden Worten und beruhigen Sie sich selbst so, wie Sie eine andere Person in belastenden Situationen aufbauen würden.

Hilfreich sind z. B. folgende *Selbstinstruktionen:*

- *Das ist nur eine Panikattacke, ich habe sie noch immer heil überstanden.* Das ist nur ein kräftiger Adrenalinstoß, er kann mir nichts anhaben. Das ist bereits meine x-te Panikattacke, ich kann sie nicht verhindern, aber ich kann sie schnell vorüberziehen lassen, wenn ich mich nicht mehr so stark wie früher davor fürchte und auch nicht mehr ständig gegen sie ankämpfe.
- *Eine Panikattacke wirkt sehr bedrohlich, sie ist aber nicht gefährlich.* Es handelt sich dabei um einen Fehlalarm aus den tieferen Schichten meines Gehirns, das bei vermeintlicher Gefahr ähnlich funktioniert wie bei allen Säugetieren. Mein Mandelkern im limbischen System hat wieder einmal vorschnell reagiert. Mein Stirnhirn, mein denkendes und planendes Gehirn, weiß: Es besteht keine reale Gefahr, sodass ich alles tun kann, was mir wichtig ist.
- *Eine Panikattacke ist eine akute Kampf-Flucht-Reaktion, ohne dass eine Bewegung erfolgt, das heißt eine Erstarrung.* Es ist ein Totstellreflex, ähnlich wie in der Tierwelt, der bei äußerer Bedrohung lebensrettend sein kann. Hier bei mir liegt aber gar keine reale Gefahr vor. Ich sollte mich daher jetzt keinesfalls schonen, sondern kräftig bewegen, um diese angst- und panikbedingte Erstarrung rasch zu durchbrechen.

- *Mein Herz ist gesund, mein Blutdruck und mein Puls sind aufgrund meiner Angst nur vorübergehend erhöht,* ähnlich wie beim Sport. Ich kann mich bewegen, ohne dass mir dabei etwas Schlimmes passiert. Ein beschleunigter Herzschlag und gelegentliches Herzstolpern sind, sofern keine Gefäßveränderungen vorliegen, völlig ungefährlich. Meine Schmerzen und Engegefühle im Brustkorb hängen mit meiner Verspannung und nicht mit meinem Herzen zusammen.
- *Meine Atmung ist in Ordnung, ich habe nur ein vorübergehendes Beklemmungsgefühl aufgrund meiner Anspannung und Aufregung.* Auch wenn ich gerade Atemnot verspüre, kann ich nicht ersticken. Wenn es mir jetzt möglich ist zu reden, zu singen oder sogar Sport zu betreiben, dann weiß ich, dass ich genug Luft bekomme und nur innerlich angespannt bin.
- *Mein Schwindelgefühl hängt mit der starken Verspannung meines ganzen Körpers zusammen.* Ich kann ohne jede Hilfe frei stehen und gehen und werde nicht umfallen. Ich kann nicht ohnmächtig werden, weil bei einer Panikattacke der Blutdruck ansteigt.
- *Mein Gefühl des Kontrollverlusts über meinen Verstand hat nichts mit einer beginnenden Schizophrenie zu tun.* Es handelt sich dabei um eine emotionale und nicht um eine geistige Verwirrung. Bei einer Panikattacke bleibe ich geistig völlig gesund, ich kann dabei nicht verrückt werden. Die akute Denkblockade hat auch nichts mit einem plötzlichen Schlaganfall oder einer frühzeitigen Demenz zu tun. Schizophrenie und Demenz treten nicht so plötzlich auf wie eine Panikattacke. Eine akute Panikattacke ist auch kein körperliches Symptom einer schweren Depression, die sich ebenfalls langsam und nicht binnen von Minuten entwickelt.
- *Ich gebe einer Panikattacke nicht mehr so viel Macht über mein Leben wie bisher.* Ich unternehme jetzt trotz Angst und Furcht alles, was ich mir vorgenommen habe. Ich treffe die Entscheidung, eine Panikattacke zuzulassen, ohne dagegen anzukämpfen. Ich möchte meine Ziele entsprechend meinen Grundbedürfnissen und Werten so rasch wie möglich erreichen, auch um den Preis einer Panikattacke. Ich akzeptiere voll und ganz, dass es mir kurzfristig körperlich und psychisch schlecht gehen mag, bald danach kann ich aber wieder all das tun und erleben, was mir wichtig ist.

8. Mental trainieren: Üben Sie erfolgreiches Handeln in der Vorstellung.

Neben inneren Selbstgesprächen ist vor allem auch das *Mentale Training* hilfreich. Sportlerinnen und Sportler spielen einen bevorstehenden Wettbewerb im Geist x-mal durch und stellen sich dabei möglichst bildhaft-lebendig vor, wie sie trotz möglicher Probleme erfolgreich handeln. Mithilfe des Mentalen Trainings können Sie Ihr *Kopfkino* mit seinen ständigen Angst- und Panik-Filmen von Horrorszenarien auf Erfolgsszenarien umstellen.

Folgende *Ratschläge* können hilfreich sein:

- *Stellen Sie sich eine Panikattacke wie eine Meereswelle vor,* mit der Sie so zurechtkommen können wie eine gute Schwimmerin oder ein Seemann mit seinem Schiff. Kämpfen Sie nicht dagegen an, sondern bewältigen Sie die Panikattacke in Form von drei Schritten: *Kommen-Lassen, Da-sein-Lassen und Gehen-Lassen.* Vergegenwärtigen Sie sich in der Vorstellung, wie die Panikattacke daherkommt, einen Höhepunkt erreicht und dann von allein wieder verschwindet, ohne dass Sie etwas unternehmen müssen.
- *Üben Sie in der Vorstellung,* wie Sie einerseits die Symptome einer Panikattacke bewusst wahrnehmen und sich andererseits weiter auf Ihre Ziele und Aufgaben konzentrieren. Auf diese Weise spalten Sie Ihre Person in einen beobachtenden und in einen handelnden Teil. Beschreiben Sie zuerst einmal alle auftretenden Symptome mit treffenden Worten, etwa so: »Mein Herz schlägt unangenehm kräftig und schnell. Mir wird heiß, ich beginne zu schwitzen. Mir wird plötzlich ganz schwindlig und übel. Mein Brustkorb fühlt sich beengt an, ich ringe nach Luft. Mein Körper ist ganz angespannt und beginnt an Armen und Beinen zu zittern.« Besinnen Sie sich dann trotz Ihrer Symptome auf das, was Sie aufgrund Ihrer Bedürfnisse, Werte und Ziele tun und erledigen möchten, und sagen Sie sich: »Ich weiß, das ist jetzt eine Panikattacke, sie ist in einigen Minuten vorbei, ohne dass ich etwas Bestimmtes dagegen unternehmen muss. Ich setze nach einer kurzen Erholungszeit meine bisherige Tätigkeit fort oder beginne mit dem, was ich mir vorgenommen habe.«

9. Sich mutig konfrontieren: Stellen Sie sich in der Realität allen gefürchteten Situationen, um positive Erfahrungen zu machen.

Um des Überlebens willen merkt sich unser Gehirn eine einzige negative Erfahrung besser als zehn positive Erfahrungen, auch wenn es sich bei einer Panikattacke nur um einen falschen Alarm gehandelt hat. Es ist verständlich, dass die Betroffenen im Laufe der Zeit immer mehr Situationen meiden, in denen erneut eine Panikattacke auftreten könnte, sei dies allein zu Hause oder auswärts zusammen mit anderen Menschen. Mit jedem einzelnen Vermeidungsverhalten wird dabei der falsche Eindruck bestätigt, dass man einer Panikattacke nur deshalb entkommen könnte, weil man ihr gezielt ausgewichen ist.

Folgende *Ratschläge* können hilfreich sein:

- *Stellen Sie sich voll Mut und Entschlossenheit allen Situationen, in denen Sie eine Panikattacke fürchten.* Sie entwickeln sonst im Laufe der Zeit möglicherweise auch noch eine *Agoraphobie* aufgrund der subjektiven Bedrohlichkeit einer Panikattacke, eine *Soziale Phobie* aufgrund von zunehmenden sozialen Bewertungsängsten, eine *Somatoforme Störung* oder eine *Hypochondrie* aufgrund von ständiger Verspannung oder eine *Depression* aufgrund von fehlenden positiven Erfahrungen in Situationen, die Sie gerne aufsuchen würden, wenn nicht die Angst vor einer Panikattacke Sie davon abhielte.
- *Provozieren Sie ganz bewusst eine Panikattacke in Situationen, in denen sie am wahrscheinlichsten auftritt.* Sie werden die überraschende Erfahrung machen: Entweder überfällt Sie gar keine Panikattacke oder sie ist nicht so schlimm, wie Sie vorher gefürchtet haben. Die Überlegung dahinter ist simpel: Wenn Sie eine Panikattacke nicht mehr so sehr fürchten wie bisher, hat sie ihre Macht über Sie verloren. Wenn Sie eventuell bereits an einer Agoraphobie, Sozialen Phobie oder Spezifischen Phobie leiden, sollten Sie versuchen herauszufinden, zu welchem Maße dies letztlich auf Ihre Angst vor einer Panikattacke zurückzuführen ist. Verliert Ihre Phobie an Macht und Stärke, wenn Sie Ihre körperliche und emotionale Befindlichkeit, die mit Ihrer Panikstörung einhergeht, nicht mehr so fürchten wie bisher?
- *Verzichten Sie im Laufe der Zeit auf alle möglichen Hilfsmittel.* Auf diese Weise stärken Sie das Gefühl der Selbstwirksamkeit, weil Sie alle Erfolgserlebnisse Ihrer eigenen Leistung zuschreiben. Schleichen Sie in Absprache mit Ihrem Arzt sukzessive alle wegen Panikattacken eingenommenen Medikamente aus, verzichten Sie ebenso auf alle alkoholischen Substanzen sowie pflanzlichen bzw. homöopathischen Präparate. Verzichten Sie auch auf alle sonstigen Tricks und »Krücken«, vor allem auch auf die anfangs von mir als Sofortmaßnahmen empfohlenen Hilfsmittel und Strategien.

10. Gefühle und Beziehungsprobleme bewältigen: Finden Sie Lösungen für die tiefergehenden Hintergründe Ihrer Ängste. Panikattacken sind oft wichtige *Botschaften* an die Betroffenen, die es zu enträtseln gilt. Sie stehen in Zusammenhang mit unbewältigten Gefühlen, unerfüllten Wünschen und ungelösten Problemen in Partnerschaft, Familie oder Beruf.

Folgende *Ratschläge* können hilfreich sein:

- *Klären Sie vorhandene Beziehungsprobleme mit Ihrer sozialen Umwelt.* Ihre Angst vor Panikattacken bringt vordergründig einen problematischen Umgang mit Ihrer eigenen Person zum Ausdruck. Solange Sie sich jedoch ständig nur mit sich selbst und Ihrem Körper beschäftigen, sind Sie von den Beziehungskonflikten, die Ihrer Panikstörung oft zugrunde liegen, völlig abgelenkt. Denken Sie einmal nach: Könnten Ihre Panikattacken eine *Konfliktumleitung* sein: von zwischenmenschlichen Problemen weg, hin zu Ihrem Körper? Angenommen, es geschieht ein Wunder und Ihre Panikattacken sind für immer verschwunden: Sind Sie dann mit Ihrer Lebenssituation zufrieden? Welche Grundbedürfnisse sind und bleiben unerfüllt? Was macht Sie unglücklich, auch wenn es Ihnen wegen ausbleibender Panikattacken nicht mehr so schlecht geht wie früher?
- *Erkennen und bewältigen Sie jene Gefühle, die »hinter« Ihrer Angst und Panik stehen.* Je mehr Sie von der Angst vor weiteren Panikattacken gepackt sind, desto weniger können Sie alle anderen Gefühle erkennen, die im Hintergrund vielleicht vorhanden sind. Was macht Sie traurig? Was hat Sie enttäuscht? Was ärgert Sie? Was löst »ohnmächtige Wut« aus? Eine *Erwartungsangst* ist immer nur die Angst vor etwas, das im Moment noch gar nicht da ist. Vor welchen Situationen und Gefühlen haben Sie Angst? Was wäre, wenn das, was Sie fürchten, Wirklichkeit wäre? Welche unerfüllten Wünsche und Bedürfnisse stehen hinter Ihren größten Ängsten?

Gesundes Vermeidungsverhalten beachten: Vermindern Sie reale Gesundheitsrisiken

Menschen mit Panikattacken fürchten sich oft vor dem Falschen, nämlich vor den medizinisch harmlosen Panikattacken, sie fürchten sich jedoch zu wenig davor, dass sie aufgrund eines oft *ungesunden Lebensstils* langfristig schwer krank werden können. Machen Sie sich bewusst: Der Ausschluss einer körperlichen Erkrankung bei Panikattacken bedeutet nur, dass Sie derzeit gesund sind. Das heißt keineswegs, dass dies auch in Zukunft so bleiben muss, wenn Sie sehr ungesund leben und ständig Raubbau an Ihrem Körper betreiben, vor allem wenn Sie zu wenig schlafen, sich falsch ernähren, zu wenig bewegen, sich kaum Ruhephasen gönnen, zu viel Alkohol, Kaffee oder Nikotin zu sich nehmen.

Haben Sie in der Vergangenheit ein Übermaß an Alkohol, illegalen Drogen, aufputschenden Getränken oder Zigaretten konsumiert? Könnte es sein, dass diese Substanzen die Panikattacken ausgelöst, verstärkt und aufrechterhalten haben? Sie müssen auf Genussmittel wie Alkohol oder Kaffee nicht gänzlich verzichten, wie dies manchmal empfohlen wird, sollten jedoch zukünftig mehr auf das rechte Maß achten. Vermeiden Sie bedenkliche *Lifestyle-Faktoren*, wie sie heutzutage weit verbreitet sind: falsche Ernährung mit Fast-Food-Produkten, hochkalorische Snacks statt gesundem Obst und Nüssen, zu wenig oder gar keine körperliche Aktivität, verkürzte Schlafenszeiten, ständige Hektik, stressiges Multitasking, fehlende Ruhephasen.

Achten Sie wie Spitzensportler auf die gesunde Mischung von körperlicher Belastung und Erholung und vermeiden Sie jede Selbstausbeutung, die Sie an den Rand der psychophysischen Erschöpfung führt, wo Panikattacken nur das Vorzeichen eines drohenden Burn-out-Syndroms sind. Verstehen Sie Panikattacken als *Frühwarnsignale* vor dem, was Sie zukünftig meiden sollten, wenn Sie nicht sehenden Auges einem Zusammenbruch entgegengehen möchten. Das Stichwort *Work-Life-Balance* gilt auch für Sie, selbst wenn viele Chefs in der heutigen Arbeitswelt dies als Reizwort ansehen und davon nichts wissen wollen.

Alles, was einen *ständig erhöhten Stresshormonpegel* bewirkt, ist nicht gesund. Das Dauerstresshormon Kortisol hilft uns, mit großen und unvermeidbaren Belastungen gut zurechtzukommen, schadet uns jedoch langfristig und führt zu körperlichen Erkrankungen, wenn wir aus vermeintlichem Zeitmangel auf Phasen der Regeneration, Muße und Erholung gänzlich verzichten. Welche Krankheiten in Ihrer Familie, wie etwa Depressionen, Diabetes mellitus, Herz-Kreislauf- oder Magen-Darm-Erkrankungen, könnten auch bei Ihnen durch zu viel Stress ausgelöst werden, wenn Sie nicht rechtzeitig gegensteuern, auch wenn Sie derzeit als gesund gelten?

Krank machendes Kontrollverhalten schrittweise abbauen: Verzichten Sie auf unnötige Kontrollen Ihres Körpers und Ihrer Gesundheit

Die subjektiv lebensbedrohliche Erfahrung von Panikattacken hat Spuren hinterlassen. Das Gefühl einer erhöhten körperlichen Bedrohtheit ist oft auch nach einer oder mehreren medizinischen Untersuchungen ohne krankheitswertigen Befund nicht gänzlich verschwunden. Verzichten Sie dennoch darauf, übermäßig oft zum Arzt zu gehen, ärztliche Notrufdienste zu kontaktieren oder weitere stationäre Aufenthalte zwecks intensiverer medizinischer Abklärung anlässlich der nächsten Panikattacken in Anspruch zu nehmen.

Bei anhaltenden, immer umfangreicheren medizinischen Untersuchungen beschreiten Sie den Weg in die *Hypochondrie*. Oder haben Sie bereits längst vor den Panikattacken unter belastenden Krankheitsängsten gelitten, sodass Sie vollständige oder unvollständige Panikattacken immer wieder als erneuten Anlass zu medizinischen Kontrolluntersuchungen betrachten? Vereinbaren Sie in diesem Fall mit Ihrem Arzt, dass weitere Untersuchungen zukünftig nur noch in medizinisch sinnvollen Zeitabständen erfolgen.

Bauen Sie durch Sport und regelmäßige körperliche Aktivität wieder ein gesundes Vertrauensverhältnis zu Ihrem Körper auf, statt mehrmals täglich Puls und Blutdruck zu messen, Angehörige ständig zu Ihrem Gesundheitszustand zu befragen und damit als »Reserveärzte« zu missbrauchen, sich Psychopharmaka verschreiben zu lassen, unnötig viele pflanzliche, homöopathische und sonstige Mittel einzunehmen, diverse Heiltees zu trinken sowie medizinisch nicht angezeigte Nahrungsergänzungsmittel und Vitamintabletten zu schlucken.

Verzichten Sie im Laufe der Zeit auf die Mitnahme und Einnahme von Beruhigungsmitteln (Tranquilizern) mit Wirkstoffen wie *Alprazolam* (Tafil, Xanor, Xanax), *Lorazepam* (Tavor, Temesta), *Bromazepam* (Lexotanil), *Diazepam* (Valium) oder *Oxazepam* (Praxiten, Adumbran).

Betrachten Sie die Einnahme eines Beruhigungsmittels so wie die Einnahme eines Schmerzmittels bei fönbedingten Kopfschmerzen: Wenn Ihnen das Medikament hilft, Ihre Aktivitäten fortzusetzen und Ihre Pläne auszuführen, wie etwa bei Flugangst aus Angst vor Panikattacken einen Flug zu buchen, dann rechtfertigt dieser »höhere Zweck« den vorübergehenden Einsatz eines Tranquilizers, der bei längerer, das heißt mehrmonatiger regelmäßiger Einnahme zu einer Abhängigkeit führen würde. Wenn Sie jedoch mithilfe des Beruhigungsmittels nur unangenehme Missempfindungen vermeiden oder minimieren wollen, ohne gleichzeitig das zu tun, was Ihnen wichtig ist, stehen Sie am Anfang eines chronischen Medikamentenmissbrauchs.

Krank machendes Vermeidungsverhalten sukzessive vermindern: Geben Sie jede ungesunde Schonhaltung auf

Menschen mit Panikattacken, die eine ungesunde Schonhaltung einnehmen, sind auf dem besten Weg in die *Hypochondrie*, falls sie nicht schon vorher leichtere krankheitsängstliche Tendenzen gezeigt haben. Zahlreiche Betroffene waren früher recht sportlich, haben sich dann jedoch aufgrund eines zunehmenden hypochondrischen Schon- und Vermeidungsverhaltens zu Couchpotatoes entwickelt und verbringen, falls sie im Laufe der Zeit auch noch eine *Agoraphobie* entwickelt haben, ihre Freizeit aus Angst vor allen möglichen vermeintlichen Bedrohungssituationen fast nur noch zu Hause.

Die Vermeidung von Panikattacken über den Weg der Umgehung jener Situationen, in denen sie auftreten könnten, engt Ihren Aktionsradius immer mehr ein und macht Sie zunehmend abhängig von Vertrauenspersonen und allen möglichen Hilfsmitteln. Das Motto sollte dagegen lauten: »Vermeiden Sie das Vermeiden, wenn dieses Sie nicht gesünder, sondern kränker macht.«

Nicht die Panikattacken an sich, sondern erst das Schon- und Vermeidungsverhalten bewirkt erhebliche Probleme in Partnerschaft, Familie und Beruf. Ohne Burn-out-Syndrom und ohne depressive Episode sollten Sie nach Panikattacken, sofern eine ernsthafte Erkrankung medizinisch ausgeschlossen wurde, bald wieder zur Arbeit gehen, statt längere Zeit im Krankenstand zu bleiben, weil dies nur unproduktives Grübeln und ängstliches Sich-Sorgen fördern würde. Wenn Sie schon zwei oder drei Wochen krankgeschrieben sind, sollten Sie in dieser Zeit alle früheren sozialen und körperlichen Aktivitäten ohne Schon- und Vermeidungsverhalten ausführen, um Ihr körperliches Selbstvertrauen zu stärken. Sie sollten auch Ihre Freizeit- und Urlaubspläne nicht ändern. Es gilt die Empfehlung: Wenn Sie aus medizinischer Sicht gesund sind, sollten Sie sich auch entsprechend gesund verhalten.

Menschen mit einer unbewältigten Panikstörung entwickeln im Laufe der Jahre oft eine *Somatoforme Störung*, vor allem eine Somatisierungsstörung, einen Somatoformen Schwindel oder eine Schmerzstörung, weil sie sich zu schonen begonnen haben und die Stresshormone nicht mehr durch heilsame körperliche Aktivität abgebaut werden. Im neuen Diagnoseschema ICD-11 werden alle Somatoformen Störungen unter dem Begriff »Somatische Belastungsstörung« zusammengefasst.

Zahlreiche Menschen mit Panikstörung betrachten sich nicht nur selbst weiterhin als reine Panikpatienten, sondern werden auch von zahlreichen Ärzten und Psychotherapeutinnen noch immer so diagnostiziert und behandelt, obwohl sie schon längst eine Somatoforme Störung – nicht selten in Verbindung mit hypochondrischen Tendenzen – aufweisen.

Bedenken Sie: Eine chronische Vermeidungshaltung, bei der Sie im Laufe der Zeit auf all das verzichten, was Ihnen im Leben bisher wichtig und wertvoll war, begünstigt die Entwicklung einer *Depression.*

Generalisierte Angststörung – in der Gegenwart handeln statt im Sich-Sorgen-Machen verharren

Menschen mit einer Generalisierten Angststörung sorgen sich um ähnliche Dinge und Themen wie psychisch gesunde Menschen. Da sie ihre Ängste jedoch nicht kontrollieren können, ist ihre ängstliche Besorgtheit zeitlich so intensiv und körperlich so belastend, dass sie darunter leiden und wegen ihrer Ängste und Sorgen viele Chancen des Lebens nicht wahrnehmen können.

Gesundes Verhalten ausbauen: Tun Sie trotz ängstlicher Besorgtheit das, was Ihnen wichtig ist

Im Folgenden werden die wichtigsten Strategien zum Ausbau gesunden Verhaltens bei generalisierten Ängsten in Form von zehn Schritten dargestellt.[33]

1. Ängste verstehen: Erkennen Sie in Ihren Ängsten die Bedrohung Ihrer Grundbedürfnisse.

Menschen mit einer Generalisierten Angststörung sorgen sich je nach Situation um alles Mögliche und beschäftigen sich in Form von permanenten »Was wäre, wenn ...?«-Horrorszenarien mit der Bedrohung aller fünf zentralen Grundbedürfnisse, je nach Person und Umständen allerdings in unterschiedlichem Ausmaß.

Geben Sie, wenn Sie an einer *Generalisierten Angststörung* leiden, durch Ankreuzen der zutreffenden Zahl an, in welchem Ausmaß die folgenden fünf Bedrohungsszenarien als Ursache, Auslöser oder Verstärker infrage kommen (0 = gar nicht, 1 = ein wenig, 2 = mäßig, 3 = stark, 4 = sehr stark).

Bedrohungsszenario	Ausmaß
Bedrohung des Körpers / des körperlichen Wohlbefindens	0 1 2 3 4
Bedrohung der sozialen/wirtschaftlichen Sicherheit	0 1 2 3 4
Bedrohung der Bindungen/Geborgenheit	0 1 2 3 4
Bedrohung des Selbstwerts/Sozialprestiges	0 1 2 3 4
Bedrohung der Kontrolle/Autonomie	0 1 2 3 4

Halten Sie in Ihrem *Angsttagebuch* alle angstrelevanten Gedanken, Vorstellungen, Gefühle und Erfahrungen fest. Erstellen Sie eine Liste Ihrer generalisierten Ängste, unkontrollierbaren Sorgen und Befürchtungen. Analysieren Sie mögliche Zusammenhänge zwischen Ihrer inneren Befindlichkeit bzw. äußeren Lebenssituation einerseits und Ihren Ängsten und Sorgen andererseits.

Folgende *Fragen* können hilfreich sein:

- Was sind gegenwärtig Ihre größten Befürchtungen und Sorgen? Bestehen Unterschiede gegenüber früheren Zeiten?
- Mit welchen »Was wäre, wenn …?«-Horrorszenenarien beschäftigen Sie sich derzeit am häufigsten?
- Welche Vermeidungsstrategien setzen Sie häufig ein, um täglich nicht so viel Angst haben zu müssen?
- Welche Kontroll- und Sicherheitsstrategien nutzen Sie, um Ihre Ängste und Sorgen besser »im Griff« zu haben?
- Welche Ursachen in Kindheit, Jugendzeit und Erwachsenenalter machen Sie für Ihre Generalisierte Angststörung verantwortlich?
- Welchen Einfluss haben gegenwärtig partnerschaftliche, familiäre, berufliche, soziale und private Faktoren auf die konkrete Ausformung Ihrer Generalisierten Angststörung?
- Welche Auswirkungen haben Ihre wichtigsten Einstellungen, Lebensregeln und Wertvorstellungen auf Ihre Ängste?
- Welche Merkmale Ihrer Persönlichkeit sind für die Entstehung und Aufrechterhaltung Ihrer Angststörung von Bedeutung?

Hinter jeder großen Angst und Sorge steht ein *starker Wunsch,* vor allem, dass es Ihnen und Ihren Lieben gut gehen und in der Welt alles nach Ihren Vorstellungen ablaufen möge. Auch wenn dies nur ein »frommer Wunsch« ist – er entspricht den fünf zentralen Grundbedürfnissen des Menschen und ist somit völlig normal.

Folgende *Ratschläge* können hilfreich sein:

- *Schreiben Sie Ihre größten Ängste und Sorgen auf ein Blatt Papier.* Halten Sie diese in der linken Spalte fest und formulieren Sie in der rechten Spalte Ihre Wünsche, die dahinterstehen. Ordnen Sie diese Wünsche dann so gut wie möglich den fünf zentralen Grundbedürfnissen zu (Gesundheit und körperliches Wohlbefinden, soziale und ökonomische Sicherheit, Bindung und Geborgenheit, Selbstwerterhöhung und Selbstwertsicherung, Autonomie und Kontrolle). Welche bedrohten Grundbedürfnisse stehen vorwiegend hinter Ihren größten Ängsten und Sorgen? Was sagt das über Sie aus? Was können Sie daraus lernen?

- *Teilen Sie Ihre Ängste und Sorgen in zwei Arten ein: in produktive und unproduktive Sorgen.* Produktive Sorgen drehen sich um reale, wahrscheinliche oder zumindest mögliche Probleme, für die Sie eine Lösung finden können und sollten. Unproduktive Sorgen (z. B. die Besorgtheit wegen eines möglichen Atomkriegs) kreisen um sehr unwahrscheinliche oder völlig unrealistische Probleme, zu deren Bewältigung Sie gegenwärtig überhaupt nichts tun können – außer ständig darüber nachzudenken. Diese zwei Sorgentypen erfordern später unterschiedliche Bewältigungsstrategien.

2. Denkmuster ändern: Entwickeln Sie hilfreichere Sichtweisen.

Diffuse Erwartungsängste oder ständig wechselnde konkrete Befürchtungen im Sinne von »Was wäre, wenn …?«-Horrorszenarien stellen die Grundlage einer Generalisierten Angststörung dar. Die Betroffenen können eine gewisse *Unsicherheit* und ein bleibendes *Restrisiko* in Bezug auf die Zukunft nur sehr schlecht tolerieren. Ihr ganzes Denken beschäftigt sich ständig mit potenziellen Gefahren, insbesondere mit der Bedrohung jener Grundbedürfnisse, die im Moment gerade im Vordergrund stehen. Es gibt zwar wechselnde Bedrohungsszenarien, in der Regel dominiert aber das Grundmuster der *Bedrohung von Bindung und Geborgenheit,* was nicht selten mit der Lebensgeschichte der Betroffenen zusammenhängt.

Seltene Katastrophen, wie etwa ein Flugzeugabsturz, ein Hochhausbrand, eine Krankheitsepidemie oder ein Selbstmordattentat, bei denen viele Menschen auf einmal ums Leben kommen, schockieren uns alle, vor allem jedoch Menschen mit einer Generalisierten Angststörung. Die Betroffenheit bei solchen Katastrophen ist viel größer als angesichts des täglichen Sterbens auf den Straßen und der vielen Todesfälle als Folge von Krankheiten, wie etwa Herzinfarkt, Schlaganfall oder Krebs. Was selten vorkommt und gleichzeitig relativ viele Menschen betrifft, erhält wesentlich mehr persönliche und mediale Aufmerksamkeit als das, was täglich passiert und wogegen wir schon abgestumpft sind.

Aufgrund der weltpolitischen Ereignisse und der in den Medien ausführlich berichteten Katastrophen und Anschläge, wie etwa Selbstmordattentate und Flugzeugabstürze, schränken viele generalisiert ängstliche Menschen ihren Aktionsradius erheblich ein, ähnlich wie Personen mit einer Agoraphobie. Mangels positiver Erfahrungen in Zusammenhang mit gefürchteten Situationen können die Erwartungsängste rasch ausufern, wodurch der Eindruck entsteht, dass nur durch rechtzeitiges Vermeiden nichts Schlimmes passiert ist.

Personen mit einer Generalisierten Angststörung haben eine *verzerrte Gefahrenwahrnehmung* mit starker Überbetonung des Restrisikos ganz bestimmter Situationen. Sie fürchten – ähnlich wie viele Flugphobiker – das Fliegen mehr als das Autofahren, obwohl sehr viel mehr Opfer im alltäglichen Straßenverkehr zu beklagen sind. Der Weg zum Flughafen sowie die Heimfahrt von dort ist viel gefährlicher als das Fliegen selbst. Sie überschätzen die Wahrscheinlichkeit von Gefahren, fixieren daher ihren Blick auf mögliche Bedrohungen und *Restrisiko-Szenarien* und übersehen alle beruhigenden Zeichen von Sicherheit. Sie halten sich an den bekannten Spruch, der Lenin zugeschrieben wird: »Vertrauen ist gut, Kontrolle ist besser.« Ihre negativen kognitiven Schemata sind vergleichbar einer Spezialbrille, mit der sie auf die Welt blicken und alle gegenwärtigen und zukünftigen Situationen als sehr bedrohlich einschätzen.

Krank macht auf Dauer die *unheilvolle Kombination von negativen Denkmustern* in Bezug auf die Welt, auf die Zukunft und auf sich selbst. Die negative Sicht der Welt und der Zukunft (»Die Welt ist bedrohlich und die Zukunft ist gefährlich«) geht einher mit einem negativen Selbstbild im Sinne eines *fehlenden Selbstwirksamkeitsglaubens* (»Ich kann nichts tun, um Bedrohungen abzuwehren bzw. erfolgreich zu bewältigen«). Das *zentrale Denkmuster* lautet: »Es wird mir oder meinen Lieben etwas Schlimmes passieren, und ich kann es nicht verhindern, aber auch nicht aufhören, darüber nachzudenken.«

Ständiges Sich-Sorgen-Machen ersetzt ein in vielen Fällen durchaus mögliches bedrohungsbezogenes Handeln und Vorbeugen. Die *Vorhersage von Katastrophen* – die vermeintlich einzige Form von Kontrolle – dient allein dem Zweck, nicht unerwartet davon überrascht zu werden, nach dem Motto: »Ich hab's doch gewusst.«

Folgende *Ratschläge* können hilfreich sein:

- *Vergegenwärtigen Sie sich die Probleme eines übermäßigen Restrisikodenkens.* Wenn Sie aus Angst vor unrealistischen Gefahren und nicht ausschließbaren Restrisiken nichts wagen und nichts an Ihrem Verhalten ändern, wird alles so bleiben wie bisher. Sie und Ihre Angehörigen werden dann auch zukünftig keine neuen Erfahrungen in durchaus gewünschten Situationen machen, weil Sie mehr die Probleme und Gefahren als die Chancen und Entwicklungsmöglichkeiten sehen. Wenn Sie als überängstliche Mutter Ihre Kinder vor Fehlern oder Schaden bewahren und entsprechend einschränken möchten, können sie nicht durch Versuch und Irrtum dazulernen, später vieles nicht ohne fremde Hilfe erledigen und kein Selbstvertrauen entwickeln.

- *Vermindern Sie Ihre Erwartungsängste in Bezug auf Dinge, die Sie eigentlich gerne tun oder erleben möchten, durch positive Erfahrungen.* Sagen Sie die Wahrscheinlichkeit in Prozent oder Promille voraus, mit der die befürchteten Ereignisse tatsächlich eintreten könnten. Entwickeln Sie aufgrund vertrauenswürdiger Quellen realistischere Risikoeinschätzungen oder überprüfen und entkräften Sie Ihre negativen Vorhersagen durch gegenteilige positive Erfahrungen als Folge Ihres entschlossenen Handelns trotz Ihrer Ängste. Ein gutes Beispiel für positive Erfahrungen trotz objektiv gegebener Risikofaktoren ist regelmäßiges Autofahren mit dessen Vorteilen. Nach 20 km müsste sich statistisch gesehen schon ein Unfall ereignet haben. Die erlebte und auch erwartete Bequemlichkeit motiviert mehr zum Autofahren als dass das relativ hohe Unfallrisiko davon abschreckt. Die Flugsicherheit war dagegen noch nie so hoch wie in der Gegenwart.
- *Vergegenwärtigen Sie sich alle in der Vergangenheit nicht eingetroffenen befürchteten Katastrophen.* Wie oft haben Sie sich unnötig gefürchtet und damit sich selbst und anderen Menschen das Leben schwergemacht? Was können Sie daraus lernen? Oder glauben Sie wirklich, dass Ihre Befürchtungen auf magische Weise eine Katastrophe verhindert haben? Dann wird Ihnen wohl spätestens jetzt bewusst, dass Sie negative Vorhersagen ganz bewusst machen in der Hoffnung, sie durch ständiges Sich-davor-Fürchten verhindern zu können. Das ist magisches Denken pur!
- *Entwickeln Sie eine bessere Toleranz von Unsicherheit und Restrisiko.* Leben Sie im Bewusstsein des bekannten Spruchs von Erich Kästner: »Das Leben ist immer lebensgefährlich.« Das Gefühl einer realistisch gesehen noch so unwahrscheinlichen Bedrohung können Sie nicht mithilfe von Restrisiko-Minimierungsversuchen beseitigen.
- *Lassen Sie sich von anderen, stärkeren oder gegensätzlichen Emotionen steuern, nicht von Ihrer Angst.* Akzeptieren Sie Ihre Ängste und Restrisiko-Befürchtungen und motivieren Sie sich durch hilfreiche (»adaptive«) Emotionen, die Sie zum Handeln statt zum ängstlichen Vermeiden anregen. Werden Sie aktiv – aus Neugier und Interesse,

bestimmte Erfahrungen unbedingt machen zu wollen, aus Zuversicht, eventuell auftretende Probleme bewältigen zu können, aus Liebe zu Ihren Angehörigen, denen Sie eine Freude statt eine Enttäuschung bereiten möchten, aus Ärger über sich selbst, dass Sie sich selbst bisher so eingeschränkt haben, wie Sie sich von einer anderen Person niemals einengen lassen würden.

- *Besinnen Sie sich nicht primär auf die Bedrohung, sondern vor allem auf die Befriedigung Ihrer wichtigsten Grundbedürfnisse.* Ständig wechselnde Ängste und Sorgen ohne konkrete Problemlösungsstrategien aktivieren nur unnötig Ihr Angst- und Stresssystem, das Sie mit Adrenalin, Noradrenalin und Kortisol überschwemmt. Aktivieren Sie vielmehr Ihr Belohnungssystem sowie Ihr Bindungssystem, wodurch eine große Menge des »Kick-Hormons« Dopamin und des Geborgenheitshormons Oxytocin ausgeschüttet werden, aber auch andere Botenstoffe wie das Wohlfühlhormon Serotonin – alles Gegenspieler der Stresshormone. Welche erfreulichen Aktivitäten stärken trotz ängstlicher Besorgtheit in wohltuender Weise Ihre sozialen Beziehungen, Ihr bedrohtes Selbstwertgefühl und Ihr beeinträchtigtes Kontroll- und Autonomiebedürfnis?
- *Zeigen Sie Mut zum Risiko und damit auch zu Fehlern.* Handeln Sie in der Zuversicht, eventuell auftretende Probleme bewältigen zu können und dadurch einen persönlichen Fortschritt sowie eine Bereicherung Ihres Lebens zu erreichen. Sehen Sie Fehler als Chance, daraus etwas Neues zu lernen, was ohne ein gewisses Wagnis nicht möglich ist. Das hilfreiche Gegenteil von Angst ist nicht Angstfreiheit, weil dies nur zu lebensgefährlicher Tollkühnheit führen würde, sondern *Mut*, trotz Angst das zu tun, was Ihnen aufgrund Ihrer Bedürfnisse und Werte wichtig ist, vor allem jedoch *Vertrauen* in Ihre Fähigkeiten und Lernmöglichkeiten.
- *Stellen Sie dem schlimmstmöglichen immer auch den bestmöglichen sowie den wahrscheinlichsten Ausgang eines gefürchteten Ereignisses gegenüber.* Lassen Sie sich von Ihren inneren Worst-Case-Szenarien nicht einschüchtern, sondern akzeptieren Sie diese als reine bildhafte Vorstellungen, die keineswegs die zukünftige Realität widerspiegeln müssen. Entwickeln Sie gleichzeitig auch alternative Zukunftsvorstellungen in Form des bestmöglichen sowie des wahrscheinlichsten Ausgangs. Spielen Sie das bestmögliche Ergebnis ebenso bildhaft durch wie das schlimmstmögliche. Konzentrieren Sie sich dann aber vor allem darauf, wie das wahrscheinlichste Ergebnis ausschauen könnte, bei dem durchaus verschiedene Probleme auftreten können, die Sie jedoch

mithilfe bestimmter Strategien erfolgreich zu bewältigen vermögen. Das hat nichts mit bloßem positiven Denken zu tun, sondern mit realitätsbezogenem Planen und Handeln.

- *Begrenzen Sie Ihr Verantwortungsgefühl, dann haben Sie auch keine unnötigen Schuldgefühle.* Neigen Sie schon im Vorfeld dazu, sich die Schuld zu geben, wenn bei Ihnen oder in Ihrem sozialen Umfeld einmal etwas schiefzugehen droht? *Schuldgefühle* können Sie sinnvollerweise nur dann haben, wenn Sie vorher die volle Verantwortung dafür übernommen haben, dass bestimmte Dinge unbedingt gutgehen müssen. Sobald Sie an sich den Anspruch stellen, gerade auch die schlimmsten Ereignisse vorhersehen, kontrollieren oder gar verhindern zu müssen, leiden Sie unter permanentem Stress und unkontrollierbaren Versagensängsten. Das Gefühl von *Verantwortung* impliziert das Gefühl von *Kontrolle,* was aber tatsächlich meist nur eine Illusion ist. Machen Sie sich bewusst, was Sie tatsächlich beeinflussen und kontrollieren können und was nicht. Übernehmen Sie durchaus tatkräftig die Verantwortung dafür, bekannte und real mögliche Probleme, Risiken oder Gefahren zu verringern, nicht jedoch für Dinge, die außerhalb Ihrer Macht und Kontrolle sind. Verbessern Sie, wenn Sie Angst vor einem Autounfall haben, Ihre Fahrtüchtigkeit und die Verkehrssicherheit Ihres Autos, statt sich beim Fahren andauernd vor einem schweren Unfall auf regennasser Straße zu fürchten. Das ständige Sich-Sorgen-Machen um Ereignisse und Situationen, die Sie derzeit weder vorhersehen noch ändern können, raubt Ihnen die Energie, sich ganz auf das Machbare in der Gegenwart zu konzentrieren.
- *Hinterfragen Sie die positiven Funktionen Ihrer Ängste und Sorgen.* Sie können Ihre ängstliche Besorgtheit so lange nicht ändern, als Sie diese als sinnvoll und positiv betrachten. Die Aussage, Ihre Ängste könnten für Sie auch von Vorteil sein, überrascht Sie vielleicht. Aber fragen Sie sich einmal: Gibt es für Sie einen Sinn in Ihrem ständigen Sich-Sorgen, trotz der damit verbundenen Belastungen? Möchten Sie sich dadurch auf mögliche Katastrophen vorbereiten, um nicht plötzlich davon überrascht zu werden, oder glauben Sie, diese im Sinne eines magischen Denkens abwehren zu können, nach dem Motto: »Das Schlechte tritt umso weniger auf, je mehr man es fürchtet?« Oder halten Sie sich aufgrund Ihrer ängstlichen Besorgtheit für einen besonders fürsorglichen Menschen? Bedenken Sie dabei jedoch: Untätiges Sich-Sorgen-Machen ist *kein* Zeichen von echter Fürsorge und Anteilnahme am Leben Ihrer Liebsten; es ist *kein* Beitrag zur konstruktiven Bewältigung möglicher Probleme und Gefahren; es erhöht *nicht* Ihre

Motivation zum Handeln; es schützt Sie *nicht* vor Enttäuschungen und bösen Überraschungen und verhindert *nicht* die von Ihnen gefürchteten negativen Ereignisse.

- *Hinterfragen Sie Ihre Horrorfantasien bezüglich der gefürchteten negativen Folgen Ihrer Ängste und Sorgen.* Machen Sie sich trotz gewisser positiver Funktionen Ihrer Ängste auch große Sorgen um die negativen Folgen Ihres andauernden Sich-Sorgen-Machens? Fürchten Sie etwa, aufgrund Ihrer Ängste ausgegrenzt, krank oder verrückt zu werden? Ja, es stimmt: Die ständige Aktivierung Ihres Angst- und Stresssystems durch Ihre ängstliche Besorgtheit ist langfristig nicht gesundheitsfördernd für Ihren Körper und Ihre Psyche. Sie werden deswegen jedoch sicher *nicht* verrückt (wohl aber zunehmend unkonzentriert), allein aus diesem Grund *nicht* schwer depressiv (wohl aber depressiv gestimmt), ohne zusätzliche organische Belastungsfaktoren *nicht* schwer herzkrank (wenngleich Ihr Herz aufgrund des Stresses zu hochtourig läuft) und ohne weitere Gründe *nicht* zum Außenseiter in der Gesellschaft (Sie bleiben für andere Menschen »nur« eine liebenswerte »Nervensäge«).
- *Hinterfragen Sie abergläubische Denkmuster.* Neigen Sie bei Unsicherheit und Restrisiko in Bezug auf die Zukunft zum *magischen Denken* als Problemlösungsstrategie? Dann machen Sie sich Folgendes bewusst: Etwas zu befürchten, erhöht *nicht* die Wahrscheinlichkeit, dass das Befürchtete nur deswegen passiert. Etwas zu erhoffen, vermindert *nicht* die Chance, dass das Gewünschte eintritt. Wenn im Leben alles besonders gut läuft, besteht *nicht* die Gefahr, dass deswegen bald eine riesige Katastrophe eintritt. Das Gute passiert *nicht* mit größerer Wahrscheinlichkeit, wenn Sie das Schlechte befürchten. Das Schlechte bleibt *nicht* deswegen aus, weil Sie es ständig fürchten.

3. Körperliche Befindlichkeit verbessern: Nutzen Sie Bewegung, Sport, Freizeitaktivitäten und Entspannung zum Stressabbau und zur Erhöhung des Wohlbefindens.

Viele Menschen mit einer Generalisierten Angststörung sind aufgrund ihres ständigen Sich-Sorgen-Machens völlig unfähig, sich zu entspannen. Es kommt zu körperlichen Verspannungen, bis hin zu chronischen Kopf- und Rückenschmerzen, belastenden Reizdarmproblemen und anhaltenden Schlafstörungen. Der normale, gesund erhaltende Wechsel zwischen Anspannung und Entspannung findet kaum noch statt. Das *vegetative Nervensystem* gerät aus dem Gleichgewicht. Die entspannende Wirkung des Vagusnervs geht mehr und mehr verloren, sodass der Körper fast ständig hochtourig läuft.

Folgende *Ratschläge* können hilfreich sein:

- *Setzen Sie einfache Entspannungsmethoden ein.* Nutzen Sie verschiedene *Atemübungen* wie die richtige Zwerchfellatmung (»Bauchatmung«) anstelle der flachen Brustatmung und die verlängerte Ausatmung (»Lippenbremsatmung«) anstelle der raschen und hektischen Atmung. Erlernen Sie mithilfe eines Kurses oder verschiedener CDs *Entspannungstechniken* wie Autogenes Training oder Progressive Muskelentspannung nach Jacobson. Oder setzen Sie die Technik der *Fantasiereisen* ein, bei der Sie sich an einen sicheren Ort Ihrer Träume oder wohltuender Erinnerungen »wegbeamen«.
- *Nutzen Sie komplexere körperzentrierte Methoden.* Profitieren Sie je nach persönlichen Vorlieben und ortsspezifischen Angeboten zusätzlich von umfassenderen Methoden (Yoga, Qigong, Tai-Chi, Achtsamkeitsbasierte Stressbewältigung nach Jon Kabat-Zinn).
- *Erlernen Sie eine Meditationsform, die zu Ihnen passt.* Die gesundheitsfördernde Wirkung von Meditation, etwa in Bezug auf Stressbewältigung oder Blutdrucksenkung, ist vielfach nachgewiesen worden.
- *Achten Sie auf regelmäßige körperliche Betätigung.* Nutzen Sie *Ausdauersportarten* wie Wandern, Walking, Joggen, Radfahren oder Schwimmen, aber auch andere körperliche Aktivitäten wie Gymnastik, Tanzen oder ein *Konditions- und Krafttraining* zu Hause oder im Fitnessstudio, um den inneren Stress abzubauen, den Körper zu stärken und eine natürliche Müdigkeit zu entwickeln. Bereits kürzere Spaziergänge an der frischen Luft oder längere Tätigkeiten im Haushalt oder Garten können Ihr ständiges untätiges Sich-Sorgen-Machen und dessen Folgen unterbrechen.
- *Gehen Sie wieder mehr Ihren Hobbys nach oder suchen Sie nach solchen.* Das Versunkensein in sinnvollen Freizeitbeschäftigungen und kreativen Betätigungen bewirkt ein *Flow-Gefühl,* ein Aufgehen im Tun, bei dem für Angst- und Sorgengedanken kein Platz mehr ist. Derartige erfüllende Tätigkeiten sind keine bloße Ablenkung von Ihren Ängsten, sie bleiben auch dann wertvoll und wichtig, wenn Sie phasenweise doch von Ihrer ängstlichen Besorgtheit heimgesucht werden. Im Wachzustand können Sie niemals nichts denken, Sie können jedoch bewusst wählen, womit Sie sich gedanklich beschäftigen möchten.

4. Aufmerksamkeit lenken: Konzentrieren Sie sich auf das, was im Moment hilfreich und wichtig ist.

Bei psychischen Störungen ist man in Form von endlosem *Grübeln* mental ständig in der Vergangenheit, wie dies bei depressiven oder traumatisierten Personen der Fall ist, oder in Form von *Befürchtungen* und *Sich-Sorgen-Machen* geistig ständig in der Zukunft, wie dies auf Menschen mit Angststörungen zutrifft. Das Leben von Personen mit einer Generalisierten Angststörung spielt sich mehr im Kopf als in der Realität ab. Ein derartiges mentales *Multitasking* führt zu erheblichen Aufmerksamkeits- und Konzentrationsstörungen in Bezug auf die aktuelle Situation. Gute Konzentration setzt dagegen ein *Monotasking* voraus, eine Einengung der Aufmerksamkeit auf einen ganz bestimmten Sachverhalt, bei Ausblendung aller anderen Dinge.

Anhaltendes Sich-Sorgen-Machen über eine zukünftig mögliche Bedrohung der eigenen Person oder der Angehörigen, ohne dass es eine konkrete Aktion oder zumindest Handlungsbereitschaft in der Gegenwart gibt, ist eine Art *Ersatzhandlung*, ein missglückter Problemlösungsversuch durch unproduktives Nachdenken, eine passive und untätige Aufmerksamkeitseinengung auf jene »Was wäre, wenn …?«-Horrorszenarien in naher oder ferner Zukunft, die man gegenwärtig weder verhindern noch vermindern kann.

Richten Sie Ihren Blick vielmehr auf die Chancen und Möglichkeiten in der Gegenwart statt auf die unvorhersehbaren Dinge und unkontrollierbaren Restrisiken in der Zukunft.

Folgende *Ratschläge* können hilfreich sein:

- *Beschäftigen Sie sich mit produktiven statt unproduktiven Sorgen. Produktive Sorgen* (z. B. »Was mache ich, wenn ich unerwartet arbeitslos werde?«, »Was tue ich, wenn das Geld knapp wird?«) sind Sorgen in Bezug auf reale oder mögliche Probleme, auf die man sich schon in der Gegenwart mithilfe konkreter Bewältigungsstrategien vorbereiten kann. *Unproduktive Sorgen* (z. B. »Was mache ich, wenn ein Atomkraftwerk explodiert?«, »Wie kann ich verhindern, dass mein Partner durch einen schweren Autounfall ums Leben kommt?«) sind Sorgen in Bezug auf unrealistische und höchst unwahrscheinliche, aber dennoch nicht völlig ausschließbare Probleme, für die es überhaupt keine oder zumindest derzeit keine Lösungsmöglichkeiten gibt. Halten Sie sich vor Augen: Sie haben schon oft bewiesen, dass Sie konkrete Probleme erfolgreich bewältigen können, wenn es darauf angekommen ist. Akzeptieren Sie den Umstand, dass Sie sich schwerer tun als andere Menschen, mit Unsicherheit und Ungewissheit angesichts der grundsätzlich ungewissen Zukunft sowie mit der daraus resultierenden Hilflosigkeit zu leben. Halten Sie sich an das bekannte *Gelassenheitsgebet,* das auch dann hilfreich ist, wenn Sie nicht gläubig sind: »Gott, gib mir die Gelassenheit, die Dinge hinzunehmen, die ich nicht ändern kann, den Mut, die Dinge zu ändern, die ich ändern kann, und die Weisheit, das eine vom anderen zu unterscheiden.«

- *Konzentrieren Sie sich voller Energie und mit Begeisterung auf das, was Sie auf der Basis Ihrer Werte und Bedürfnisse im Hier und Jetzt ganz konkret tun können und erreichen möchten.* Lenken Sie Ihre Aufmerksamkeit auf jene Aspekte des Lebens, die Sie momentan beeinflussen können, statt sich ständig mit der Ungewissheit der Zukunft und diversen »Was wäre, wenn …?«-Bedrohungsszenarien zu beschäftigen, die Sie gegenwärtig weder detailliert wissen noch konkret verhindern können. Auf diese Weise schaffen Sie in der Gegenwart die besten Voraussetzungen für eine gute Zukunft, soweit dies möglich ist. Treffen Sie die Entscheidung, dass Ihnen ein Leben auf der Basis Ihrer Werte wichtiger ist als ein Leben ohne Angst, die durch den bloßen Gedanken an ein unkontrollierbares Restrisiko jederzeit sofort ausgelöst werden kann. Halten Sie sich an den weisen Spruch: »Lebe jeden Tag so, als ob er dein letzter wäre« – und das jeden Tag des ganzen weiteren Lebens! Sie haben jeweils nur den heutigen Tag, um das Beste aus Ihrem Leben zu machen und ein befriedigendes und sinnerfülltes Dasein führen zu können. Die Vergangenheit ist schon vorbei, die Zukunft ist noch nicht da. Richten Sie Ihre Problemlösungsstrategien voll und ganz darauf aus, was Sie in der Gegenwart konkret unternehmen können, um bevorstehende reale Probleme zu bewältigen oder zukünftige mögliche Bedrohungen zu vermindern, statt sich vor etwas zu fürchten, das Sie – wie Verlusterlebnisse, Krankheit, Sterben, Tod und Vergänglichkeit – nicht verhindern können. Wenn Sie im Hier und Jetzt absolut nichts tun können, Sie sich aber dennoch permanent mit der Zukunft beschäftigen, ist das ständige Sich-Sorgen-Machen zu einer unproduktiven und destruktiven *Ersatzhandlung* ausgeufert.

5. Achtsamkeit üben, Akzeptanz fördern: Lassen Sie Ihre Körperempfindungen, Gedanken, Vorstellungen und Gefühle ohne Bewertung achtsam zu, statt ständig dagegen anzukämpfen.

Achtsamkeit nach Jon Kabat-Zinn, dem Begründer der Achtsamkeitsbasierten Stressreduktion, ist eine besondere Form der Aufmerksamkeitslenkung, die Sie in Form eines Acht-Wochen-Kurses erlernen können, notfalls auch mithilfe von guten CDs. Die Aufmerksamkeit ist dabei absichtsvoll und nicht wertend auf das bewusste Erleben des aktuellen Augenblicks gerichtet. *Akzeptanz* als Annehmen von allem, was momentan da ist, ohne sich in einen ständigen Kampf gegen Ihre Ängste zu verstricken, ist ein wichtiger Aspekt von Achtsamkeit und hat nichts mit Resignation zu tun.

Die *Gleichsetzung von bildhafter Vorstellung und realer Bedrohung* löst im emotionalen Gehirn, konkret im limbischen System mit dem Mandelkern als Zentrum von Angst und Furcht, sofort eine Kampf-Flucht-Reaktion mit zahlreichen körperlichen Symptomen wie bei realer Gefahr aus, bis hin zu panikartigen Reaktionen. Sobald Sie Ihre Gedanken, Vorstellungen und Gefühle im Sinne der bereits erwähnten *Achtsamkeitstherapie* nach Jon Kabat-Zinn aus einer *distanzierten Beobachterposition* betrachten können, haben diese ihre Macht über Sie verloren.

Folgende *Ratschläge* können hilfreich sein:

- *Lassen Sie Ihre Gedanken, inneren Bilder und Vorstellungen zu, ohne dagegen anzukämpfen.* Sagen Sie sich immer wieder: »Meine Gedanken sind nur Gedanken, meine inneren Bilder sind nur innere Bilder, meine Vorstellungen sind nur Vorstellungen, sie sind nicht die Wirklichkeit. Es wäre sehr schlimm, wenn tatsächlich genau das passieren würde, was ich fürchte, aber es sind jetzt nur Gedanken und Vorstellungen, die mich ängstigen und beunruhigen.«
- *Lassen Sie Ihre Ängste und »Was wäre, wenn …?«-Befürchtungen vor Ihrem inneren Auge vorbeiziehen.* Üben Sie das Kommen- und Gehen-Lassen Ihrer Ängste und Sorgen, etwa so: Alles, was kommt, zieht vorbei wie die Wolken am Himmel, wie das Treibholz im Fluss, wie ein Gewittersturm oder wie die Fernsehwerbung. Steigen Sie in Ihre Angst-und-Sorgen-Filme nicht so ein, als wären sie die momentane Realität, sondern betrachten Sie alle Szenen von außen aus einer gewissen Distanz, wie einen Film oder wie Werbespots vom Fernsehsessel aus.
- *Gehen Sie auf Distanz zu Ihren Gedanken und Vorstellungen.* Sie müssen nicht immer positiv denken und auch nicht alle negativen Gedanken durch positivere oder realitätsgerechtere ersetzen. Akzeptieren Sie einfach, dass Sie in Angstsituationen nicht rational denken können, sondern von Ihren Gefühlen und Horrorvorstellungen überschwemmt werden. Es ist für Ihre Handlungsfähigkeit völlig ausreichend, wenn Sie schlimme Erinnerungen an frühere Zeiten als vergangen wahrnehmen und zulassen und zu allen zukunftsbezogenen »Was wäre, wenn …?«-Katastrophenszenarien auf kritische Distanz gehen können.

6. Gefürchtete Zustände provozieren: Lernen Sie einen besseren Umgang mit jenen Befindlichkeiten, die Sie am meisten fürchten. Unser Alarmsystem, das vom Mandelkern im limbischen System ausgeht, arbeitet in Form von bildhaften Erinnerungen und lebendig-plastischen Vorstellungen von bestimmten Gefahrensituationen, unser spezifisch menschliches Gehirn, der präfrontale Kortex, dagegen mit den Mitteln der Sprache, des Nachdenkens und konkreten Planens.

Menschen mit einer Generalisierten Angststörung fürchten sich wegen der damit verbundenen emotionalen und körperlichen Belastungen vor ihren eigenen bildhaften Vorstellungen von bestimmten unangenehmen Situationen und versuchen daher, diese angstmachenden inneren Bilder zu vermeiden oder zu unterdrücken. Die Betroffenen möchten ihre bildhaften Horrorvorstellungen von unwahrscheinlichen, aber dennoch nicht völlig auszuschließenden Ereignissen, die bis zu Panikattacken führen können, durch weniger ängstigendes, rein gedankliches Sich-Sorgen-Machen entschärfen.

Die Betroffenen befinden sich in einem Dilemma: Sie neigen einerseits dazu, sich schreckliche Worst-Case-Szenarien vorzustellen, können diese aber andererseits wegen für sie unerträglicher Angst- und Panikzustände nicht zulassen. Sie stoppen ihr »Kopfkino« kurz vor der Katastrophe und unterdrücken alle negativen Bilder, was viel Kraft kostet und weitere Energie bindet, statt den inneren Angst-und-Sorgen-Film bis zum Ende weiterlaufen zu lassen und alle Bilder ohne ständigen Kampf dagegen einfach nur als reine Bilder zu akzeptieren und vorbeiziehen zu lassen.

Folgende *Ratschläge* können hilfreich sein:

- *Nutzen Sie die Methode der Sorgen-Konfrontation zur besseren Bewältigung Ihrer Ängste und Sorgen um andere Menschen oder die Umwelt.* Schreiben Sie für jede »Was wäre, wenn ...?«-Sorge ein detailliertes *Drehbuch* und stellen Sie sich alles, was Sie fürchten, möglichst konkret bis zum schlimmstmöglichen Ausgang vor. Typische *Beispiele* sind: der Verlust des Arbeitsplatzes, eine schwere Krankheit, ein Todesfall in der Familie, ein tragisches Ereignis mit einem Elternteil, dem Partner oder einem Kind, ein Wohnungseinbruch, eine schlimme Enttäuschung und alles andere, das Sie gerade bewegt. Stellen Sie sich danach auch möglichst anschaulich vor, wie Ihr Leben trotzdem sinnvoll weitergehen könnte. Diese Übung soll Ihnen Folgendes ermöglichen: Entweder Sie können aus eigener Kraft die jeweiligen Horrorszenarien als unwahrscheinliche, aber dennoch nicht sicher ausschließbare Ereignisse besser als bisher akzeptieren lernen, oder

Ihnen wird bewusst, wie gravierend Ihre Ängste sind und dass Sie allein mit ihnen nicht zurechtkommen können. Dann sollten Sie sich Hilfe suchen und in Psychotherapie gehen, um sich mit den hinter Ihren Ängsten liegenden Problemen unter fachlicher Anleitung auseinanderzusetzen.

- *Nutzen Sie die Sorgen-Konfrontation zum besseren Umgang mit den Ängsten und Sorgen um Ihre eigene Person.* Spielen Sie die ängstliche Besorgtheit um Ihr eigenes Wohlergehen bis zum Ende durch und finden Sie dabei heraus, was Sie letztlich fürchten. Welche zentralen *Grundbedürfnisse* Ihres Lebens sind bei Ihren Horrorszenarien bedroht? Lernen Sie zu akzeptieren, dass Sie bestimmte Restrisiken – wie etwa schwere Erkrankung, bleibende Behinderung, zu frühen eigenen Tod, folgenreiche Fehler – zum gegenwärtigen Zeitpunkt nicht verhindern können, und konzentrieren Sie sich vielmehr voll und ganz auf das, was Sie derzeit tun können, um zukünftig mehr vom Leben zu haben als bisher. Je mehr Sie Ihre Ohnmacht gegenüber einem Restrisiko radikal akzeptieren, desto schneller und besser können Sie sich auf das gegenwärtig Machbare konzentrieren.

7. Sich selbst coachen: Führen Sie hilfreiche Selbstgespräche.
Unterscheiden Sie zwischen Ihrer ängstlichen Besorgtheit und Ihrem sichtbaren Verhalten. Sie können auch in ängstlich-besorgtem Zustand erfolgreich handeln. Geben Sie sich trotz Ihrer Ängste und Sorgen positiv formulierte, zielorientierte Handlungsanweisungen in Form von *Selbstinstruktionen*, die Ihre Aufmerksamkeit auf das lenken, was Sie konkret tun und erreichen möchten.

Folgende *Ratschläge* können hilfreich sein:

- *Coachen Sie sich selbst so, wie wenn Sie eine andere Person coachen würden.* Ermutigen Sie sich in einer Weise, wie Sie ein Kind aufbauen würden. Führen Sie konstruktive statt destruktive innere Dialoge, indem Sie sich immer wieder mit motivierenden Worten innerlich vorsagen, was genau Sie angesichts gefürchteter Situationen tun sollen und unternehmen wollen. Mithilfe der Sprache gewinnt Ihr steuerndes Gehirn, Ihr präfrontaler Kortex, der den Menschen besonders auszeichnet, bald die Oberhand über Ihren Mandelkern im limbischen System, Ihrem archaischen Gehirn.
- *Formulieren Sie Ihre Ängste und Sorgen in treffenden Worten und machen Sie sich gleichzeitig auch Ihre Bedürfnisse, Wünsche und Ziele bewusst.* Coachen Sie sich mit Sätzen wie: »Ich spüre meine Sorge, übermorgen einen schweren Fehler zu begehen. Ich entscheide mich aber

trotzdem dafür, übermorgen das zu tun, was mir wichtig ist«, »Ich habe große Angst, dass mein Sohn mit dem Motorrad einen Unfall haben könnte. Ich gönne ihm aber das Erlebnis, mit seinen Freunden einen tollen Ausflug zu machen«, »Ich habe die Befürchtung, dass meine kleine Tochter auf dem Spielplatz von einem Klettergerät herunterfallen könnte. Ich möchte jedoch ihre Geschicklichkeit fördern und lasse sie daher hinaufklettern, während ich sie aus der Nähe beobachte«, »Ich mache mir Sorgen, dass mein Mann bei der kommenden Weihnachtsfeier in der Firma unter Alkoholeinfluss anderen Frauen zu nahekommen könnte. Ich wünsche ihm aber dennoch eine schöne Feier im Kreis seiner Arbeitskolleginnen und -kollegen.«

- *Führen Sie angesichts bestimmter Ängste und Sorgen konstruktive Selbstgespräche.* Leiten Sie sich in bestimmten Situationen selbst an, wie Sie, anstatt in die Vermeidung zu gehen, zu flüchten oder zu resignieren, idealerweise handeln möchten, auch wenn Ihnen dies nicht immer gleich auf Anhieb gelingt, etwa folgendermaßen: »Ich gehe zunächst einmal so vor, wie es am ehesten funktionieren könnte; wenn es so nicht klappt, überlege ich mir, was ich sonst noch tun könnte, bevor ich aufgebe«, »Wenn ich Angst habe zu versagen, erinnere ich mich daran, was ich im Leben bisher schon erfolgreich geschafft habe«, »Ich weiß, ich denke anfangs immer negativ, aber dann erledige ich doch alles ganz gut«, »Wenn ich eine Aufgabenstellung trotz besten Bemühens nicht schaffe, bitte ich eine Vertrauensperson um Unterstützung, statt dies als persönliche Schwäche anzusehen und gleich zu resignieren«, »Wenn mir eine Sache große Angst macht, vergegenwärtige ich mir Personen, die mir Sicherheit und Geborgenheit geben.«
- *Führen Sie einen konstruktiven Dialog zwischen zwei widerstreitenden Teilbereichen in Ihrer Person.* Führen Sie einen inneren Dialog zwischen Ihrem ängstlichen und Ihrem mutigen Teil. Formulieren Sie aus der Sicht Ihres ängstlichen Teils – als innerer Sorgenmacher, als wohlmeinende Katastrophenverhinderin – Ihre größten Ängste und Sorgen, was im schlimmsten Fall passieren könnte. Sprechen Sie dann in der Rolle Ihres mutigen und zuversichtlichen Teils mit Ihrem ängstlich-besorgten Teil, um ihn zu beruhigen. Der Dialog könnte so enden: »Mein ängstlicher Teil und mein mutiger Teil sind ein gutes Team: Meine Ängste und Sorgen einerseits und meine Fähigkeiten und meine Zuversicht andererseits ergänzen sich gegenseitig und machen mich maximal erfolgreich, jenseits von tollkühner Überforderung und ängstlicher Unterforderung.«

8. Mental trainieren: Üben Sie erfolgreiches Handeln in der Vorstellung.
Mentales Training erlaubt Ihnen, wie Spitzensportler und viele andere Personen, die mit unerwarteten und bedrohlichen Situationen zurechtkommen müssen, mögliche Probleme und deren Bewältigung in der Vorstellung vorwegzunehmen. *Die Visualisierung von Erfolgserlebnissen* trotz Ängsten und Sorgen unterstützt Ihr verbales Selbstcoaching nach dem Motto: »Ein Bild sagt mehr als tausend Worte« und überlagert Ihre negativen Vorstellungsbilder.

Folgende *Ratschläge* können hilfreich sein:

- *Stellen Sie sich den erfolgreichen Ausgang gefürchteter Situationen bildhaft-lebendig und konkret-detailliert vor.* Vergegenwärtigen Sie sich Ihren Erfolg in der Zukunft. Lassen Sie Ihre Ängste und Sorgen um andere Menschen sowie die damit verbundenen Worst-Case-Szenarien als grundsätzlich mögliche Ereignisse zu, konzentrieren Sie sich dann jedoch vor allem darauf, Wege zu einem guten oder zumindest akzeptablen Ausgang zu finden. Sie können an ein gutes Ende umso eher glauben, je besser Sie dieses bereits zuvor imaginiert haben. Darin besteht die *Macht positiver Bilder:* Sie können in der Realität leichter an das glauben, was Sie bereits in der Vorstellung für möglich gehalten haben. Die positiven Visionen sollen dabei realistisch, das heißt erreichbar, sein.
- *Visualisieren Sie realistische Problemszenarien mit konkreten Lösungsmöglichkeiten anstelle von destruktiven Horrorszenarien.* Stellen Sie sich eine gefürchtete Situation möglichst bildhaft vor: Worum geht es dabei? Was möchten Sie erreichen? Welche Probleme können dabei auftreten? Welche Fehler könnten Sie begehen? Welche Möglichkeiten, erfolgreich zu handeln, gibt es grundsätzlich? Stellen Sie sich den erfolgreichen Ausgang der Aufgabenstellung genauso bildhaft-lebendig vor wie die möglichen Probleme und Schwierigkeiten, die es dabei durchaus geben könnte. Finden Sie mental mindestens drei verschiedene Wege zur erfolgreichen Bewältigung der Situation bzw. Aufgabenstellung.
- *Visualisieren Sie einen akzeptablen Ausgang einer gefürchteten Situation, auch wenn Sie keinerlei Einfluss darauf haben, dass es tatsächlich gut ausgeht.* Sie müssen nicht immer positiv denken und haben auch nicht immer ausreichend Einfluss auf den Lauf der Dinge. Zur Befindlichkeitsverbesserung reichen oft schon Vorstellungen nach dem Motto: »Wir sind noch einmal davongekommen.« Wenn es schon kein »Happy End« gibt, wie könnte das Leben nach befürchteten oder

tatsächlich eingetroffenen vermeintlichen Katastrophen – wie dem Nicht-Bestehen einer wichtigen Prüfung, dem Verlust des Arbeitsplatzes oder dem Ende der Partnerschaft – weitergehen? Welche Ängste und Sorgen könnten sich bewahrheiten, stellen aber nicht jenen »Weltuntergang« dar, den Sie vorher befürchtet haben? Womit könnten Sie leben, wenn weder das Bestmögliche noch das Schlimmstmögliche eingetreten ist? Dazwischen liegen genau jene Möglichkeiten, die im Leben am ehesten eintreten.

9. Sich mutig konfrontieren: Stellen Sie sich in der Realität allen gefürchteten Situationen, um positive Erfahrungen zu machen.
Lassen Sie sich nach einer mentalen Auseinandersetzung mit der gefürchteten Situation anschließend auch auf eine *reale Konfrontationstherapie* ein, um in Ihrem Gehirn neue Erfolgsszenarien abzuspeichern. Eingefahrene Denkmuster, wie etwa: »Ich muss in der Familie über alles informiert sein und daher ständig nachfragen, um auf diese Weise ein schlimmes Unheil verhindern zu können«, kann man nicht einfach durch »Umdenken« ändern. Starke Gefühle wie Angst, Furcht und Panik lassen sich nicht mithilfe von überzeugenden Vernunftargumenten wegdiskutieren oder durch Restrisikoanalysen überwinden, sondern nur durch positive Erfahrungen in vormals ängstigenden Situationen bewältigen.

Lernen Sie, Unsicherheit und Ungewissheit besser zu ertragen und die Angst vor dem Neuen zu überwinden, indem Sie *Verhaltensexperimente* wagen. Halten Sie alle Aufgaben und Erkenntnisse in Ihrem Angsttagebuch fest, um so Ihre Erfolgserlebnisse, die Sie trotz Angst und Unwohlsein hatten, zu dokumentieren.

Folgende *Ratschläge* können hilfreich sein:

- *Überprüfen Sie Ihre schlimmsten Befürchtungen.* Beschreiben Sie möglichst genau Ihre Vorstellung von dem, was im schlimmsten Fall passieren wird, und überprüfen Sie hinterher, was davon tatsächlich eingetroffen ist.
- *Wagen Sie etwas Neues.* Unternehmen Sie einmal etwas, worauf Sie schon seit langem Lust haben, was Sie bisher jedoch aus Angst vor dem Ungewissen noch nicht gemacht haben.
- *Handeln Sie spontaner als bisher.* Unternehmen Sie verschiedene Aktivitäten völlig spontan, ohne sich vorher darüber bis ins kleinste Detail zu informieren. Machen Sie ohne Vorbereitung eine kleine Reise, einen Einkauf im Supermarkt oder einen Besuch in einem Restaurant oder Café, in dem Sie noch nie waren.

- *Vertrauen Sie auf die Richtigkeit Ihrer Handlungen.* Erledigen Sie bestimmte Arbeiten zu Hause oder in der Firma, ohne mehrfach nachzukontrollieren, und stärken Sie auf diese Weise das Vertrauen in Ihr Handeln und Ihre Kompetenz.
- *Treffen Sie öfter Entscheidungen »aus dem Bauch heraus«.* Verlassen Sie sich mehr auf Ihr »Bauchgefühl«, zumindest wenn es um eher harmlose Angelegenheiten geht, etwa in punkto Kleidung oder bestimmter Einkäufe, statt vorher Ihre Partnerin oder Ihren Partner zu fragen. Viele Kaufentscheidungen sind trotz aller vorherigen rationalen Analysen letztlich emotional bedingte Entscheidungen, was die Werbung geschickt zu nutzen weiß.
- *Verzichten Sie auf unerwünschte Kontrollen Ihrer Angehörigen.* Lassen Sie alle Familienmitglieder öfter fortgehen, ohne sie vorher darauf hinzuweisen, worauf sie achten sollen, damit sie nichts vergessen bzw. damit nichts Schlimmes passiert.
- *Trauen Sie Ihrem Kind mehr zu.* Lassen Sie als Elternteil Ihr Kind in altersspezifischer Weise manchmal etwas ausprobieren, damit es durch eigene Erfahrungen dazulernen kann, statt weiterhin ungebeten Anleitungen zu geben, wie es bestimmte Aufgabenstellungen am besten bewältigen kann.

10. Gefühle und Beziehungsprobleme bewältigen: Finden Sie Lösungen für die tiefergehenden Hintergründe Ihrer Ängste.

Die Mehrzahl der psychischen Erkrankungen, vor allem auch alle Angststörungen, sind Ausdruck von Störungen in der *Emotionsregulation*, das heißt von Problemen im Umgang mit ursprünglich ganz normalen Gefühlen. Viele Menschen mit einer Generalisierten Angststörung haben Probleme im Umgang mit Emotionen sowie mit Konflikten in der Partnerschaft, in der Familie oder am Arbeitsplatz. Trifft das auch auf Sie zu?

Folgende *Ratschläge* können hilfreich sein:

- *Werden Sie sich Ihrer Gefühle bewusst.* Finden Sie heraus, mit welchen Gefühlen Ihre Ängste zusammenhängen könnten. Haben Sie Angst vor Gefühlen wie Traurigkeit oder Wut? Können Sie Gefühle wie Ärger oder Enttäuschung nicht richtig wahrnehmen bzw. nur schwer äußern? Unterdrücken Sie Ihre spontanen Gefühle, um zwischenmenschliche Spannungen zu vermeiden? Oder reagieren Sie rasch gereizt, wenn Sie sich nicht wohlfühlen, sodass dies negative Auswirkungen auf Ihre sozialen Beziehungen hat? Stecken hinter Ihren Ängsten um die Zukunft schlimme Erfahrungen aus der Vergangenheit, die Sie nicht noch einmal machen möchten, sodass Sie deswegen bestimmte Situationen fürchten? In diesem Fall sollten Sie sich psychotherapeutische Hilfe holen.

- *Formulieren Sie Ihre Gefühle in Form von treffenden Worten und halten Sie diese in Ihrem Angsttagebuch fest.* Lassen Sie Ihre Gefühle voll und ganz zu, ohne sie zu unterdrücken. Gefühle sind Botschaften, die Ihnen und anderen etwas Wichtiges zu Ihrer inneren Befindlichkeit mitteilen möchten, aber auch Kräfte, die Sie zu etwas hin- oder von etwas wegbewegen möchten.
- *Achten Sie auf Ihre Wünsche und Bedürfnisse.* Was sind Ihre Wünsche bzw. Grundbedürfnisse in bestimmten zwischenmenschlichen Situationen? Sehnen Sie sich nach mehr Geborgenheit in der Partnerschaft bzw. Familie oder wünschen Sie sich von den anderen mehr Anerkennung und Bestätigung für das, was Sie für ihr Wohlbefinden tun? In welchem Ausmaß drücken Ihre Ängste die Bedrohung Ihrer Grundbedürfnisse in Ihrer aktuellen Lebenssituation aus? Wie sehr haben Sie in der Vergangenheit die realen oder vermeintlichen Bedürfnisse der anderen zu befriedigen versucht, unter Vernachlässigung Ihrer eigenen Wünsche und Bedürfnisse? Tragen Sie zukünftig mehr Sorge für die konkrete Befriedigung Ihrer aktuellen Grundbedürfnisse, statt sich ständig nur Sorgen um die Zukunft und das Wohlbefinden der anderen zu machen.
- *Erkennen Sie Ihre zentralen Beziehungskonflikte.* Leiden Sie unter Beziehungskonflikten im partnerschaftlichen, familiären oder beruflichen Bereich? Was ist dabei Ihr persönlicher Anteil? Was ist der Anteil der Personen Ihres sozialen Umfeldes? Sprechen Sie unterschwellig vorhandene Konflikte offen an, auch wenn Sie dann vielleicht große Angst vor dem Ende der Beziehung und der Geborgenheit bekommen. Entwickeln Sie eine bessere Konfliktfähigkeit. Die Klärung bestimmter Konflikte ist langfristig hilfreicher als die Aufrechterhaltung einer Scheinharmonie.

Gesundes Vermeidungsverhalten beachten: Stehen Sie zu hilfreicher Vorsicht und normaler Besorgtheit

Menschen mit einer Generalisierten Angststörung betrachten ihre Ängste und Sorgen gewöhnlich als Ausdruck der ehrlichen »Für-Sorge« um das Wohlergehen ihrer engsten Angehörigen sowie als Zeichen der verantwortungsbewussten »Vor-Sorge« angesichts möglicher Probleme und Gefahren. Stehen Sie dazu, dass Sie in bester Absicht ängstlicher und besorgter sind als viele andere Menschen, die ohne einen Funken von Angst geradezu tollkühn handeln. Viele Frauen mit einer Generalisierten Angststörung haben glaubhaft versichert, welche schlimmen Dinge in der Familie passiert wären, wenn sie sich nicht – im Gegensatz zu ihrem oft sorglosen Partner – sehr besorgt und dementsprechend handlungsbereit verhalten hätten.

Tun Sie weiterhin alles in Ihrer Macht Stehende, um Gefahren und Bedrohungssituationen abzuwenden, wenn sich sonst niemand dafür zuständig fühlt – sofern es um reale oder mögliche, also realistische Gefahren geht. Realitätsbezogene Ängste und berechtigte Sorgen können Sie zu sinnvollem Handeln motivieren, während Ängste vor unrealistischen Gefahren Sie in Ihren Lebensmöglichkeiten blockieren. Das ist auch ein Grund, warum viele Frauen gesünder sind oder nicht so leicht wie Männer schwer krank werden: Frauen gehen aus normaler Angst um ihre Gesundheit viel früher zum Arzt als viele Männer.

Besinnen Sie sich auf die *Unterscheidung zwischen produktiven und unproduktiven Sorgen.* Beschäftigen Sie sich weiterhin mit realistischen Gefahren, um entsprechende Problemlösungsstrategien zu entwickeln für den Fall, dass bestimmte Bedrohungssituationen in absehbarer Zeit tatsächlich eintreten könnten. Für Sie und Ihre Umgebung schädlich sind nur jene dramatisierten »Was wäre, wenn …?«-Katastrophenszenarien, angesichts derer Sie beim besten Willen derzeit überhaupt nichts tun und keinerlei hilfreiche Vorbereitungen treffen können. Nicht Ängste und Sorgen an sich gilt es zu vermeiden, sondern nur die ständige Beschäftigung mit jenen Worst-Case-Vorstellungen, die Ihr Leben nicht schützen, sondern immer mehr beeinträchtigen.

Krank machendes Kontrollverhalten schrittweise abbauen: Akzeptieren Sie Ihre Ängste und Sorgen ohne Unterdrückung und Kontrolle

Menschen mit einer Generalisierten Angststörung entwickeln zahlreiche *Sicherheitsstrategien*, um bestimmte Situationen und Ereignisse unter Kontrolle zu bekommen. Die Betroffenen möchten auf diese Weise das Ausmaß ihrer ängstlichen Besorgtheit reduzieren.

Viele Personen mit generalisierten Ängsten sind aus erhöhtem *Verantwortungsgefühl* bemüht, mithilfe von übertriebenem *Perfektionismus* die Kontrolle über alles und jedes zu erreichen oder zu behalten. Sie möchten selbst das kleinste Restrisiko »in den Griff« bekommen, um ein schlimmes Unglück für andere zu verhindern, an dem sie sich dann schuldig fühlen würden, aber auch, um persönliche Fehler zu vermeiden, die sie sich niemals verzeihen könnten. Es fällt ihnen sehr schwer, bestimmte Aufgaben zu delegieren, weil sie nur so sicher sein können, dass wichtige Sachen wirklich zu ihrer Zufriedenheit erledigt werden. Sie können nicht in Ruhe und Gelassenheit zuschauen, wie ihre Kinder durch Versuch und Irrtum dazulernen, sondern möchten ihnen gleich zeigen, wie etwas »richtig« zu machen ist.

Typische *Kontrollstrategien* sind: ständige Überbehütung der Kinder, um mögliche Gefahren zu verhindern; häufige Kontrolle der Familienmitglieder per Handy, um über alles aktuell im Bilde zu sein; dauerndes Nachfragen und Rückversichern bei Vertrauenspersonen, ob man alles richtig gemacht hat, um mögliche Fehler zu vermeiden; penible Aufzeichnungen, um nichts Wichtiges zu vergessen oder zu übersehen; übertriebenes Sammeln von Informationen vor bestimmten Entscheidungen, um keine Fehlentscheidung zu treffen; perfektionistische Vorbereitungen, um jedes Restrisiko und jeden Fehler auszuschließen; übergenaue Kontrollen der erledigten Arbeiten, um keine deprimierende Kritik zu riskieren; Bevorzugung bereits bekannter Situationen und Problemlösungsstrategien, statt etwas Neues zu wagen und damit auch Fehler zu riskieren; bestmögliche Unterdrückung von Angst und sorgenvollen Gedanken, um davon nicht überflutet zu werden; perfekte Kontrolle jeder aufkommenden Angst, um möglichst angstfrei handeln zu können; »zweckpessimistische« Vorhersage möglicher Bedrohungen nach dem Motto: »Was ich schon erwartet habe, überrascht mich nicht mehr so stark, wie wenn ich darauf nicht vorbereitet gewesen wäre.«

Sind Sie ein »Kontrollfreak«? Gelten Sie zu Hause und auf dem Arbeitsplatz als »kontrollsüchtig«, ohne dass jemand bei Ihnen dahinterstehende Ängste vermutet? Welche Kontrollstrategien setzen Sie gerne ein, um das unerträgliche Gefühl von Unsicherheit und Ungewissheit in Grenzen halten zu können?

Bedenken Sie: Ein ausgeprägtes *Kontroll-, Sicherheits- und Rückversicherungsverhalten* schwächt nicht nur Ihr Selbstvertrauen, bevorstehende Situationen aus eigener Kraft erfolgreich bewältigen zu können, sondern führt auch zu großen Konflikten mit den Familienmitgliedern, die sich durch Ihr Verhalten erheblich eingeschränkt und dominiert fühlen. Daraus können zahlreiche unnötige Konflikte in der Partnerschaft bzw. Familie resultieren, wie Sie wahrscheinlich schon erlebt haben.

Treffen Sie die Entscheidung, welche der kurzfristig hilfreichen, langfristig jedoch schädlichen Kontrollstrategien Sie ab sofort und welche Sie zu einem späteren Zeitpunkt aufgeben möchten. Es ist seit langem erwiesen: Ständiges Kontrollverhalten und andauerndes Vermeidungsverhalten tragen mehr zur Entwicklung einer Generalisierten Angststörung bei als eine gewisse Grundängstlichkeit ohne Krankheitswertigkeit, die von Kindheit an besteht. Die Betroffenen entwickeln durch Kontrollstrategien kein Vertrauen in die eigenen Fähigkeiten und machen nicht die positive Erfahrung, dass sie trotz Angst erfolgreich handeln können.

Je mehr Sie Ihre Ängste und Sorgen unterdrücken und bekämpfen, desto vehementer werden sie auftreten. Experimente zur Gedankenunterdrückung, wie sie in wissenschaftlichen Studien und vielen persönlichen Versuchen durchgeführt wurden, haben dies eindeutig bestätigt.

Extremsportler sowie andere Menschen, die durch ihre Aktivitäten ihr Leben riskieren, lassen vor ihren Unternehmungen ihre Ängste voll und ganz zu, um sich vor der Überforderung, keine Angst haben zu dürfen, zu schützen, konzentrieren sich dann aber während ihres Tuns ganz auf das, was sie unbedingt erreichen möchten, sodass sie für Angstgedanken gar keine Zeit haben. Erfolgreiche Menschen nehmen ihre Ängste wahr, bevor sie die Entscheidung treffen, was sie mutig riskieren oder aufgrund der möglichen Folgen lieber vermeiden wollen.

Krank machendes Vermeidungsverhalten sukzessive vermindern: Stärken Sie das Vertrauen in sich, in die Umwelt und in die Zukunft

Menschen mit einer Generalisierten Angststörung haben zahlreiche *Vermeidungsstrategien.* Sie blenden negative Informationen in den Medien aus, verzichten auf emotional aufwühlende Filme und Sendungen im Fernsehen, vermindern aus mangelnder Abgrenzungsfähigkeit das »Googeln« im Internet, öffnen bestimmte Briefe mit gefürchteten Inhalten nicht mehr, möchten wegschauen und weghören, wenn es um angstmachende Themen wie Krankheiten, Todesfälle oder Katastrophenmeldungen geht, fahren wegen scheinbar permanenter Terrorgefahr lieber nicht mehr ins Ausland, fliegen, nachdem ein Flugzeugabsturz durch die Medien gegangen ist, lieber nicht mit dem Flugzeug in den Urlaub. Die Betroffenen sind davon überzeugt, dass es besser sei, auf etwas Schönes zu verzichten, wenn dieses auch nur mit der geringsten Gefahr einhergeht, dass einem dabei etwas Schlimmes passieren könnte. Ein minimales Restrisiko kann sie so sehr abschrecken, dass sie nicht einmal dem stärksten Verlangen nach schönen und lebensbereichernden Erfahrungen nachgeben wollen.

Um ihre Ängste zu reduzieren, fordern zahlreiche Menschen mit generalisierten Ängsten auch ihr soziales Umfeld zu einem übertriebenen Vermeidungsverhalten auf, etwa: beim Sport aufgrund von Verletzungsgefahr lieber unter den persönlichen Möglichkeiten bleiben, bei Regen wegen der Unfallgefahr lieber nicht mit dem Motorrad fahren, wegen der Gefahr eines Überfalls nur noch ganz wenig Bargeld mitnehmen, auf sinnvolle Vorbeugungs- und Schutzimpfungen verzichten, um der unwahrscheinlichen, aber doch nicht völlig ausschließbaren Gefahr einer Impfkomplikation zu entkommen.

Welche *Vermeidungsstrategien* setzen Sie gewöhnlich ein, wenn Sie Ihre Ängste und Sorgen nicht unter Kontrolle bekommen? Zu welchem übertriebenen Vermeidungsverhalten raten Sie Ihren Angehörigen aufgrund Ihrer ängstlichen Besorgtheit, auch wenn Sie von der Vernunft her wissen, dass immer und überall etwas Schlimmes passieren kann und Sie nie alle Gefahren beseitigen können, die Ihren Angehörigen grundsätzlich drohen könnten?

Wie Sie bereits wissen, vermindert *Vermeidung* zwar kurzfristig Ihre Ängste und Sorgen sowie Ihr Unbehagen und Unwohlsein, verstärkt jedoch langfristig Ihr Gefühl von Unsicherheit, Angst und subjektiver Bedrohtheit und schwächt vor allem auch Ihr Vertrauen in sich selbst, in die soziale Umwelt und in die Zukunft. Tun Sie ohne Vermeidung wieder mehr von dem, was Ihnen wichtig ist. Vertrauen Sie auf sich, dass Sie mit möglichen Problemen und Schwierigkeiten zurechtkommen können, und widerlegen Sie auf diese Weise stets aufs Neue Ihre übertriebenen Befürchtungen.

Schluss

Viele Menschen mit Angststörungen betrachten Angst und Panik als ihre Feinde, die sie zuerst besiegen müssen, bevor sie ein glückliches und erfülltes Leben führen können. Dieses Buch möchte Ihnen eine völlig andere Sichtweise vermitteln: *Hinter Ihren größten Ängsten steht die Bedrohung Ihrer zentralen Grundbedürfnisse, Werte und Ziele.* Konzentrieren Sie sich daher ganz auf das, was Sie erreichen möchten und was Ihr Leben erfüllter macht, statt einseitig nur auf das, vor dem Sie Angst haben und was Sie um jeden Preis vermeiden möchten. Das, was Sie anzieht, muss emotional viel stärker sein als das, was Sie abschreckt.

Noch einmal ein kurzer Rückblick auf den Inhalt dieses Ratgebers: Die wichtige Frage »*Warum* habe ich meine Ängste?« wird durch die Beschreibung häufiger Ursachen im letzten Kapitel von Teil 1 zu beantworten versucht. Nach der Lektüre von Kapitel 2 sollten Sie sich jedoch viel öfter die Frage stellen: »*Wozu* habe ich meine Ängste?«

Warum-Fragen sind vergangenheitsorientiert. *Wozu-Fragen* sind zukunftsorientiert. Wie auch immer der Weg zu Ihrer Angststörung verlaufen ist, Sie können nichts mehr daran ändern, wohl aber – auch mithilfe dieses Buches – lernen, sich selbst besser zu verstehen und zu akzeptieren. Zukunftsbezogen kommt es darauf an, dass Sie angesichts der befürchteten Bedrohung Ihrer zentralen Grundbedürfnisse gegenwärtig das Beste aus Ihrem Leben machen, im Rahmen Ihrer Möglichkeiten.

Teil 3 möchte Ihnen mittels der dargebotenen Strategien helfen, mit den im ICD-10 beschriebenen fünf Angststörungen besser umzugehen und Ihre Potenziale und Ressourcen erfolgreich zu nutzen, damit Angst, Furcht und Panik nicht mehr Ihr ganzes Leben bestimmen. Im Bedarfsfall kann eine Psychotherapie Sie dabei weiter unterstützen.

Ich wünsche Ihnen die Hoffnung – mit der daraus folgenden Tatkraft –, dass Sie Ihr Leben erheblich verbessern und den Teufelskreis von Angst, Furcht, Panik und Sorgen erfolgreich durchbrechen können, damit Sie zukünftig mehr vom Leben haben als bisher.

Anmerkungen

[1] Vgl. Morschitzky (2017a), S. 63 f.
[2] Vgl. Dilling, H. / Mombour, W. / Schmidt, M. H. & Schulte-Markwort, E. (2006), S. 115 f.
[3] Vgl. ebd., S 117.
[4] Vgl. ebd., S. 118.
[5] Vgl. ebd., S. 118.
[6] Vgl. Dilling, H. / Mombour, W. & Schmidt, M. H. (2008), S. 175.
[7] Vgl. Dilling, H. / Mombour, W. / Schmidt, M. H. & Schulte-Markwort, E. (2006), S. 120 f.
[8] Vgl. Jacobi u. a. (2014).
[9] Vgl. Morschitzky (2009), S. 185–198.
[10] Greenberg (2016).
[11] Maslow (2016).
[12] Vgl. ebd., S. 62 ff.
[13] Vgl. ebd., S. 68.
[14] Grawe (2004).
[15] Ebd., S. 185.
[16] Joung & Klosko (2006).
[17] Vgl. Mischel (2015), S. 221.
[18] Gray & McNaughton (2003).
[19] Grawe (2004), S. 246.
[20] Esch (2017a, 2017b).
[21] Vgl. Thomashoff (2017), S. 107.
[22] Vgl. Thomashoff (2014), S. 78.
[23] Die Trennungsangststörung im Erwachsenenalter als neue Diagnose im neuen ICD-11 ist das Thema meines nächsten Ratgebers bei Patmos, der voraussichtlich im Frühjahr 2021 erscheinen wird.
[24] Vgl. Morschitzky (2017b).
[25] Vgl. Mathews u. a. (2003); Morschitzky (2017b), S. 161 f.
[26] Vgl. Morschitzky (2017b).
[27] Vgl. ebd.
[28] Vgl. Morschitzky & Hartl (2019b).
[29] Vgl. ebd., S. 127.
[30] Vgl. Morschitzky (2019).
[31] Gigerenzer (2014).
[32] Vgl. Morschitzky (2018).
[33] Vgl. Morschitzky (2017a).

Literatur

American Psychiatric Association (Hg.). (2018). Diagnostisches und Statistisches Manual Psychischer Störungen DSM-5. Deutsche Ausgabe, herausgegeben von P. Falkai & H.-U. Wittchen. 2., korrigierte Auflage. Göttingen: Hogrefe.

Auszra, L., Herrmann, I. R. & Greenberg, L. S. (2017). Emotionsfokussierte Therapie. Ein Praxismanual. Göttingen: Hogrefe.

Birbaumer, N. & Zittlau, J. (2015). Dein Gehirn weiß mehr, als du denkst. Neueste Erkenntnisse aus der Hirnforschung. Berlin: Ullstein.

Borg-Laufs, M. & Dittrich, H. (2010). Psychische Grundbedürfnisse in Kindheit und Jugend. Perspektiven für Soziale Arbeit und Psychotherapie. Tübingen: dgvt.

Burck, E. (2019). Angst – Was hilft wirklich? Die effektivsten Strategien und Therapiemethoden aus Sicht der Forschung. Norderstedt: Books on Demand.

Clark, D. A. & Beck, A. T. (2010). Cognitive Therapy of Anxiety Disorders. Science and Practice. New York, London: The Guilford Press.

Clark, D. A. & Beck, A. T. (2014). Ängste bewältigen – ein Übungsbuch. Lösungen aus der Kognitiven Verhaltenstherapie. Paderborn: Junfermann.

Davidson, R. & Begley, S. (2012). Warum wir fühlen, wie wir fühlen. Wie die Gehirnstruktur unsere Emotionen bestimmt – und wie wir darauf Einfluss nehmen können. München: Arkana.

Dilling, H. / Mombour, W. & Schmidt, M. H. (2008). Internationale Klassifikation psychischer Störungen. ICD-10 Kapitel V (F). Klinisch-diagnostische Leitlinien. 6., vollständig überarbeitete Auflage. Bern: Hans Huber.

Dilling, H. / Mombour, W. / Schmidt, M. H. & Schulte-Markwort, E. (2006). Internationale Klassifikation psychischer Störungen. ICD-10 Kapitel V (F). Diagnostische Kriterien für Forschung und Praxis. 4., überarbeitete Auflage. Bern: Hans Huber.

Eifert, G. H. & Forsyth, J. P. (2008). Akzeptanz- und Commitment-Therapie für Angststörungen. Ein praktischer Leitfaden zur Anwendung von Achtsamkeit, Akzeptanz und wertgeleiteten Verhaltensänderungsstrategien. Tübingen: dgvt.

Eifert, G. H. & Gloster, A. T. (2016). ACT bei Angststörungen. Ein praktisch bewährtes Therapiemanual. Göttingen: Hogrefe.

Esch, T. (2017a). Die Neurobiologie des Glücks. Wie die Positive Psychologie die Medizin verändert. 3., unveränderte Auflage. Stuttgart: Thieme.

Esch, T. (2017b). Der Selbstheilungscode. Die Neurobiologie von Gesundheit und Zufriedenheit. Weinheim: Beltz.

Forsyth, J. P. & Eifert, G. H. (2010). Mit Ängsten und Sorgen erfolgreich umgehen. Ein Ratgeber für den achtsamen Weg in ein erfülltes Leben mit Hilfe von ACT. Göttingen: Hogrefe.

Gigerenzer, G. (2014). Risiko. Wie man die richtigen Entscheidungen trifft. München: btb.

Grawe, K. (2004). Neuropsychotherapie. Göttingen: Hogrefe.

Gray, J. A. & McNaughton, N. (2003). The Neuropsychology of Anxiety. An Enquiry into the Fundations of the Septo-Hippocampal System. 2. Auflage. Oxford: Oxford University Press.

Greenberg, L. S. (2016). Emotionsfokussierte Therapie. 2. Auflage. München, Basel: Ernst Reinhardt.

Hamm, A. (2006). Spezifische Phobien. Fortschritte der Psychotherapie. Band 27. Göttingen: Hogrefe.

Hansch, D. (2017). Angst selbst bewältigen. Das Praxisbuch. Die Synergie-Methode – entwickelt aus der aktuellen Angstforschung. München: Knaur.

Harrer, M. E. (2013). Burnout und Achtsamkeit. Stuttgart: Klett-Cotta.

Hoyer, J. & Heinig, I. (2015). Wie sind Angststörungen verhaltenstherapeutisch zu behandeln? Neue Entwicklungen. In: Psychotherapie im Dialog, 2, S. 16–21.

Jacobi, F. u.a. (2014). Psychische Störungen in der Allgemeinbevölkerung. Studie zur Gesundheit Erwachsener und ihr Zusatzmodul Psychische Gesundheit (DEGS1-MH). In: Nervenarzt, 85, S. 77–87.

Joung, J. E. & Klosko, J. E. (2006). Sein Leben neu erfinden: Wie Sie Lebensfallen meistern. 4. Auflage. Paderborn: Junfermann.

Kabat-Zinn, J. (2013). Gesund durch Meditation. Das große Buch der Selbstheilung mit MBSR. München: Knaur.

Kessler, C. (2017). Glücksgefühle. Wie Glück im Gehirn entsteht und andere erstaunliche Erkenntnisse der Hirnforschung. München: C. Bertelsmann.

Lang, T. / Helbig-Lang, S. / Westphal, D. / Gloster, A. T. & Wittchen, H.-U. (2012). Expositionsbasierte Therapie der Panikstörung mit Agoraphobie. Ein Behandlungsmanual. Göttingen: Hogrefe.

LeDoux, J. (2016). Angst. Wie wir Furcht und Angst begreifen und therapieren können, wenn wir das Gehirn verstehen. Wals bei Salzburg: Ecowin.

Lieberman, D. Z. & Long, M. E. (2018). Ein Hormon regiert die Welt: Wie Dopamin unser Verhalten steuert – und das Schicksal der Menschheit bestimmt. München: Riva.

Maslow, A. (2016). Motivation und Persönlichkeit. 14. Auflage. Reinbek bei Hamburg: Rowohlt Taschenbuch.

Mathews, A. / Gelder, M. & Johnston, D. (2003). Platzangst: Ein Übungsprogramm für Betroffene und Angehörige. Deutsche Bearbeitung: I. Hand & C. Fisser. 4. Auflage. Basel: Karger.

Mischel, W. (2015). Der Marshmallow-Effekt. Wie Willensstärke unsere Persönlichkeit prägt. München: Siedler.

Morschitzky, H. (2009). Angststörungen. Diagnostik, Konzepte, Therapie, Selbsthilfe. 4. Auflage. Wien: Springer.

Morschitzky, H. (2016). Prüfungen meistern – Ängste überwinden. Ein Erfolgsprogramm in zehn Schritten. Munderfing: Fischer & Gann.

Morschitzky, H. (2017a). Angst und Sorgen die Macht nehmen. Selbsthilfe bei Generalisierter Angststörung. Ostfildern: Patmos.

Morschitzky, H. (2017b). Wenn Platzangst das Leben einengt. Agoraphobie bewältigen. Ostfildern: Patmos.

Morschitzky, H. (2018). Endlich leben ohne Panik. Die besten Hilfen bei Panikattacken. 2. Auflage. Munderfing: Fischer & Gann.

Morschitzky. H. (2019). Wenn Furcht zur Phobie wird. Ein Selbsthilfeprogramm – Spezifische Phobien verstehen und bewältigen. Ostfildern: Patmos.

Morschitzky, H. & Hartl, T. (2019a). Die Angst vor Krankheit verstehen und überwinden. 4. Auflage. Ostfildern: Patmos.

Morschitzky, H. & Hartl, T. (2019b). Raus aus dem Schneckenhaus. Soziale Ängste überwinden. 4. Auflage. Ostfildern: Patmos.

Morschitzky, H. & Sator, S. (2018). Die zehn Gesichter der Angst. Ein Handbuch zur Selbsthilfe. 8. Auflage. München: dtv.

Neudeck, P. (2015). Expositionsverfahren. Techniken der Verhaltenstherapie. Weinheim: Beltz.

Neudeck, P. & Wittchen, H.-U. (Hg.). (2005). Konfrontationstherapie bei psychischen Störungen. Göttingen: Hogrefe.

Neudeck, P. & Wittchen, H.-U. (Hg.). (2012). Exposure Therapy. Rethinking the Model – Refining the Method. New York: Springer.

Orsillo, S. & Roemer, L. (2012). Der achtsame Weg durch die Angst. Wie wir andauernde Sorgen und Grübelei hinter uns lassen und zu einem erfüllten Leben finden. Freiburg im Breisgau: Arbor.

Pittig, A. / Stevens, S. / Vervliet, B. / Treanor, M. / Conway, C. C. / Zbozinek, T. & Craske, M. (2015). Optimierung expositionsbasierter Therapie. Ein Ansatz des inhibitorischen Lernens. In: Psychotherapeut, 60, S. 401–418.

Roth, G. & Strüber, N. (2015). Wie das Gehirn die Seele macht. 6. Auflage. Stuttgart: Klett-Cotta.

Rubner, J. & Falkai, P. (2017). Das Glück wohnt nebenan. Wie der Kopf unsere Gefühle steuert. München: Piper.

Sartory, G. & Wannemüller, A. (2010). Zahnbehandlungsphobie. Fortschritte der Psychotherapie. Band 42. Göttingen: Hogrefe.

Schienle, A. & Leutgeb, V. (2012). Blut-Spritzen-Verletzungsphobie. Fortschritte der Psychotherapie. Band 50. Göttingen: Hogrefe.

Schneider, S. & Margraf, J. (2017). Agoraphobie und Panikstörung. Fortschritte der Psychotherapie. Band 3. Göttingen: Hogrefe.

Teismann, T. & Margraf, J. (2018). Exposition und Konfrontation. Standards der Psychotherapie. Band 3. Göttingen: Hogrefe.

Thomashoff, H.-O. (2014). Ich suchte das Glück und fand die Zufriedenheit. Eine spannende Reise in die Welt von Gehirn und Psyche. 2. Auflage. München: Ariston.

Thomashoff, H.-O. (2017). Das gelungene Ich. Die vier Säulen der Hirnforschung für ein erfülltes Leben. München: Ariston.

Watson, J. C. & Greenberg, L. S. (2017). Emotion-Focused Therapy for Generalized Anxiety. Washington: American Psychological Association.